KB016875

KEEP

SHARP

KEEP SHARP by Sanjay Gupta

Copyright © 2020 by Sanjay Gupta, MD

All rights reserved.

This Korean edition was published by DAEWON C. I. INC. in 2021 by arrangement with the original publisher, Simon & Schuster, Inc. through KCC(Korea Copyright Center Inc.), Seoul.

이 책은 ㈜한국저작권센터(KCC)를 통한 저작권자와의 독점계약으로 대원씨아이㈜에서 출간되었습니다. 저작권법에 의해 한국 내에서 보호를 받는 저작물이므로 무단전재와 복제를 금합니다.

KEEP

킵 샤프 — 늙지 않는 뇌

SHARP

산제이 굽타 지음 | 한정훈 옮김 | 석승한 감수

CNN 의학 전문 기자, 신경외과 의사
산제이 굽타 박사의 혁명적인 두뇌 사용 설명서

니들북

딸 세이지, 스카이, 솔레이에게 이 책을 바친다. 혹시나 호명하는 순서 가지고 다툼이 일어날까 봐 나이순으로 이름을 나열했다. 너희들을 너무나 사랑한다. 이 책을 쓰는 순간에도 너희들은 쑥쑥 성장했고 그 모습을 지켜보는 일은 행복 그 자체였다. 항상 건강하게 자라주기를 바란다. 건강한 성장이야말로 정신을 총명하게 하고 삶을 밝게 유지하는 가장 바람직하고 즐거운 방법이다. 너희들은 아직 어리지만 아빠인 나에게 평생 잊지 못할 추억을 안겨줬다.

열정을 잃은 적이 없는 나의 아내 레베카에게도 이 책을 바친다. 삶이 기억의 모음이라면 내 삶은 당신의 아름다운 미소와 변함없는 성원의 이미지로 가득할 것이 분명하다.

마지막으로 더 나은 뇌를 꿈꾸는 모든 이들에게 이 책을 바친다. 뇌를 단순히 질병이나 외상으로부터 자유롭게 하는 것뿐만 아니라 뇌의 상태를 최적화하는 일은 우리의 삶을 바로 세우고 살면서 맞닥뜨리는 다양한 도전들을 극복할 수 있게 도와준다. 뇌는 이해하기 어렵고 만질 수 없어도 훌륭한 영양분을 공급함으로써 상상 이상으로 성장시킬 수 있다.

과거에 대한 기억이

반드시 과거의 사실 그 자체에 대한

기억은 아니다.

– 마르셀 프루스트

추천사

김희진		한양대학교 의과 대학 신경과 교수
		한양대학교 의료원 대외협력실장

미세 먼지 농도가 800을 넘어 외부 활동을 못하는 상황에서 마스크를 쓴 채 하루 10시간 이상의 진료를 본 다음 밤 10시 30분까지 학생들을 가르치고 나서 찌뿌듯한 대기 속에 퇴근하는 요즘, 과연 나는 뇌건강을 잘 지키고 있는 건지 반문하게 된다.

나는 인지 기능 저하를 호소하는 수많은 환자를 치료하다 보니 '85세 이상에서 정상적인 뇌는 없다'라고 이야기하곤 했다. 그런데 시간이 흐르면서 '나는 치매에 걸리지 않을 자신이 있는가!' 하는 의구심과 함께 '치매 전문의로서 절대로 치매에 걸리지 않아야 한다'는 각오를 하게 되었다. 나는 수많은 연구 결과와 임상 경험을 통해 나름대로의 법칙을 세워 매일 실천하고자 노력한다. 이런 차원에서 이 책은 임상에서 뇌 건강을 지키고 싶은 모든 사람에게 권하는 방법을 일목요연하게 소개하고 있는데, '운동/두뇌 건강/수면과 휴식/음식/주변과의 소통'이라는 큰 가지를 바탕으로 이를 둘러싼 수많은 과학적 근거를 제공한다. 저자는 치매 전문의로서 환자를 포함한 일반 대중들에게 권하고 싶은 모든 법칙을 제시해놓았다. 운동의 강도와 시간에 따른 치매 유병률 감소의 차이를 보여주고, 은퇴 시기를 가능하면 늦추고, 수면을 충분히 취하되 반드시 휴식 시간과 명상을 곁들이라는 조언도 잊지 않는다. 특히 저자와 달라이 라마의 명상 경험 부분은 인상적이었다. 음식에 있어서도 간헐적 단식, 즉 8시간은 섭식, 적어도 12~13시간은 금식의 법칙에 대해서 이야기하며 단식 기간 동안 발생하는 케톤 식이가 뇌를 건강하게 유지시키는 아주 좋은 방법임을 소개하고 있다. 또한 현대인이 마주하게 되는 노화로 인한 피치 못할 고독이 뇌 건강에 얼마나 큰 해악을 끼치는지 소개하고 소통의 중요성을 재차 강조하고 있다.

우리는 누구나 태어나면서부터 죽음으로 가는 장거리 여행을 하게 된다. 에너지가 충만한 20년을 지나고 나면 뇌와 더불어 신체의 노화를 겪게 되고, 크고 작은 질병에 시달리는 70~80년을 살아가는 것이다. 육체와 마음이 건강하게 산다는 것은 하나님의 축복이자 우리의 자유 의지로 가꿀 수 있는 자산이다. 1.5kg의 순한 연두부같이 생긴 뇌야말로 우리를 여전히 우리답게 해주는 최후의 보루임을 강조하고 싶다.

원고를 완독하고 추천사를 쓰고 난 지금 서울의 미세 먼지 농도는 8로 이틀 전에 비해 1/100로 다시 맑아졌다. 요새는 자주 만날 수 없는 좋은 공기를 만끽하며 굽타 박사가 추천한 제1법칙 '운동'을 하러 집 앞 공원으로 나가볼까 한다. 이 책을 읽는 여러분들에게도 책 말미에 소개한 12주 실천 방법을 권한다. 나와 함께 건강한 뇌를 지키는 '킵 샤프'를 시작해보자!

석승한		원광대학교 의과 대학 신경과 교수
		대한노인신경의학회 회장
		전 대한치매학회 회장

이 책을 읽고 있는 당신은 행복한 노년을 위해 이미 큰 행운을 잡은 것이나 다름없다. 건강하고 활기찬 100세를 맞이할 수 있는 비밀의 열쇠를 가지게 될 것이기 때문이다.

100세 시대는 진정 우리에게 축복인가? 어떻게 해야 건강하고 행복한 노년을 맞이할 수 있을까? 치매와 뇌졸중 환자를 돌보고 있는 신경과 전문의로서 나에게 자주 하는 질문이자 화두다. 나는 매일같이 이러한 뇌 질환이 고통과 절망 속에서 환자와 가족의 삶을 얼마나 힘들게 하는지 지켜보며 함께 안타까워하고 있다.

뇌는 곧 마음이고 온전히 자아를 인식해 원하는 삶을 살아가게 하는 가장 중요한 신체 기관이다. 따라서 노년에 가장 두려운 질병이라고 인식되는 치매를 예방하고 현명하게 극복하지 못한다면 100세 시대는 결코 축복으로 다가오지 않을 것이다.

치매란 뇌에서 발생하는 질환이나 뇌 기능에 영향을 미치는 여러 원인들로 인해 인지 기능 저하가 발생해 독립적이고 정상적인 삶을 유지할 수 없는 상태를 말한다. 우리나라 통계에 의하면, 65세 이상의 10명 중 1명, 80대 중반 이후에는 2명 중 1명이 치매를 앓고 있다. 현재 75만 명 이상의 환자가 있으며 2050년에는 약 300만 명으로 늘어날 것으로 예측하고 있다. 아무리 치매를 국가에서 책임지겠다고 나선다 하더라도 병에 걸리고 나면 환자 당사자뿐 아니라 가족은 상상할 수 없는 고통과 번민에 휩싸이게 된다. 그러기에 오랜 기간 치매와 뇌졸중 예방에 힘써왔던 나로서는 건강하고 행복한 노년을 꿈꾸는 사람들을 위한《킵 샤프》같은 책이 반가울 수밖에 없다.

산제이 굽타 박사는 남다른 경험을 통해서 뇌를 건강하게 만들고 유지하기를 원하는 사람들을 위해 다양한 임상 사례와 함께 의학적 근거를 기반으로 흥미롭고 명쾌하게 실천적 전략을 기술하고 있다. 이 책이 뇌 기능을 보호하고 높여서 치매를 예방하기 원하는 사람들뿐 아니라 경도 인지 장애나 치매를 앓고 있는 환자와 가족에게 큰 도움이 될 것이라 믿어 의심치 않는다. 무엇보다 저자가 오랜 기간 그 방법을 직접 실천해오고 있다니 어찌 신뢰하지 않을 수 있겠는가.

일상생활에서 실천하기에 부담스럽지 않고 친절하게 설명하고 있으므로 그저 이 책을 읽고 자신만의 뇌 건강 증진 프로젝트를 지금 당장 시작하면 된다. 책 읽는 것이 부담된다면 처음부터 끝까지 읽지 않아도 좋다. 제목을 살펴보고 평소 궁금했던 부분이나 끌리는 내용만 읽어도 도움이 될 것이다. 이제부터 당신의 건강하고 행복한 노년은 단순히 희망이 아닌 현실이 될 것이다.

Contents

추천사   008

프롤로그   014

Part 1.

뇌

내 머릿속의 블랙박스

Chapter 1 나를 나답게 만드는 것   052

Chapter 2 인지 능력 저하에 접근하는 새로운 시각   076

Chapter 3 우리를 무너뜨리는 12가지 오해와   114
                    우리를 바로 세우는 5가지 기둥

Part 2.

두뇌 강화

정신 건강을 잃지 않는 방법

Chapter 4 운동의 기적   142

Chapter 5 목적의식, 학습, 발견의 힘   167

Chapter 6	수면과 휴식	188
Chapter 7	뇌에 좋은 음식	224
Chapter 8	소통이라는 보호막	265
Chapter 9	종합 전략 : 12주 프로그램으로 더욱 건강한 뇌 만들기	278

Part 3.

진단 그 후

치매를 진단받은 후 해야 할 일과 이겨내는 방법

| Chapter 10 | 병든 뇌의 진단과 치료 | 304 |
| Chapter 11 | 보호자를 위한 조언 | 346 |

| 에필로그 | 370 |
| 감사의 말 | 374 |

Prologue

불가능은 없다

뇌는 하늘보다 넓고...... 바다보다 깊다.

– 에밀리 디킨슨

나는 대부분의 동료들과 다르게 뇌 전문의는 고사하고 의사가 되고 싶다는 절절한 바람조차 가지고 있지 않았었다. 나의 첫 장래 희망은 작가가 되는 것이었는데 아마도 초등학교 소년 시절에 영어 선생님을 짝사랑했기 때문인 것 같다. 나는 13살 때 의과 대학 진학을 결심했고 이는 할아버지가 막 뇌졸중 진단을 받았던 시기이기도 했다. 할아버지와 사이가 가까웠던 만큼 할아버지의 뇌 기능이 빠르게 변화하는 것을 목격하는 일은 매우 충격적이었다. 할아버지는 갑작스럽게 말하기와 쓰기를 할 수 없게 되었지만 다른 사람들의 말을 알아듣거나 글을 읽는 일은 가능한 것 같았다. 간단히 말하자면, 할아버지는 말과 글은 이해할 수 있으되 같은 방식으로 표현할 수는 없었다. 아마도 뇌의 복잡하고 신비로운 기능에 매료된 것이 이때가 아니었을까 싶다. 나는 병원에서 많은 시간을 보냈고 의사들에게 질문 세례를 퍼붓는 성가신 아이였다. 의사들이 할아버지에게 무슨 일이 일어났는지 차분하게 설명해줬을 때는 마치 어른이 된 듯한 기분이 들기도 했다. 나는 의사들이 할아버지의 막힌 경동맥 혈관을 뚫어 뇌로 가는 혈류를 회복시키고 미래의 뇌졸중을 막아서 할아버지의 건강을 되찾아주는 과정을 지켜봤다. 외과 의사들과 이렇게까지 많은 시간을 보낸 적이 없었기에 나는 의사들이 일궈내는 일련의 장면들에 완전히 매료되었다. 나는 의학과 인체에 대한 책을 닥치는 대로 읽기 시작했다. 그러면서 뇌, 특히 기억memory이라는 것에 이른바 꽂혔다. 우리의 기억(우리가 누구인지를 정의하는 바로 그 섬유질)이 뇌의 작은 영역들 사이의 보이지 않는 신경 화학적 신호로 축소될 수 있다는 사실이 너무나 놀라웠다(이 부분은 여전히 나를 놀라게 한다). 뇌 생물학 세계에 대한 어린 시절의 탐험은 명쾌하면서도 아주 신비로웠다.

1990년대 초반 내가 의대에 다니던 시절에는 뇌 신경 세포는 재생이 불가능하다는 게 통념이었다. 뿐만 아니라 우리는 일정하게 정해진 뇌세포 용량을 가지고 태어나며 일생 동안 서서히 이 용량을 고갈시킨다고 생각했다. (술을 많이 마시고 담배를 피우는 것과 같은 나쁜 습관은 뇌세포의 고갈을 가속화시킨다. 이에 대해서는 나중에 자세히 설명하려 한다.) 특유의 낙관주의 성향 때문일 수도 있지만 나는 인간의 뇌세포가 단순히 성장과 재생을 멈추리라고는 생각하지 않았다. 우리는 평생 기발한 생각, 깊은 경험, 생생한 기억, 새로운 배움을 계속한다. 때문에 나는 뇌가 활동을 멈추지 않는 한 그냥 시들지는 않으리라 확신했다. 2000년 신경외과 수련을 마칠 무렵에는 신경 조직이라 불리는 새로운 뇌세포의 생성을 촉진하고 뇌의 크기까지 늘릴 수 있다는 증거가 속속들이 나왔다. 이는 우리 몸의 중앙 통제 시스템인 뇌를 바라보는 방식에 있어서 놀라울 정도로 낙관적인 변화였다. 실제로 우리는 일상생활 속에서 뇌를 충분히 더 좋게, 더 빠르게, 더 건강하게, 더 총명하게 만들 수 있다. (이 책의 뒤에서 뇌에 해로운 습관에 대해 알아볼 것이다. 나쁜 습관이 뇌세포를 반드시 죽이지는 않지만 심한 경우 뇌, 특히 기억력에 영향을 끼칠 수 있다.)

나는 교육의 힘을 믿지만 이 책은 단순히 지능이나 IQ를 향상시키는 것에 국한되지 않는다. 그보다는 새로운 뇌세포를 생성하고 우리가 가지고 있는 뇌세포를 효율적으로 작동하게 만드는 것에 관해 다룰 것이다. 바꿔 말해, 이 책은 정보를 빠짐없이 기억하거나, 시험을 잘 치르거나, 과제를 능숙하게 수행하는 등의 방법을 소개하지 않을 것이다. 그보다는 이 책을 통해 다른 사람들이 놓치기 쉬운 패턴을 연결하고 삶을 잘 헤쳐나갈 수 있도록 도와주는 뇌를 만드는 방법을 배우게 될 것이다. 뿐만 아니라 단기적, 장기적 관점을 자유롭게 넘나들 수 있는 뇌로 발전시키게 될 것이다. 하지만 가장 중요한 것은 장애와 같은 인생의 위기 경험에 봉착하더라도 무너지지 않고 일어설 수 있는 회복 탄력성이 큰 뇌를 가지게 되리라는 점이다. 이 책은 회복 탄력성에 대해 명확한 정의를 내리고 어떻게 하면 회복 탄력성을 강화할 수 있는지 제시할 예정이다.

뇌 기능 장애 같은 중요한 문제를 논할 때는 인과 관계를 파악하는 일이 중요하다. 인지 기능 저하에 대한 의학적인 관점은 극적으로 변해왔다. 기록으로 남아 있는 치매의 역사는 기원전 1550년으로 거슬러 올라간다. 당시 이집트의 의사들은 《에베르스 파피루스》에 처음으로 뇌 기능 장애에 대해 기록했다. 《에베르스 파피루스》는 고대 이집트의 의학을 담은 110쪽짜리 두루마리 필사본이다. 그러다 1797년에 이르러서야 이러한 증상에 '치매dementia'라는 명칭이 붙었다. 치매는 라틴어로 '정신 나간'이라는 뜻이다. 이 용어는 프랑스의 정신과 의사인 필립 피넬이 만들었다. 피넬은 정신 질환을 앓고 있는 환자 치료에 인간적인 접근 방식을 도입하고자 노력했으며 현대 정신 의학의 아버지로 추앙받는다. 치매라는 말이 처음 사용되었을 당시에는 연령대와 상관없이 지적 결함('사고 능력의 결여')을 가진 사람들을 가리켰었다. 그러다 19세기 말에 들어서면서 치매는 특정 인지 능력을 상실한 사람만을 지칭하게 되었다. 19세기 영국의 내과 의사 제임스 카울스 프리처드 박사는 자신의 저서 《정신 이상 치료법》에서 '노인성 치매 senile dementia'라는 용어를 사용했는데, 과거에는 치매가 노년기에 발생하는 모든 종류의 정신 이상을 일컬었다. 기억력 저하는 치매의 가장 두드러진 증상 중 하나이고 대부분 노인에게 나타났기 때문에 치매에 '노인성'이라는 말이 붙었던 것이다.

오랫동안 치매에 걸린 노인들은 저주를 받았거나 매독 같은 전염병에 걸린 것으로 여겨졌다(매독의 증상은 치매와 비슷할 수 있다). 그래서 치매는 경멸이자 모욕의 말로 간주되고 사용되었다. 여담으로, 딸들에게 이 책에 관해 처음 언급했을 때 아이들은 이 책이 영화 '해리 포터'에 나오는 영혼을 빨아들이는 어둠의 괴물인 디멘터dementor에 관한 것이냐고 물었다. 특정 질병이 아니라 기억력 쇠퇴와 판단력 저하에 관련된 증상을 통칭하는 치매가 이렇게 부정적인 의미로 인식된다는 점은 한번 짚고 넘어갈 만하다.

의사나 과학자가 치매라는 용어를 사용해 진단을 내려도 정작 환자나 보호자는 치매를 어떻게 이해해야 할지 잘 모른다. 치매를 한 가지로 규정하기에는 너무 광범위하다. 치매는 경증에서 중증까지 범위가 아주 넓고, 치매를 일으키는 일부 원인들은 가역적이다. 치매의 절반 이상을 차지하는 알츠하이머병이 집중적인 관심을 받는 탓에 치매와 알츠하이머병을 혼용하는 경우가 많지만 이는 잘못된 것이다. 그럼에도 치매라는 단어는 우리의 일상 언어에 깊이 각인되어 있고, 알츠하이머병과도 밀접하게 연관되어 있다는 사실은 부인할 수 없다. 이 책에서는 치매와 알츠하이머병이라는 용어 2가지를 모두 사용하려고 한다. 언젠가는 광범위한 인지 기능 저하 상태를 설명하는 용어들이 제대로 사용되어 이 용어들을 주제로 한 대화의 내용 또한 올바른 방향으로 바뀌어갈 수 있기를 희망한다.

그동안 이 광범위한 인지 기능 저하 상태를 언급하는 데에 알츠하이머병만을 지나치게 집중 조명해왔다. 게다가 이와 같은 알츠하이머병 강조 현상은 나이가 들수록 기억력 쇠퇴가 불가피하다는 공포감을 확대시키기도 했다. 건강한 30, 40대들도 열쇠를 엉뚱한 데 두거나 다른 사람의 이름을 잊어버리는 것과 같이 기억력 저하로 흔하게 발생하는 모습들에 대해 과하게 걱정한다. 이는 잘못된 두려움이다. 차차 알게 되겠지만 기억력 쇠퇴는 필연적인 노화 증상이 아니다.

이 책을 쓰기 위해 전 세계의 다양한 나라를 다니며 다른 사람들과 교류하면서 깨달은 사실이 하나 있다. 미국 은퇴자 협회가 34~75세의 미국인을 대상으로 실시한 조사에 따르면, 93%의 사람들이 뇌 건강의 중요성을 인지하고 있으면서도 어떻게 하면 뇌를 건강하게 만들 수 있는지, 심지어 뇌를 건강하게 만드는 일 자체가 가능한지조차 알지 못한다고 한다. 대부분의 사람들은 두개골에 둘러싸여 있는 이 신비한 기관이 만지거나 개선할 수 없는 일종의 블랙박스라고 믿고 있다. 그렇지만 이는 사실이 아니다. 뇌는 나이나 경제적 능력에 상관없이 평생 꾸준히 지속적으로 향상시킬 수 있다. 나는 뇌를 열어 만져본 적이 있고 이 책을 통해 그 특별한 경험에 대해 언급할 것이다. 임상 시험과 수십 년에 걸친 연구 결과는 뇌 구조를 마치 근육 단련하듯 강화시키고 세밀하게 조정할 수 있다는 것을 보여준다. 이 책의 독자들은 기본적으로 신체 건강에 관심이 많을 것이다. 그리고 이 책을 읽고 나면 뇌 건강을 실현시키는 일 또한 가능하다는 사실을 깨닫게 될 것이다. 우리는 뇌의 인지 능력과 기억력에 생각보다 많은 영향을 끼칠 수 있다. 그럼에도 대부분의 사람들은 뇌 건강을 위한 시도조차 하지 않아왔다. 이 책은 일상생활에 쉽게 접목시킬 수 있는 '총명한 뇌' 프로그램을 만드는 데 도움을 줄 것이다. 이 프로그램을 먼저 경험해본 사람으로서 방법을 알려줄 수 있게 되어 너무나 기쁘다.

　신경외과 교수이자 의학 전문 기자라는 직업상 교육하고 설명하는 일을 밥 먹듯이 하면서 메시지를 잘 전달하려면 문제의 해결 방법을 알려주는 것뿐만 아니라 문제의 원인을 규명하는 것 또한 매우 중요하다는 사실을 배웠다. 그래서 나는 이 책을 통해 왜 뇌가 특정 방식으로 작동하는지, 왜 뇌가 원하는 것을 제대로 수행하지 못하는지에 대해서도 자세히 설명하려 한다. 이러한 내부 작동 원리를 이해하게 되면 내가 권장하는 구체적인 뇌 건강 습관을 합리적으로 받아들이고 일상생활에 쉽게 적용할 수 있게 될 것이다.

일반적인 신체 건강과 관련해서 우리의 몸이 어떻게 작동하는지, 몸을 잘 작동시키는 것은 무엇인지에 대한 대중적인 논의와 설명이 거의 없는 게 현실이다. 더 심각한 것은 의료 전문가 사이에서도 우리가 먹어야 할 바람직한 음식, 우리가 추구해야 할 활동의 종류, 우리에게 필요한 수면 시간에 대한 합의가 부족하다는 점이다. 이는 상충하는 수많은 메시지들이 존재하게 되는 결과를 낳았다. 하루는 커피가 슈퍼 푸드였다가 그다음 날에는 잠재적인 발암 물질이 되어버린다. 글루텐은 여전히 뜨거운 논란의 중심에 있다. 강황에 들어 있는 쿠르쿠민이 뇌 건강에 좋은 기적의 음식이라고들 하는데 구체적으로 어떻게 좋은지 아는 사람은 드물다. 스타틴은 연구자들 사이에서 엇갈린 평가를 받는다. 한 연구에서는 스타틴이 치매 위험을 낮추고 인지 기능을 향상시킨다는 결과를 제시하고, 다른 연구에서는 정반대의 결과를 제시한다. 비타민D 건강 보조제 역시 끊임없는 논란의 대상이 되고 있다. 혹자는 비타민D의 효능을 확신하지만 여타의 수많은 연구에서 비타민D는 아무 유용성도 보여주지 않는다.

일반 대중들이 이와 같이 상충되는 메시지를 어떻게 이해할 수 있을까? 수은 같은 독소나 곰팡이 같은 병원균이 몸에 해롭다는 사실에 동의하지 않을 사람은 없다. 그러나 특정 인공 성분이나 각 가정의 수돗물에 대해서는 어떨까? 캐나다에서 실행된 새로운 연구에 따르면, 임산부가 수돗물의 불소를 섭취할 경우 태어나는 아기의 지능 저하에 영향을 미칠 수도 있다고 한다. 그러나 불소를 첨가한 수돗물은 구강 건강에 분명히 이점이 있고 여전히 대부분의 의사 협회에서 권장하는 사항이다. 이런 상반된 결론은 대중들에게 혼란을 초래할 수 있다. 게다가 보통 의사들은 "충분히 쉬고, 잘 먹고, 열심히 운동해야 합니다!"라는 아주 포괄적이고 일반적인 권고를 한다. 익숙하게 들리지 않는가? 물론 좋은 말이지만 실용적이고 일상적인 관점에서 이런 조언에 크게 공감하기는 힘들다. 바람직한 식단은 무엇이며 사람마다 어떻게 다를까? 운동은 높은 강도로 하는 게 좋을까, 아니면 천천히 꾸준하게 하는 게 적당할까? 모든 사람이 하루 7~8시간의 수면이 필요할까, 아니면 어떤 사람들은 수면 시간이 훨씬 적어도 충분할까? 왜 그럴까? 개인적인 위험 요소에 따라 어떤 약물과 건강 보조제를 복용해야 할까? 특히 뇌 건강에 있어서는 환자와 의료계 모두 기본적인 이해가 매우 부족하다. 의사가 자전거를 탈 때 헬멧을 쓰는 일의 중요성을 상기시키는 것 외에 뇌를 잘 돌봐야 한다고 언급한 적이 있는가? 아마 없을 것이다.

나는 의사로서 반드시 알아야 할 것들과 해야 할 일들을 알려주려 한다. 다소 복잡하게 들릴지라도 이해하기 쉽도록 최대한 차근차근 한 단계씩 설명할 것이니 미리 걱정하지 않아도 된다. 이 책을 다 읽을 때쯤에는 과거 어느 때보다 뇌에 대해 더 많이 알게 될 것이고, 뇌를 건강하게 유지하는 방법을 충분히 이해할 수 있게 될 것이다. 이 책을 더 나은 뇌를 만드는 데 도움이 되는 일종의 마스터 클래스로 생각해도 좋다. 이 수업은 각자가 더 나은 아버지, 어머니, 딸, 아들이 될 수 있게 도와주고, 나아가 삶의 목표를 성취하는 데 밑바탕이 되어주리라 확신한다. 이 책을 읽고 나면 더욱 생산적이고 즐거운 생활을 누릴 수 있을 뿐만 아니라 다른 사람들과 더욱 활발하게 교류할 수 있게 될 것이다. 또한 뇌에 중요한 요소인 회복 탄력성이 향상되고, 뇌가 최적화되어 일상생활의 문제 해결도 수월해질 것이다. 이런 일련의 목표들은 우리가 생각하는 것보다 훨씬 밀접하게 연결되어 있다.

　내일은 오늘보다 더 나을 것이라는 믿음은 세상을 대담한 시선으로 바라볼 수 있게 해주는 동시에 인생을 살아가는 데 큰 도움을 준다. 나는 청소년 시절부터 늘 신체 건강을 위해 열심히 노력했다. 내 몸을 더 튼튼하게, 더 빠르게, 그리고 질병과 부상으로부터 더 잘 회복할 수 있도록 만들기 위해 애썼다. 사람들은 저마다 다양한 동기를 가지고 스스로의 건강을 챙기고 있다. 이러한 동기에는 신체를 단련하기 위해서 혹은 사랑하는 사람들과 함께 행복하고 생산적인 삶을 살아가기 위해서 등이 있다. 우리는 나이가 들수록 죽음과 삶의 경계를 지켜보면서 영감을 얻는 경우가 많다. 나의 아버지는 47세 때 산책을 나갔다가 가슴이 찢어지는 듯한 고통을 느끼고 어머니에게 황급히 전화를 걸었다. 놀란 어머니는 곧바로 응급 의료 센터에 연락했고 구급차에 실려 간 아버지는 병원에서 심장 혈관 우회술을 받았다. 실로 우리 가족에게 엄청난 시련이었다. 우리는 아버지가 수술 중에 돌아가실까 봐 조마조마했다. 당시 풋내기 의대생이었던 나는 아버지에게 무심했던 지난날을 자책했다. 주기적으로 경고 신호를 살피고 아버지와 건강에 대해 상의하면서 심장병을 피할 수 있도록 도왔어야 했는데 그러지 못했기 때문이다. 운 좋게 아버지는 잘 회복할 수 있었고 이 생사의 경계를 오간 사건은 아버지의 인생을 완전히 바꿔놓았다. 아버지는 14kg을 감량했고, 먹는 음식에 세심한 주의를 기울였으며, 규칙적인 운동을 최우선순위로 삼았다.

지금의 나는 아버지가 큰일을 겪었던 나이인 47세를 넘어섰기 때문에 단순히 질병을 예방하는 것뿐만 아니라 신체 능력을 최대한 발휘하고 있는지를 확인하기 위해 지속적으로 스스로를 평가하는 일을 우선 과제로 삼고 있다. 나는 지난 수십 년간 심장과 뇌의 깊은 연관성에 대해 탐구해왔다. 심장에 좋은 것이 뇌에도 좋은 것은 사실이다. 하지만 나는 모든 것은 뇌에서 시작된다고 믿어 의심치 않는다. 뭔가를 배울 때 뇌가 깨끗하고 부드럽게 작동하면 다른 모든 것들도 순탄하게 진행된다. 좋은 결정을 내리고, 빠른 회복력과 낙관적인 태도를 가지게 되며, 신체적인 능력 또한 향상된다. 뿐만 아니라 통증에 대한 내성이 커지고, 약에 대한 의존이 줄어들고, 자율적인 치료 능력이 향상된다는 연구 결과도 있다. 내가 이 책을 쓰면서 만났던 의사들은 이렇게 말했다. "몸을 잘 돌보기 위해서는 가장 먼저 정신 건강을 돌봐야 합니다." 이는 분명한 사실이고, 다행인 점은 정신 건강을 돌보기 위한 노력은 별로 힘들지 않다는 것이다. 즉, 대대적인 변화를 위한 노력은 필요하지 않으며 소소한 생활 습관의 수정과 조절로도 정신 건강을 돌보는 일이 충분히 가능하다.

어떤 생활 습관이 왜 효과적인지에 대해 설명하기 전에 이 책의 필자인 나의 철학부터 제시하는 게 좋을 것 같다. 나는 수년간 사회의 다양한 분야에서 활동해왔다. 대학 병원 신경외과 전문의, 백악관 공무

원, 언론 기관의 저널리스트, 그리고 한 여성의 남편이자 강하고 똑똑하고 아름다운 소녀들의 아버지로서 말이다. 삶을 사는 내내 나는 어렸을 때 배웠던 원칙을 고수해왔다. 사람들에게 공포심을 불어넣지 말자는 게 바로 그것이다. 겁을 주는 것은 효과가 미미할뿐더러 오래 지속되지도 않는다. 겁을 먹으면 뇌의 감정 중추인 편도체가 활성화되는데, 이때의 반응은 큰 위협에 직면했을 때처럼 빠르고 격렬하다. 문제는 감정 중추에서 시작되는 공포 반응이 뇌의 판단과 실행 기능 영역을 거치지 않는다는 점이다. 그래서 공포 반응은 강렬하고 즉각적이지만 조화롭지 못하고 일시적이다. 사람들에게 살을 빼지 않으면 심장 마비가 올 거라고 경고했을 때 일주일 동안 혹독한 식이 조절과 운동을 병행하다가 결국 예전의 나쁜 습관으로 되돌아가는 이유도 바로이 공포 반응 때문이다. 두려움을 자극하는 메시지는 뇌가 제대로 받아들일 수 있는 방식이 아니며, 장기적이고 효과적인 개선으로 이어지지 않는다. 누군가에게 알츠하이머병에 걸릴지도 모른다고 이야기할 때는 이 점을 염두에 둬야 한다.

수많은 설문 조사에서 알 수 있듯 사람들은 정신 건강을 잃는 것을 다른 무엇보다, 심지어 죽는 것보다 더 두려워한다. 사람들은 정신 건강의 악화를 노년기의 숙명으로 여긴다. 나 역시 어느 순간부터 조부모님의 알츠하이머병이 진행되는 과정을 지켜보면서 인지 기능 저하와 치매에 대해 걱정하기 시작했다. 처음에는 할아버지의 대화 참여 방식을 그저 실없는 농담 정도로 여겼다. 할아버지는 재미있고 웃음이 많은 사람이었기 때문에 약간 생소한 농담을 건네고 있다고 생각했던 것이다. 진실을 드러낸 것은 할아버지의 멍한 시선이었다. 할아버지는 아주 기본적인 일들을 수행하거나 계획을 실행하는 방법을 기억할 수 없다는 사실을 깨닫고 당황하다가 마침내 커다란 충격에 빠졌다. 나는 황망해하는 할아버지의 모습을 결코 잊지 못할 것이며 잊지 말아야 한다고 다짐했다.

하지만 치매에 대한 두려움이 이 책을 읽는 동기가 되어서는 안 된다. 오히려 나이와 상관없이 더 나은 뇌를 만들 수 있다는 자신감으로 이 책을 접해야 한다. 나는 더 나은 뇌를 만드는 방법을 제시하고 왜 이런 전략이 효과가 있는지 이해하기 쉽게 설명할 것이다. 나는 이 책을 읽는 사람들이 단순히 젊은 시절의 과거로 회기하기를 바라지 않는다. 오히려 미래를 향해 나아가며 노화라는 시간의 숙명을 이겨낼 수 있는 최적화된 상태의 뇌를 가질 수 있기를 바란다.

25년 전쯤 신경외과 의사로서 진료를 시작했을 때는 뇌를 '향상'시킨다는 개념을 잘못된 것으로 인식했었다. 나는 종양을 제거하고, 동맥류를 잘라내고, 혈액과 체액을 채취해서 혈압 압력을 완화시키는 등의 과정을 수련했다. 오늘날에도 신경외과 의사가 뇌 속에 들어가 1,000억 개나 되는 신경 세포를 조절해 장기의 기능을 최적화하고 쇠퇴를 막는 일은 불가능하다. 심장외과 의사들은 심장의 혈관 노폐물을 회전시켜 제거할 수 있지만, 나 같은 신경외과 의사는 알츠하이머병에 관련된 뇌 얽힘을 제거할 수 없다. 치매를 치료하거나 혹은 똑똑하고 창의적이고 특별한 기억력을 부여함으로써 세상이 필요로 하는 일을 수행할 수 있도록 만들어주는 수술이나 약은 없다.

뇌는 인체의 다른 기관들과 매우 다르다. 뇌는 심장(또는 간, 신장, 얼굴)처럼 이식할 수 없다. 아직 뇌에 대한 지식 수준은 초기 단계에 머물러 있지만 계속 발전되고 확장되는 과정에 있다. 최근 두부 외상 전문가들과 함께 미국 신경외과 위원회를 조직하면서 놀라운 사실 하나를 깨달았다. 의학, 국방부, 과학계에서 활동 중인 이 두부 외상 전문가들은 인지 기능 분야에서 위대한 진보를 이루어냈음에도 불구하고, 미국에서 매년 수백만 명이 진단받는 뇌진탕을 효과적으로 치료하는 방법에 대한 명확한 합의는 없었다. 현재의 권장 사항은 경험적인 증거에만 기초한다. 심지어 휴식과 같은 주제(뇌진탕에 걸린 뇌를 얼마나 오래 쉬게 해야 하는가)에 대해서도 의견이 분분하다. 예를 들면, '뇌진탕으로부터 회복되는 동안 집중력과 주의를 요하는 활동을 최소화해야 할까, 증가시켜야 할까? 실내 달리기 같은 가벼운 운동은 뇌진탕 회복 과정을 방해할까, 도움이 될까?' 등에 대해 다양한 의견을 들어왔지만 증거가 뒷받침된 의견은 극소수에 불과했다. 앞서 말했듯 미국 신경외과 위원회가 뇌 손상에 한해서는 세계 최고의 전문가들로 구성되었음에도 말이다.

아리스토텔레스가 살았던 고대부터 지금까지 우리는 먼 길을 걸어왔다. 아리스토텔레스는 심장은 지성의 중심이며 뇌는 불타는 심장과 뜨거운 피를 식히는 일종의 냉장고와 같다고 했지만, 뇌와 관련해서는 여전히 해답보다 의문이 더 많다. 현재 우리는 인간의 행동이 어떻게 이루어지고 생각이 어떻게 형성되는지 알고 있으며, 심지어 뇌의 기억 기능에 필수적인 2개의 작은 해마도 식별할 수 있다. 그럼에도 인지 기능 저하와 치매를 겪는 사람들의 수를 줄이는 일에는 아직도 이렇다 할 진전을 이루지 못하고 있다. 심혈관 질환과 특정 암의 발병률은 한 세대 전보다 낮아졌지만 뇌 관련 장애에 대해서는 통계치가 증가하고 있다. 2017년 UCLA의 연구에 따르면, 4,700만 명의 미국인이 잠재적인 알츠하이머병에 대한 징후를 나타내고 있으며, 이는 이들의 뇌가 부정적인 변화의 조짐을 보이나 아직 증상이 발현되지는 않았다는 것을 의미한다. 이들의 기억, 사고, 행동이 분명한 영향을 받기까지는 몇 년이 걸릴 수 있다. 문제는 이 4,700만 명의 사람들이 누구인지 그리고 어떤 사람들이 심각한 알츠하이머병에 걸리게 될지 모른다는 점이다. 2060년에 이르면 알츠하이머병이나 인지 장애를 가진 미국인의 수가 600만 명에서 1,500만 명으로 증가할 것으로 예상된다. 다시 말해, 4초에 1명씩 치매 환자가 생길 것이고, 치매는 가장 흔한 신경 퇴행성 질환이 될 것이다. 전 세계적으로는 알츠하이머병에 걸린 사람이 2050년까지 1억5,200만 명으로 늘어날 것으로 추산하는데, 이는 2018년에 비해 200%가 증가한 수치다. 과학이 꾸준히 발전하고 있고 2002년 이후 치매에 대한 400건 이상의 임상 시험이 이루어졌음에도 불구하고 새로운 치료법이 단 하나도 개발되지 못했다. 그래서 이러한 뇌 의학과 뇌 질환 약물 치료법 사이의 격차를 '죽음의 계곡'이라 부른다.

하지만 의학적으로 특별한 돌파구가 없다 하더라도 뇌 기능을 향상시키고, 뇌 신경망을 강화하고, 새로운 신경 세포의 성장을 촉진하고, 노화와 관련된 뇌 질환의 진행을 늦추는 데 도움이 되는 다양한 방법을 통해 뇌를 상당한 수준으로 최적화할 수 있다. 그러니 인지 기능 저하는 피할 수 없는 숙명이 아니라는 사실을 반드시 기억하자. 지어진 지 최소 100년 이상은 되었지만 여전히 굳건하게 서 있는 역사적 건물을 떠올려보라. 만약 수십 년 동안 별다른 관리 없이 방치되었다면 세월에 마모되고 손상되며, 지속적으로 사용함으로써 노후되었을 것이다. 그러나 유지 보수와 개선 작업이 제대로 이루어졌기 때문에 건물은 세월의 도전을 견뎌낼 수 있었을 뿐만 아니라 아름답고 중요한 역사적 가치 또한 잘 보존된 것이다. 마찬가지로 인간의 뇌도 일상적인 유지 보수와 관리가 필요한 구조체다. 내가 이 책에서 제시할 전략 중 일부는 뇌 건강의 핵심적인 발판을 마련하는 데 도움이 되리라 확신한다. 현 상태보다 더 강력하고 안정적인 뇌를 위한 지지 구조를 만드는 일은 뇌의 '기초'를 강화하고 초기 '혁신'을 수행하는 데 커다란 역할을 할 것이다. 다른 일부 전략들은 지속적인 유지 보수에 필요한 원료를 제공하고, 이른바 '인지 예비력' 혹은 과학자들이 '뇌 회복 탄력성'이라고 부르는 특성을 향상시킬 것이다. 인지 예비력이 향상되면 치매에 걸릴 위험을 줄일 수 있다. 마지막으로, 총명한 뇌를 유지하기 위해 아주 일상적인 생활 습관 전략을 제시할 예정이다. 기존에는 뇌는 유년기 이후 더 이상 발달하지 않으며 고정되고 고착된다는 사고방식이 지배적이었다. 하지만 이제는 최신 영상 기술로 뇌를 시각화해 끊임없이 변화하는 뇌 기능을 연구할 수 있게 되었다.

  심장 건강을 논할 때 심장을 손상시킬 수 있는 요인들을 당연히 고려해야 한다. 특정 음식, 활동 부족, 높은 콜레스테롤 등과 같은 문제들을 말이다. 그렇다면 뇌는 어떨까? 뇌 역시 음식, 활동성 등에 영향을 받는 동시에 매일 수백만 개의 자극을 받는 매우 민감한 안테나이기도 하다. 우리가 이런 자극을 어떻게 처리하느냐에 따라 외부 세계를 보는 시선은 달라질 수 있다. 가령, 뉴스에 보도된 똑같은 사건을 두고도 사람에 따라 아주 상반된 반응을 보인다. 사건 사고 소식에 멘털이 완전히 무너지는 사람들이 있는 반면에 대담하고 의연하게 대응하는 사람들도 있다. 뇌는 경험에 따라 운동으로 단련된 근육처럼 강화되기도 하고, 좌절하거나 패배하기도 한다. 대체 무엇이 사람들을 이렇게 상반된 두 영역으로 갈라놓을까? 답은 회복 탄력성이다. 회복 탄력성이 뛰어난 뇌는 트라우마를 견뎌내고, 창의적으로 생각하고, 우울증 같은 뇌 관련 질환을 피하고, 인지 기억 능력을 최고 수준으로 유지할 수 있다.

더불어 회복 탄력성이 높은 뇌를 가지고 있다는 것은 전략적이고 선견지명이 있는 사람과 평범한 사람을 구분하는 기준이 된다. 다만 회복 탄력성이 높다고 해서 IQ나 교육 수준이 반드시 높다는 의미는 아니다. 회복 탄력성은 도전적인 경험을 했을 때 뇌를 위축시키지 않고 향상시키는 능력에 가깝다. 회복 탄력성 하나만 보더라도 우리가 더 나은 뇌를 만들어야 하는 동기는 충분하다. 자신이 가진 잠재력을 이끌어내고 싶은 사람은 이 책을 반드시 읽어보기를 바란다. 또한 가족에게 발병한 인지 기능 저하 또는 치매 예방에 대한 통찰력을 얻고 싶은 사람들에게도 이 책이 큰 도움이 될 것이다(알츠하이머병 같은 질병은 증상이 발현되기 20~30년 전부터 시작된다는 사실이 확인되었으므로 젊은 층도

이 책의 내용에 주목할 필요가 있다). 삶을 마음껏 즐기고 '고도로 생산적인' 사람이 되기 위해 뇌 건강을 최적화하는 전략을 찾고 있는 누구든지 나이에 상관없이 이 책을 읽어볼 것을 권한다. 지병을 앓고 있는 사람이든 엘리트 운동선수든 상관없이 더 나은 미래를 맞이할 수 있다. 많은 사람들이 뇌 건강을 개선시키는 데 충분한 노력을 하지 않은 게 사실이다. 이 책을 집필하면서 독자들에게 권장하는 모든 전략을 직접 실행해봤으며 덕분에 이전보다 뇌 건강이 훨씬 좋아진 것을 몸소 느끼고 있다. 이 책을 읽는 독자들 또한 같은 경험을 할 수 있기를 진심으로 바란다. 더불어 사소한 바로잡음이 점진적으로 지속되면 엄청난 성공으로 이어질 수 있다는 믿음을 심어주고 싶다.

나는 2017년부터 미국 은퇴자 협회와 협력을 시작했다. 미국 은퇴자 협회도 나와 마찬가지로 이 책이 언급하고 있는 내용을 사람들에게 최대한 널리 알려야 한다는 데 의견을 같이한다. 미국 은퇴자 협회는 사람들이 뇌가 노화하거나 인지 기능이 쇠퇴하는 것 자체를 걱정하기도 하지만 무엇보다 이런 뇌의 변화로 인해 독립적으로 살아갈 자유를 박탈당할까 봐 두려워한다는 사실을 잘 알고 있다. 미국 은퇴자 협회는 전 세계 과학자, 보건 전문가, 학자, 정책 전문가들을 하나로 모으기 위해 국제 뇌 건강 위원회를 설립했다. 국제 뇌 건강 위원회는 뇌 건강을 유지하고 개선하기 위해 할 수 있는 최선의 조언을 확립하는 일을 목표로 하며, 존스 홉킨스 의과 대학의 신경과 교수이자 인지 신경 과학 책임자인 메릴린 알버트 박사가 회장을 맡고 있다.

국제 뇌 건강 위원회는 2016년부터 23개국의 전문가 94명과 80개

대학 및 단체 등을 모아 신경 과학의 현주소에 대한 합의를 주도하고 있다. 국제 뇌 건강 위원회는 정부 및 비영리 단체의 담당자 50명과 함께 생활 방식이나 위험 요소가 뇌 건강에 어떤 영향을 미칠 수 있는지에 대한 증거를 규합하는 보고서를 작성했다. 나는 공동 작업의 일환으로서 이들이 일궈낸 지혜를 바탕으로 훨씬 깊고 많은 내용을 이 책에 담기로 마음먹었다. 또한 나는 치매의 직접적인 영향을 받은 사람들, 그리고 치매를 이해하고 치료하기 위해 일생을 보낸 사람들과도 이야기를 나눴다. 나는 뇌에 대한 평생의 관심과 이해를 활용해 방대한 정보를 한 권의 책으로 요약했다. 이 책에는 뇌를 명석하게 유지하는 데 필요한 통찰력과 전략이 실려 있다. 그중 일부는 독자들을 깜짝 놀라게 할 수도 있다. 이 책은 사람들이 당연하게 믿는 다양한 통념을 깨뜨리고 날카로운 사고를 위해 어떤 일을 할 수 있는지 제시할 것이다. 논란의 여지가 많은 사안을 제시할 경우에는 (뇌 건강 영역에는 상충하는 경쟁적 아이디어가 많을 수 있으므로) 반드시 관련 내용을 고지할 것이다. 다만 과학에서는 보편적으로 받아들여지는 근거로서 제시할 객관적 데이터가 충분하지 않으면 이론, 의견, 관점 등을 대신 취하기도 한다는 점을 알아둔다.

이 책을 읽다 보면 '생활 습관'이라는 단어를 많이 보게 될 것이다. 과학계에서 점점 더 명백해지고 있는 한 가지 사실이 있다면 그건 바로 우리가 가지고 태어난 유전자 카드로 인해 운명이 결정되지 않는다는 것이다. 특정 질병에 대한 가족력이 있다 하더라도 각자에게 유리하게 유전자 카드를 재배열함으로써 그 질병에 걸릴 위험을 피할 수 있다. 일상생활에서의 경험은 뇌 건강을 포함해 전반적인 신체 건강에 생각보다 큰 영향을 끼친다. 일상 속 경험이라 하면 무엇을 먹고, 얼마나 운동하고, 누구와 교류하고, 어떤 도전에 직면하고, 얼마나 잘 자고, 어떻게 스트레스를 줄이는지 등을 의미한다. 이와 관련해 직관적이고 놀라운 예를 소개해본다. 2018년 〈유전학〉 저널에 발표된 연구에 따르면, 한 개인의 수명에 영향을 미치는 요인으로 유전적 요인보다 배우자가 더 많은 영향을 미친다고 한다. 우리는 살아가면서 수많은 결정을 내리는데, 그중에서도 결혼에 관한 결정만큼 생활 습관에 민감하게 작용하는 것은 없다. 연구자들은 19세기~20세기 중반에 태어난 4억6,600만 명을 포함해 5,500만 가계도의 출생과 사망 날짜를 분석했고, 유전자가 사람의 수명에 미치는 영향은 이전까지의 추정치인 20~30%가 아니라 7%를 훨씬 밑도는 수준이라는 사실을 찾아냈다. 다시 말해, 건강과 장수의 90% 이상은 타고난 게 아니라 우리가 어떻게 하느냐에 달려 있다.

2019년 알츠하이머병 협회 국제 회의에서 나온 연구 결과를 종합해봤을 때 한 가지 사실이 눈에 띄었다. 그건 바로 유전적 위험 요소를 가지고 있더라도 생활 습관을 개선함으로써 알츠하이머병을 비롯한 심각한 인지 관련 질환에 걸릴 위험을 줄일 수 있다는 것이다. DNA에 문제가 있어도 좋은 식단, 규칙적인 운동, 금연, 음주 제한 등 획기적인 생활 방식 개선으로 충분히 운명을 바꿀 수 있다. 몇 년 전 나는 건전한 생활 방식이 심장병의 유전적 위험을 극복하는 데 도움을 줄 수 있다는 사실을 체험했다. 치매도 마찬가지다. 그러니 유전자에 대한 걱정을 내려놓고, 유전자 핑계를 대지 말고 일상생활 속에서 개선 가능한 대소사에 집중하자.

그동안 몸과 뇌를 돌보기 위해 오랫동안 택해온 접근 방식은 지나치게 수동적이었다. 의학의 역사를 되짚어보면 대부분의 의사들은 질병이나 기능 장애가 생기기를 기다리는 일 외에는 달리 하는 게 없었다. 그러다가 증상이 나타나면 이에 대한 해독제를 가지고 질병에 접근하는 데 그칠 뿐 근본적인 병리학은 다루지도 않았다. 문명이 진보하고 많은 지식을 축적하면서 초기 단계에서 질병을 발견하고 진단할 수 있게 된 후에도 질병이 표면화되기 전까지는 제대로 된 조치를 취하지 않았다. 다행히 인류는 지난 수십 년간 질병의 조기 발견에 관심을 기울여왔으며 최근에는 예방에도 집중하기 시작했다. 하지만 뇌 건강 분야에서는 조기 발견이나 예방에 대한 관심이 여전히 부족하다. 의사로서 확신하건대 뇌의 노화에 효과적으로 대응하기 위해서는 예방과 조기 개입이 중요하다. 여기에 하나를 더한다면 최적화된 뇌 혹은 회복 탄력성을 가진 뇌를 만드는 것이다.

수많은 책이 뇌 기능 향상과 장기적인 뇌 건강 증진에 관해 다루고 있지만 상당수는 특정 철학에 치우쳐 있고 실제적인 자료가 부족하며 조언이 제한되어 있다. 특히 우려되는 점은 제품 판매 같은 홍보 목적을 가진 뇌 건강 서적이다. 이 책은 뇌를 이해하고 뇌를 좋게 만드는 방법 외에는 그 어떤 홍보 목적이 없음을 자신 있게 말할 수 있다. 나의 목표는 오직 하나다. 즉시 실현 가능한 실질적 뇌 건강 전략을 통해 뇌 과학에 대한 종합적인 전망을 제시하는 것이다. 이를 위해 특정 접근법에 얽매이지 않되 몇 가지 확고부동한 원칙을 제시하려 한다. 이 원칙은 과학적 근거가 바탕이 되면서도 일상생활에 적용하기 쉬운 아주 실용적인 것들이다.

단, 이 책을 읽으면서 한 가지 사항을 명심하기를 바란다. 누군가에게 인지 기능 저하를 늦추는 데 도움이 되는 일이 또 다른 누군가에게는 효과가 없을 수 있다. 몇 년 동안 뇌를 연구하고, 수술하고, 최고의 과학자들과 일하면서 배운 사실은 사람은 저마다 고유한 특성을 가지고 있다는 점이다. 때문에 뇌 건강을 최적화하기 위한 프로그램은 광범위하고 포괄적이며 논란의 여지가 없는 증거에 근거해야 한다. 같은 이유로 뇌 건강에는 단일한 처방도 없고 모든 것에 맞는 만능 해결책도 없지만(그런 게 있다고 말하는 사람은 믿지 마라) 우리의 인지 기능과 장기적인 뇌 건강에 중요한 영향을 미칠 수 있는 간단한 실천 방법은 있다.

이 책을 통해 평생 동안 명석한 뇌를 유지하는 데 도움이 되는 최신 연구를 공유하고 로드 맵을 제시하게 되어 개인적으로 흥분을 금할 수 없다.

이 책에서

아마도 대부분의 뇌는 주어진 시간에 50%의 능력으로 일하고 있을 것이다. 이는 내가 추정한 수치다. 이 수치를 정확히 알 수는 없지만

(다른 사람도 모를 것이다), 명상이나 규칙적인 숙면 같은 다양한 행동 개입으로 뇌가 최적의 상태에 놓일 수 있다는 점은 명백하다. (우리가 뇌의 단 10%만 사용한다는 설은 사실이 아니다. 이와 관련한 내용은 Chapter 3를 참조하자.) 뇌는 긴급한 상황에서 평상시보다 훨씬 더 많은 능력을 발휘할 수 있다. 그렇다면 뇌는 차 밑에 깔린 아이를 구하기 위해 초인적인 힘을 발휘하는 엄마를 닮은 걸까? 아니면 뇌라는 고급 스포츠카가 상태가 불량한 도로를 주행하는 바람에 최대 성능을 발휘하지 못한 걸까? 나는 후자에 한 표를 던진다. 우리는 정교하게 설계된 뇌에 알맞도록 제대로 포장된 도로를 달리지 않을뿐더러 뇌가 성취할 수 있는 것들을 자꾸 잊어버린다.

이 책을 읽다 보면 자동차 관련 이야기가 가끔 나올 것이다. 나의 부모님은 자동차 산업에 종사했고, 특히 어머니는 포드 자동차에 고용된 최초의 여성 엔지니어였다. 그래서 개인적으로 자동차와 아주 친밀한 어린 시절을 보냈다. 차고는 공구 박스로 가득했고, 가족 모두가 주말마다 자동차를 만지작거리며 차와 인체는 비슷한 부분이 많다는 대화를 자주 나눴다. 자동차와 사람의 몸 둘 다 엔진, 펌프, 생명을 유지시켜주는 연료를 가지고 있으니 말이다. 어렸을 때의 이런 경험들은 뇌에 대한 관심을 증폭시켰다. 왜냐하면 아무리 차와 인체가 닮은 점이 많다 하더라도 인간의 뇌에는 자동차와 기계적으로 비교할 수 없는 뭔가가 있었기 때문이다. 그런데 자동차에 뇌의 인지 능력에 견줄 만한 자리가 없음에도 불구하고 뇌를 들여다볼수록 차를 관리하듯 뇌를 튜닝하고 유지 보수하는 것에 대해 생각하지 않을 수 없다. 엔진 오

일을 교환해야 하는가? 연료가 제대로 공급되고 있는가? 너무 빠르게 회전하는 것일까? 너무 쉬지 않고 주행하는 것일까? 유리창이나 새시에 균열이 생겼나? 타이어 공기압은 충분한가? 알맞게 예열되고 식을 수 있을까? 엔진이 갑작스런 속도 요구에 적절하게 반응하고 있을까? 그리고 얼마나 빨리 정지할 수 있을까?

Part 1은 몇 가지 기본적인 사실로부터 시작한다. '뇌란 정확히 무엇일까? 뇌는 어떤 방식으로 수술할까? 실제 뇌는 어떤 모습이고 어떤 느낌일까? 뇌는 왜 그리 신비롭고 이해하기 어려울까? 기억력은 어떻게 작동할까? 정상적인 뇌 노화와 간혹 일어나는 뇌의 실수, 비정상적인 뇌 노화, 심각한 뇌 쇠퇴의 징후 사이에는 어떤 차이가 있을까?' 그리고 노화와 인지 기능 저하에 대한 통념을 지적하고, 뇌가 리모델링되고 재배치되고 성장할 수 있도록 하는 방법에 대해 살펴볼 것이다.

Part 2는 뇌 기능을 보호하고 강화하는 데 필요한 실천 전략을 포괄하는 5가지 주요 범주(운동과 움직임, 목적의식·학습·발견, 수면·휴식, 영양, 사회적 교류)에 대해 설명한다. 여기에는 뇌를 잘 유지하고 치료하기 위한 방법을 찾기 위해 현재 진행 중인 연구 몇 가지를 소개하는 일도 포함된다. 덕분에 독자들은 뇌의 신비를 해독하는 데 일생을 바친 최고의 과학자들을 만나게 될 것이다. 각 챕터에서는 과학에 근거해 개인의 선호도와 생활 방식에 적용할 수 있는 아이디어를 제공한다. Part 2에서는 누구나 쉽게 따라 할 수 있는 12주 프로그램을 소개하고 내가 이 책에서 제안하는 것들을 실생활에 적용해볼 수 있게 했다.

Part 3에서는 뇌 질환을 진단하고 치료하는 데 어떤 어려움이 따르는지 살펴본다. '초기 징후가 발견된다면 어떻게 해야 할까? 혹시 이런 징후가 치매와 유사한 또 다른 건강 질환의 증상은 아닐까? 신경 퇴행성 질환에 대응하기 위한 연구와 임상 시험이 치료법과 약물을 개발하는 데 비참하게 실패한 이유는 무엇일까? 모든 진행 단계에서 사용 가능한 치료법은 무엇일까? 배우자가 치매 환자를 돌보면서 자신의 건강을 어떻게 유지할 수 있을까? (보호자들은 치매에 걸릴 위험이 훨씬 더 높다.)' 치매는 움직이는 과녁이다. 치매에 걸린 사람을 돌보는 일은 지금까지 맡았던 임무 중 가장 어려운 일이 될 수도 있다. 돌이킬 수 없는 뇌 기능의 쇠퇴를 겪고 있는 사랑하는 사람을 돌보는 방법은 학교에서도 가르쳐주지 않는다. 어떤 이들에게는 뇌의 변화가 느리고 미묘해서 증상이 발현되기까지 몇 년이 걸리거나 심지어 10년 이상 걸리기도 한다. 하지만 어떤 이들에게는 갑작스럽고 빠르게 증상이 나타난다. 물론 두 상황 모두 어렵고 예측할 수 없다. Part 3에서는 삶의 질을 높이고 돌봄을 용이하게 해주는 증거에 근거한 치료법을 살펴보는 것 외에도, 보호자들이 종종 알츠하이머병으로 오인하는 치료 가능성이 높은 증상들을 소개할 것이다.

　나는 이 책을 우리의 낙관적인 미래에 대해 이야기하는 것으로 마무리하려고 한다. 우리는 여전히 많은 어려움을 겪고 있지만 한편으로는 신경학적 질병(알츠하이머병, 파킨슨병, 우울증, 불안, 공황 장애 등)에 대한 커다란 희망도 분명히 있다. 나는 향후 10~20년 안에 뇌 질환 치료가 지금보다 훨씬 더 발전할 것임을 믿어 의심치 않는다. 나아가 알츠하이머병에 대한 성공적인 치료법이나 알츠하이머병을 예방할 수 있는 백신을 개발할 수도 있다. 이 중 많은 발전이 우울증과 강박 장애에 이미 이용되고 있는 뇌 심부 자극술 및 유전자와 줄기세포 치료에서 비롯될 수 있다. 또한 우리는 기술적으로 더 발전해 뇌에 대한 최소 침습적 접근이 가능해질 것이다. 나는 이 모든 것이 어떤 의미를 가지는지 설명하고 이런 미래에 대비할 수 있는 아이디어를 제시할 것이다. 이 책에는 젊은 세대의 뇌 건강을 지키는 방법과 관련된 메시지들이 많이 담겨 있다. 뇌 관련 질병은 증상이 나타나기 전에 시작되는 경우가 많다. 내가 지금 알고 있는 사실을 젊은 시절에 알았다면 뇌를 건강하게 유지하기 위해 할 수 있는 일이 많았을 것이다. 이 책을 읽는 사람들은 내 실수를 되풀이하지 않기를 바란다.

내가 좋아하는 말을 하나 소개한다. "나는 눈부시게 밝은 백열전구 같은 삶을 살고 싶다. 평생 밝게 빛나다가 어느 날 갑자기 꺼지는 삶 말이다." 우리는 뇌 또한 이런 삶을 살다 가기를 원한다. 수명이 다한 전구가 완전히 꺼지기 전까지 끈질기게 깜박거리기를 반복하듯이 오랫동안 뇌로부터 죽음이 임박했다는 신호를 받기를 바라는 사람은 없을 것이다. 노년기 하면 병원 신세, 기억 상실 등이 그림자처럼 따라 붙는다. 하지만 늙었다고 반드시 병에 걸리거나 기억력이 감퇴하는 일을 겪을 필요는 없다. 우리의 뇌는 나이가 들어도 충분히 강해질 수 있는 신체 기관이다. 뇌에 있어서 불가능은 없다. 나이를 불문하고 누구나 더 나은 뇌를 만들 수 있다.

어찌 보면 이 책을 쓰는 것은 이기적인 경험이었다. 전 세계의 전문가들을 만나서 그들의 통찰력과 행동 계획을 듣고, 뇌를 예리하게 유지하며 뇌의 쇠퇴를 막는 방법을 미리 알고 수행하는 특권을 가지게 되었기 때문이다. 나는 이 과정을 통해 더 생산적이고 덜 압도당하면서도 인생을 쉽고 즐겁게 살아가기 위한 전략을 배웠으며, 가깝고 소중한 이들과 이런 지식을 공유해왔다. 그리고 이제는 이 책을 읽는 모든 사람들에게도 이러한 지식을 공유하고 싶다. 《킵 샤프》의 세계에 온 것을 환영한다.

우선 자가 진단으로 《킵 샤프》를 향한 첫걸음을 떼보자.

자가 진단 :
나의 뇌는 쇠퇴 위험에 처해 있을까?

지난 몇 년 동안 최고의 증거가 기반이 된 뇌 연구를 요약해 대중을 위한 지침을 만드는 데 많은 시간을 투자했다. 이 지침은 신경 과학과 인간 행동 과학 분야의 동료 및 다른 전문가들과의 공식적, 비공식적인 대화를 바탕으로 한다. 나는 이 지침의 실용성을 극대화하기 위해 뇌 건강 및 잠재력과 관련이 깊은 질문 목록을 만들었다. 인생을 살아가는 동안 무엇을 개선하든 간에 솔직한 자기 인식은 매우 중요하다. 내가 작성한 목록에 답을 하는 일은 이러한 자기 인식에 큰 도움이 될 것이다.

다음 24개 질문은 뇌 쇠퇴 위험 요소를 평가하기 위한 것이다. 이러한 위험 요소 대부분은 개선 가능한 것이므로 질문에 '예'로 대답하더라도 당황할 필요는 없다. 이 질문들은 당신을 겁주려는 게 아니다(앞서 언급했듯 나는 공포 전략의 효과를 그다지 신뢰하지 않는다). 질문 중 일부는 비교적 되돌리기 쉬운 인지 능력 저하의 증상과 관련이 있다. 예를 들어, 만성 수면 부족은 상당히 심각한 기억 상실을 초래함으로써 치매의 전조 증상으로 오해를 불러일으킬 수 있다. 숙면은 새로운 지식을 배우고 기억하는 능력뿐만 아니라 뇌의 모든 기능을 향상시키는 가장 쉽고 효과적인 방법 중 하나다(수면은 인체의 모든 시스템을 개선시킨다). 나는 잠을 충분히 자지 않고도 제 기능을 다하는 스스로에게 자부심을 느끼며 아주 오랫동안 수면의 가치를 과소평가하는 실수를 저질러왔다. 다행히 적절한 진단을 받고, 일찍 잠자리에 들며, 디지털 기기와 해야 할 일 목록을 눈앞에서 치워버리면 수면 부족으로 인한 증상은 충분히 개선될 수 있다. 한편, 교육 수준 같은 일부 질문은 관련이 없는 것처럼 보일 수도 있다. 높은 교육 수준은 인지 기능 저하에 보호 효과가 있을 수는 있지만, 일단 기억력이 저하되기 시작하면 그 하락세를 늦춰주지 못한다는 사실이 여러 연구를 통해 밝혀지고 있다. 즉, 정규 교육 기간이 길거나(대학 진학, 고급 학위 등) 문장 이해력이 높은 사람은 정규 교육 기간이 짧은 사람보다 치매에 걸릴 위험이 낮지만 치매가 발병하면 별 차이가 없다.

　하지만 다른 무엇보다 어떤 행동이 현재와 미래의 뇌 건강에 영향을 미치는지 주목해야 한다. 나는 신경외과 의사로서 치료는 빠를수록 만족스럽다는 사실에 대해 익히 알고 있다. 이는 인간의 행동에도 적용될 수 있다. 행동 교정은 빠르면 빠를수록 효과적인 동시에 외과적 관점에서의 만족도 또한 높다. 습관을 인지하고 이해하면 개인적으로 신경 써야 할 부분은 어디이며, 무엇을 어떻게 해야 하는지 등에 대한 정보를 얻을 수 있다. 이는 더 나은 뇌를 구축하고 유지할 수 있도록 해준다. 참고로, 이 책의 질문 목록에는 지금까지의 과학적 발견이 고스란히 반영되어 있다고 보면 된다.

아래 질문에 '예'라고 대답한다고 해서 머지않아 혹은 훗날 치명적인 진단을 받게 될 것이라는 의미는 아니다. 다양한 요소들이 인식의 영역에서 작용하고 있지만 일부는 질문에 포함시키지 않았다. 왜냐하면 질문을 되도록 단순하게 유지하고 싶었기 때문이다. 평생 흡연을 해도 폐암에 걸리지 않는 사람들이 있듯이, 뇌 쇠퇴에 대한 많은 위험 요소를 가지고 살면서도 뇌 질환을 겪지 않는 사람들이 분명히 있다. 위험 요소 중 일부는 논란의 여지가 있지만 이런 부분과 관련된 권고 사항 또한 투명하게 공개할 예정이다. 잠재적인 위험성을 안고 있지만 훌륭한 연구 증거가 될 만한 자격이 충분한 요소들이나, 아직은 잠재력이 밝혀지지 않았지만 꾸준히 연구한다면 미래에는 중요성이 증명될 것이라는 믿음을 주는 요소들을 살펴보는 일은 매우 중요하다. 나는 이와 같은 위험 요소들에 관한 정보를 구축하는 데 도움이 되는 지식과 사고력 모두를 가감 없이 이 책에 실을 것이다.

1. 현재 뇌 관련 질환을 앓고 있는가, 또는 경도 인지 장애 진단을 받은 적이 있는가?
2. 격렬한 운동을 피하는가?

3. 하루의 대부분을 앉아서 생활하는가?

4. 과체중인가, 또는 비만인가?

5. 여성인가?

6. 심혈관 질환 진단을 받은 적이 있는가?

7. 고혈압, 인슐린 저항성, 당뇨병, 고콜레스테롤 같은 대사 장애
   가 있는가?

8. 라임병, 헤르페스, 매독 등 만성 염증으로 이어지거나 신경학
   적 영향을 줄 수 있는 감염성 질환을 진단받은 적이 있는가?

9. 항우울제, 항불안제, 혈압약, 스타틴, 위산 분비를 억제하는 양
   성자 펌프 억제제, 항히스타민제 등 뇌에 영향을 줄 수 있는 약
   물을 복용 중인가?

10. 사고나 격렬한 운동으로 뇌 손상이나 정신적 충격을 경험한
    적이 있는가? 뇌진탕 진단을 받은 적이 있는가?

11. 현재 담배를 피우고 있거나 과거에 담배를 피운 적이 있는가?

12. 우울증을 앓은 적이 있는가?

13. 다른 사람들과의 사교 활동이 부족한가?

14. 정규 교육을 고등학교까지 받았는가, 또는 그 이하인가?

15. 식단에 설탕과 지방이 많고 곡물, 생선, 견과류, 올리브유, 신
    선한 과일과 채소가 적은가?

16. 만성적이고 끊임없는 스트레스를 안고 사는가? (누구나 스트
    레스를 겪고 있다. 여기서는 지속적으로 자주 나타나며 대처하기 어려운
    종류의 스트레스를 지칭한다.)

17. 알코올 중독 경험이 있는가?

18. 불면증, 수면 무호흡증 같은 수면 장애를 겪고 있거나 일상적인 수면 부족을 경험하고 있는가?

19. 청력 손실이 있는가?

20. 새로운 것을 배우거나 전략을 짜야 하는 게임을 하는 등 인지적 도전이라 할 만한 활동이 부족한가?

21. 설득, 멘토링, 교육, 감독 같은 사람들과의 복잡한 작업이 부족한 직업을 가지고 있는가?

22. 65세 이상인가?

23. 알츠하이머병에 대한 '가족력'이 있는가, 또는 '알츠하이머병 유전자 변형'인 ApoE3 또는 ApoE4를 가지고 있다는 진단을 받은 적이 있는가?

24. 알츠하이머병을 포함해 치매를 앓는 환자를 돌보고 있는가?

만약 5개 이상의 질문에 '예'라고 답했다면 당신의 뇌는 쇠퇴 중이거나 곧 쇠퇴의 단계에 들어설 가능성이 있지만 아직 늦지 않았으니 이 책으로부터 커다란 도움을 받기를 바란다. 1~2개의 질문에만 '예'라고 답했더라도 뇌 건강 및 뇌 기능을 최적화할 수 있는 정보를 이 책에서 발견하게 될 것이다. 위에 제시한 질문과 그에 대한 당신의 응답이 인체의 가장 신비로운 기관인 뇌와 어떤 관련이 있는지 궁금하지 않은가? 더 총명하고 더 예리하고 더 나은 판단을 하기 위한 전략과 정보를 배우고 싶다면 이 책을 읽어라. 마지막으로 당부하자면, 이 책은 단지 질병을 피하려는 목적으로 쓰여진 게 아니라 나이와 상관없이 건강한 뇌를 만들기 위한 것이다.

반복해서 강조하지만, 더 총명하고 더 예리하고 더 나은 판단을 하기 위한 전략과 정보를 배우고 싶다면 이 책을 읽어라. 몇 해 전 나에게 크나큰 영감을 준 동시에 '노후' 대비를 위해 무엇을 준비해야 하는지 몸소 보여줬던 한 부부가 있었다. 나는 이 책을 읽는 사람들 역시 그 부부처럼 제대로 준비된 노후를 맞이하기를 희망한다. 인간인 우리는 모두 나이가 들고 뇌도 늙는다. 하지만 노화가 진행된다고 해서 뇌의 예리함까지 잃는 것은 아니다. 일단 외모를 보더라도 나이와 상관없는 경우가 많다.

위에 말한 부부 중 남편은 93세였고 내가 담당하는 응급실로 실려 왔었다. 처음에 선임 레지던트가 심각한 신경 쇠퇴에 빠진 환자의 상태에 대해 알렸을 때 환자의 나이가 우려되었다. 솔직히 나는 환자가 수술을 받기에는 너무 연로하다고 생각했다. CT 검사 결과 환자가 보이는 증상의 주범인 뇌출혈이 관찰되었다.

나는 가족들에게 상황을 알리기 위해 보호자 대기실로 향했다. 가족들은 분명 위험한 수술은 하지 않겠다는 반응을 보일 것이었다. 60대로 보이는 원기 왕성한 여성이 초조하게 대기실 안을 서성거렸고, 나머지 가족들은 어두운 표정으로 앉아 있었다. 나는 60대라 생각했던 그녀가 93세 환자의 아내라는 사실에 충격을 받았다. 이들은 막 결혼 70주년을 맞이한 참이었다. "사실 내가 남편보다 나이가 많아요."라고 그녀가 말했다. "요샛말로 하면 연하남을 사귄 거지." 그녀는 아주 건강하고 정정한 94세였고 복용 중인 약도 없었으며, 병원에 오기 전에는 증손자들을 학교에 데려다주기까지 했다. 그녀는 환자가 93세의 나이에도 여전히 열정이 넘치는 달리기 선수이며 회계사로 아르바이트를 했다는 사실을 알려줬다. 63세인 아들은 아버지가 숫자에 능한 재주꾼이기 때문에 아버지를 직원으로 고용했다고 말했다. 환자의 뇌출혈은 다른 게 아니라 지붕을 청소하다가 추락해서 발생한 것이었다. 이 90대 부부는 내가 만난 그 어떤 연령대의 환자보다도 건강했다.

의과 대학에 입학한 이후로 귀에 못이 박히게 들어온 말이 있다. "실제 나이보다 '신체 나이'를 고려해라." 가족의 요청에 따라 환자에게 개두술을 시행해 출혈을 막았다. 나는 뇌의 바깥층인 경질막을 닫기 전에 90대 환자의 뇌를 정밀 검사했고 예상과 다른 결과에 놀라고 말았다. 환자가 매우 활동적이고 인지적으로 온전하며 총명했기 때문에 힘차게 진동하는 아주 건강한 대뇌를 볼 수 있을 거라고 기대했었다. 하지만 환자의 뇌는 말 그대로 93년 된 뇌처럼 보였다. 그의 뇌는 나이를 나타내는 깊은 주름과 함께 오그라들고 움푹 패여 있었다. 물론 이이야기를 들은 사람들은 다소 실망했을지도 모른다. 하지만 속단하기는 아직 이르다.

의학계에 전해지는 또 다른 말이 있다. "검사 결과가 아니라 환자를 치료해라." 그 환자의 뇌 자체는 93세라는 실제 나이대로 많이 늙은 상태였지만 수행 능력은 완전히 달랐다. 이렇게 뇌는 어떻게 활용하느냐에 따라 신체의 다른 어떤 기관보다 평생 튼튼하게 유지될 수 있고 과거보다 건강해질 가능성도 크다. 내 두 눈으로 보고 있는 뇌와 이 뇌를 가지고 있는 사람 사이에는 완전한 괴리가 있었고, 나는 이 경험을 결코 잊지 못할 것이다.

환자는 빨리 회복되었다. 나중에 중환자실에서 회복 중인 그를 방문했을 때 환자에게 수술이 잘 끝난 소회가 어떤지 물었다. 그는 미소를 지으며 대답했다. "커다란 교훈 하나를 얻었죠. 지붕에 올라가서 낙엽을 청소하지 마라."

강조하건대 이 책은 단지 질병을 피하는 데에 목적이 있는 게 아니라 나이에 상관없이 뇌를 총명하게 만들기 위한 것이다.

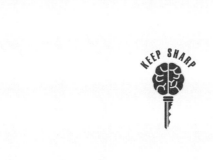

Part

1

뇌
The Brain

내 머릿속의 블랙박스

이 문장을 읽는 데 걸리는 몇 초 동안 뇌는 생존을 위해 호흡하고, 움직이고, 느끼고, 깜빡이고, 생각하면서 엄청나게 많은 전기적 신호를 발산할 것이다. 뇌에서 수십억 개의 신경 세포를 관통하는 정보 중 일부는 경주용 자동차보다 빠른 속도로 이동한다. 인간의 뇌는 놀라운 기관이고, 그 자체로서 진화의 경이로움을 증명하며, 은하계에 있는 별들보다 많은 연결점을 가지고 있다. 과학자들은 인류가 발견한 가장 복잡한 것이 바로 뇌라고 했다. 한 DNA 발견자는 뇌에 '가장 최종적이고 장엄한 생물학적 미개척지'라는 거창한 수식어까지 붙여줬다. 그는 이렇게 말했다. "뇌는 마음을 뒤흔든다."

뇌에는 각자의 자아와 개인이 경험하는 세상이 새겨진다. 기쁨, 경이로움, 동료와의 유대감에서부터 결정을 내리고 계획을 세우고 미래를 준비하는 등의 복잡한 순간에 이르기까지 일상적인 경험을 만들어내는 중심에는 뇌가 있다. 심지어 뇌는 잠을 자고 있을 때도 꿈의 형태로 이야기를 들려준다. 또한 뇌는 환경에 적응하고 시간을 파악하고 추억을 생성하는 방법도 알고 있다. 완전히 확신할 순 없지만 뇌는 의식의 저장소일 가능성이 높다(자세한 이야기는 추후에 이어가도록 한다). 신경 과학자들은 수십 광년 떨어져 있는 행성같이 신비로운 뇌의 매력에 빠져 끊임없는 연구를 해왔다. 무게 1.5kg의 뇌는 인간의 삶에서 가장 수수께끼 같은 존재라 해도 과언이 아니다. 최근 연구자들이 장미 열매 신경 세포rosehip neuron라는 새로운 신경 세포를 발견했는데 그 역할은 아직 정확히 밝혀지지 않았다. 장미 열매 신경 세포는 인간의 뇌에만 존재하고 설치류에게는 존재하지 않는 것으로 보인다. 장미 열매 신경 세포의 발견은 실험용 쥐의 뇌를 숱하게 연구했음에도 왜 인간에게는 이 연구들이 유효하지 않았는지를 설명해 준다. 한편, 뇌는 엄청나게 이기적이고 요구 사항이 많다. 뇌의 무게는 체중의 2.5% 정도에 불과하지만 체내에서 생산되는 혈액과 산소의 20%를 소비한다. 게다가 뇌 없이는 삶도 없다.

그럼 지금부터 우리 머릿속의 블랙박스를 만나러 가보자.

Chapter 1

나를 나답게
만드는 것

빛나는 존재 덩어리, 잿빛 세포들의 모임, 꿈의 공장,
두개골 안의 작은 폭군, 모든 행동을 부르는 신경 세
포들의 무리, 작디작은 모든 곳, 변덕스러운 쾌락의
돔, 운동 가방에 가득 채워진 꾸깃꾸깃한 옷처럼 두
개골 속에 자리 잡은 주름이 자글자글한 자아. 이것
은 바로 뇌다.

_ 다이앤 애커먼, 《뇌의 문화지도》

내가 살아 있는 인간의 뇌를 처음 본 것은 1992년으로, 이때의 기억
은 이후의 삶을 바꿔놓을 만큼 강렬했다. 우리가 누구이고, 어떤 사람
이 될 것이고, 세상을 어떻게 해석할 것인지 결정하는 방식의 많은 부
분이 뇌라는 복잡하게 구성된 조직 속에 존재한다는 점은 예나 지금
이나 믿기 어려운 게 사실이다. 일반적으로 사람들이 생각하는 뇌의

모습은 실제와 상당히 다르다. 뇌는 회백질이라고 불리지만 외견상으로는 탁하고 밋밋한 회백질 덩어리로 보이지 않는다. 오히려 희고 노란 색조를 띤 분홍색에 가까우며 큰 혈관이 그 위를 흐르고 있다. 뇌는 대뇌구sulci로 알려진 깊은 틈과 뇌회gyri로 알려진 봉우리를 가지고 있다. 대뇌구는 놀라울 만큼 일관된 방식으로 뇌를 다양한 엽lobe으로 분리시킨다. 수술하는 동안 뇌는 두개골 테두리 밖으로 부드럽게 맥동(脈動)하면서 살아 숨 쉬는 것처럼 보인다. 뇌는 고무 같다기보다는 끈적이지 않는 젤라틴에 가깝다. 뇌가 가진 수많은 경이로운 능력에 비해 뇌 자체는 얼마나 연약한지 깨달을 때마다 새삼 놀라움을 금할 수 없다. 나뿐만 아니라 누구라도 뇌를 직접 보게 된다면 보호 본능을 느낄 수밖에 없을 것이다.

　나에게 뇌는 언제나 신비롭고 미스터리한 존재였다. 1.5kg 남짓한 크기의 뇌는 인간이 수행하는 모든 것을 관장하는 회로를 구성한다. 이 부분에 대해 잠시 짚고 넘어가자. 무게만 따지자면 뇌가 컴퓨터보다 가볍지만 성능에 있어서는 그 어떤 컴퓨터도 뇌를 넘어설 수 없다. 흔히들 뇌가 컴퓨터처럼 작동한다고 하지만 그렇지 않은 면이 더 많다. 물론 뇌를 처리 속도, 저장 용량, 회로, 부호화 및 암호화 측면에서 설명할 수는 있다. 하지만 뇌는 채워지기를 기다리는 고정된 기억 용량을 가지고 있지 않으며 컴퓨터가 수행하는 방식으로 계산하지도 않는다. 우리가 세상을 바라보고 인지하는 방식 또한 우리가 주목하고 기대하는 것의 능동적인 해석이자 결과이지 입력을 수동적으로 받아들이는 것이 아니다. 사실 인간의 눈이 세상을 거꾸로 보기는 한다. 뇌는 눈을 통해 입력된 정보를 일관성 있는 이미지로 변환한다. 눈의 뒷면에 있는 망막은 양쪽 눈에서 받아들인 2차원 영상을 뇌에 제공하고, 뇌는 이 영상을 아름답고 질감 있는 3차원 영상으로 바꿔서 심층적인 감각을 제공한다. 다만 인간의 시야에는 맹점이 존재하기 때문에 때로는 정보가 수집되는 사실 자체를 깨닫지 못하기도 하는데 뇌는 이런 데이터까지 지속적으로 사용하고 채운다. 요컨대 인공 지능이 아무리 정교해진다고 하더라도 컴퓨터는 불가능하지만 인간의 뇌는 가능한 일이 반드시 존재할 것이다.

다른 포유류와 비교했을 때 인간의 뇌는 몸의 나머지 부분에 비해 놀라울 정도로 크다. 코끼리의 뇌를 예로 들어보자. 코끼리의 뇌는 몸무게의 1/550에 불과하다. 반면에 인간의 뇌는 몸무게의 약 1/40을 차지한다. 하지만 인간을 다른 종과 구분 짓는 특징은 따로 있다. 그것은 바로 단순한 생존 차원이 아닌 그 이상의 사고력을 가지고 있다는 점이다. 어류, 양서류, 파충류, 조류는 인간이 하는 방식으로 많은 '생각'을 하지는 않을 것으로 추정된다. 그러나 모든 동물들은 먹고 자고 번식하고 생존하는 일상적인 일에 스스로 관심을 가지며, 이는 이른바 '파충류 두뇌'라고 불리는 것에 의해 통제되는 자동적이고 본능적인 과정이다. 인간에게는 이와 같은 기능을 수행하는 고유의 내재적이고 원시적인 파충류 두뇌가 있으며, 사실 이것은 우리 행동의 (아마도 우리가 인정하고 싶은 것보다) 많은 부분을 움직이고 있다. 다만 인간이 고양이나 개보다 정교한 작업을 수행할 수 있는 것은 대뇌 피질의 복잡성과 거대한 크기 때문이다. 뇌의 이 나무껍질 같은 층 덕분에 우리는 언어를 성공적으로 사용하고, 복잡한 기술을 습득하고, 도구를 만들고, 사회 집단을 구성해 살아갈 수 있다. '피질cortex'은 라틴어로 나무껍질을 뜻하는데, 뇌에서 피질이라 함은 주름, 이랑, 골짜기 같은 것으로 가득 찬 바깥층을 말한다. 뇌는 몇 번이고 접히기를 반복하기 때문에 뇌의 표면적은 생각보다 훨씬 넓다. 계산에 따라 오차는 있을 수 있지만 평균적인 크기는 $0.18m^2$를 웃돈다(뇌는 신문 1~2면 크기 정도로 펼쳐질 수 있다). 아마도 뇌 표면에 있는 깊은 틈의 어딘가에 의식의 자리가 존재할 것이며, 이곳이 바로 뇌의 핵심이라 할 수 있다.

인간의 뇌에는 약 1,000억 개의 신경 세포와 수십억 개의 신경 섬유가 들어 있다(신경 세포와 신경 섬유의 정확한 개수는 아직 밝혀지지 않았다). 이 신경 세포들은 시냅스synapse라고 불리는 수많은 접합부로 연결되어 있다. 이러한 연결로 말미암아 추상적으로 생각하고, 분노나 배고픔을 느끼고, 기억하고, 합리화하고, 결정을 내리고, 새로운 것을 창조하고, 언어를 형성하고, 과거를 회상하고, 미래를 계획하고, 도덕적인 소신을 가지고, 의도를 전달하고, 복잡한 이야기를 펼쳐내고, 판단을 내리고, 미묘한 사회적 신호에 반응하고, 춤 동작을 조율하고, 어느 쪽이 위아래인지 알고, 복잡한 문제를 해결하고, 거짓말이나 농담을 하고, 발끝으로 걷고, 공중에 떠도는 냄새를 알아차리고, 숨을 쉬고, 공포나 위험을 감지하고, 수동적 공격 행위를 보이고, 우주선을 만드는 법을 배우고, 밤에 자면서 꿈을 꾸고, 사랑 같은 깊은 감정을 표현하고 경험하고, 매우 정교한 방식으로 정보나 자극을 분석하는 게 가능한 것이다. 나아가 이러한 일들을 동시에 처리할 수도 있다. 이 책을 읽으면서 음료수를 마시고, 점심을 소화시키고, 어수선한 차고를 언제 정리할지 구상하고, (마음 한 켠에서는) 주말 계획에 대해 생각하고, 그리고 다른 무엇보다 숨을 쉬고 있을 것이다.

뇌의 각 부분은 특수하게 정해진 목적으로 작용하며 이러한 부분들이 서로 연결되어 조화로운 방식으로 기능한다. 내가 중학교에 다닐 때만 해도 뇌는 목적에 따라 분할되는 것으로 여겨졌다. 어떤 영역은 추상적인 사고를 위한 것이고, 어떤 영역은 선 안에 색칠을 하기 위한 것이고, 또 어떤 영역은 언어를 형성하기 위한 것이었다. 심각한 뇌 손상을 입고도 생존한 아주 유명한 사례자인 피니어스 게이지의 이야기를 들어봤을 것이다. 의학이 뇌 기능을 측정하고 시험하고 검사할 수 있는 수준으로 발전하기 훨씬 이전에 피니어스 게이지에게 일어난 끔찍한 사고가 과학자들에게는 한 줄기 빛과 같은 케이스가 되었다. 1848년 25살의 게이지는 버몬트주 캐번디시의 철도 건설 공사 현장에서 일을 하는 중이었다. 게이지가 길이 1m, 지름 3mm, 무게 6kg의 대형 쇠 파이프로 화약을 장전하는 작업을 하는 도중에 폭발 사고가 발생했다. 파이프는 게이지의 얼굴로 날아가서 왼쪽 뺨을 꿰뚫고 머리(그리고 뇌)를 관통했다. 그는 이 사고로 왼쪽 눈을 잃었지만 다행히 생명에는 지장이 없었다. 기적적으로 의식을 잃지도 않았고 심한 고통을 겪지도 않았다.

그렇지만 게이지의 성격은 사고의 충격을 견뎌내지 못했다. 몇몇 설명에 따르면, 그는 모범적인 신사에서 비열하고 폭력적이며 도저히 신뢰할 수 없는 사람으로 변했다고 한다. 피니어스 게이지는 뇌의 특정 부위에 대한 트라우마와 성격 변화 사이의 연관성을 처음으로 보여 줬다. 이전까지는 그렇게까지 명백한 사례가 없었던 것이다. 참고로, 1800년대 골상학자들은 두개골에 있는 돌기의 크기를 측정하면 성격을 평가할 수 있다고 믿었다. 사고 12년 후 피니어스 게이지는 발작 증세를 보인 후 36세의 나이로 사망했다. 이후 그는 의학 문헌에 기록되어 신경 과학에서 가장 유명한 환자 목록에 오르게 되었다. 한편, 피니어스 게이지의 사례가 시사하는 바가 하나 더 있다. 그의 삶에 대해 서술한 한 문헌에 따르면, 그가 죽음에 임박하자 다소 상냥한 성격으로 돌아왔다고 한다. 이는 심각한 외상을 겪은 후에도 뇌는 스스로 치유하고 회복하는 능력이 있음을 보여준다. 상처로 손상된 뇌의 영역에 연결망을 다시 설치하는 과정을 신경 가소성neuroplasticity이라고 부르며, 이는 앞으로 탐구해야 할 중요한 개념이 될 것이다. 뇌는 우리가 생각하는 것보다 훨씬 역동적이다. 뇌는 삶 전체에 걸쳐서 존재하고, 성장하고, 학습하고, 변화한다. 이런 뇌의 역동성은 정신적 능력을 온전히 유지하기를 바라는 모든 이들에게 큰 희망을 준다.

게이지의 사고에 대한 기록 덕분에 뇌의 복잡성과 행동의 연관성을 엿볼 수 있었지만, 뇌의 놀라운 능력이 단순히 개별적인 해부학적 특성 때문만은 아니라는 사실을 이해하는 데는 100년 이상이 걸렸다. 인간의 복잡한 반응과 행동은 뇌의 각 영역을 연결하는 회로와 이들 영역 간의 의사소통을 통해 구성된다. 뇌의 많은 영역은 삶의 다양한 단계에서 다양한 속도로 발달한다. 때문에 어른은 어린이와 달리 빠르게 문제를 해결하고, 노인은 어둠 속에서 걷기, 균형 잡기 등의 신체 기능에 어려움을 겪을 수 있으며, 청소년은 완벽한 시력을 보유한 스타 육상 선수가 될 수 있는 것이다.

많은 사람들이 뇌와 '정신'을 동일시한다. 우리의 정신에는 의식이 포함되어 있으며 다른 사람은 들을 수 없는 내면의 목소리가 반영되기도 한다. 뇌, 즉 정신은 1년 365일 우리를 지배한다. 때로는 어리석은 질문을, 때로는 중요한 질문을 제기하게 만드는 것도 뇌고, 우리를 감정적으로 자극하는 것도 뇌며, 삶을 선택의 연속으로 만드는 것 또한 뇌다. 매 순간 경험하는 질투, 불안, 공포 같은 감정도 뇌의 영역 내에서 비롯되는 것이며, 외부의 데이터를 받아들여 뇌에서 희망, 기쁨, 즐거움 같은 감정을 창조할 수도 있다.

내가 뇌를 연구하게 된 계기는 바로 정신 때문이었다. 우리는 여전히 뇌의 어느 부분에 의식이 존재하는지, 심지어 뇌에 의식 자체가 존재하는지 여부조차 정확히 알지 못한다. 다시 말해, 자기 자신과 자신을 둘러싼 주변 환경을 인식하는 상태가 아직은 불확실한 지점에 머물러 있는 것이다. 물론 시각을 처리하고, 수학 방정식을 풀고, 언어를 말하고, 길을 걷고, 신발 끈을 묶고, 휴가를 계획하기 위해 뇌의 어느 부분이 작용하는지 알려주는 것은 어렵지 않다. 하지만 자의식이 정확히 어디서 비롯되는지에 대해서는 말해줄 수 없다. 다만 자의식이란 것은 뇌의 여러 요소가 합쳐진 결과물이자, 뇌의 다양한 영역을 상호 연결성에 관여시키는 활동인 메타 인지가 발현된 산물이라고 추측할 수 있을 뿐이다.

물리적으로 뇌에 닿는 일은 고도로 조직되고 치밀하게 계획된 여행처럼 이루어진다. 우선 피부를 잘라내야 한다. 특히 뇌 수술을 하기 위해서는 통증 섬유가 함유된 피부를 둔화시켜야 한다. 온몸의 신경을 제어하는 기관인 두개골과 뇌 자체에는 감각 수용체가 없다. 이것이 바로 깨어 있는 환자에게 뇌 수술을 하는 게 가능한 이유다(피니어스 게이지가 고통을 거의 느끼지 않았던 것도 같은 이유에서일 것이다). 하물며 뇌를 덮고 있는 경뇌막dura mater에도 약간의 감각 섬유가 있지만 뇌 자체에는 감각 섬유가 없다. 말장난 같겠지만 의학적 사실이다.

수술을 위해 사람의 머리를 열고 안으로 들어가면 뇌라는 것이 생각보다 너무 쉽게 조작될 수 있다는 사실을 새삼 깨닫게 된다. 누군가의 두개골 속으로 몰래 들어가는 데 성공하면 그 사람의 뇌를 마음대로 지배할 수 있다. 뇌는 맑은 액체 속을 떠다니며 식별할 수 있는 냄새가 없다. 뇌를 해부하고, 찌르고, 조사하고, 자르더라도 이렇다 할 저항을 하지 않는다. 뇌의 한 부위에 너무 많은 압력을 가하면 뇌의 주인은 사지의 기능을 상실할 수 있으며, 특정 부위에 가해지는 압력이 심각한 현기증을 초래할 수도 있다. 수술용 가위질 한 번으로 그 사람의 후각을 빼앗을 수 있고, 심하게는 시력 상실이나 커다란 장애를 일으킬 수 있다. 왜 뇌는 저항을 하지 않는 것일까?

수술 중에 노출된 뇌가 얼마나 취약해질 수 있는지 익히 알고 있으므로, 나는 수술을 할 때마다 특수 부대 요원 내지는 고도로 훈련된 대도(大盜)가 된 것 같은 기분이 든다. 나의 목표는 뇌에 몰래 침투해 종양, 종기, 동맥류 등 필요한 것을 챙긴 다음 발각되지 않고 밖으로 빠져나오는 것이다. 가능한 한 뇌를 교란시키지 않아야 하기 때문이다. 뇌가 단단한 뼈로 둘러싸여 있어서인지 간혹 뇌를 블랙박스에 비유하기도 한다. 하지만 이는 뇌를 내부 작용에 대한 충분한 지식 없이 입력과 출력의 관점에서만 바라보는 셈이다. 달리 말해, 뇌를 뚫을 수 없고 암호를 해독할 수 없는 블랙박스 취급을 하는 것이다. 그래서인지 의학계는 '심장에 좋은 것은 뇌에도 좋다'라는 두루뭉술한 말에 의존해왔다. 실제로 이 말이 대중화된 이유는 심장과 뇌 모두가 혈관을 가지고 있기 때문이다(물론 뇌는 훨씬 복잡하다). 심장은 공학적인 놀라움을 지닌 아주 정교한 펌프로 비유되곤 하는데, 다만 이제는 실험실에서 충분히 제작 가능할 정도로 놀라움이 거의 밝혀진 장기라는 차이가 있다. 심장과 달리 뇌는 아직 미지의 대상으로 남아 있다. 머리를 심하게 다쳐 뇌사 상태에 빠지면 대체물이 없다. 뇌는 우리의 몸뿐만 아니라 우리의 존재를 위한 통제 센터다. 뇌에 관한 수많은 로드 맵을 만들고, 뇌를 탐구하고, 뇌에 화학 물질을 주입했음에도 여전히 무엇이 뇌를 작동시키고, 뇌의 작동을 늦추는지 정확히 알지 못한다. 이는 신경 퇴행, 복잡한 질병의 진행 과정, 자폐증이나 알츠하이머병 등의 뇌 기능 장애를 이해하고 치료하는 데 있어서 좌절감을 안겨준다.

그래도 희망은 있다. 우리는 결코 인간의 뇌에 관한 모든 불가사의를 알아낼 수는 없겠지만 자동차를 조종하듯 뇌를 통제하는 일은 충분히 가능하다. 어쩌면 우리는 의식이 어디에 존재하는지, 또는 개인적인 인식과 관점이 신경 세포에서 어떻게 발생하는지 영영 밝혀내지 못할 수도 있다. 하지만 피부나 코를 만지듯 뇌를 만질 수 없더라도 숨 쉬는 공기나 얼굴에 느껴지는 바람처럼 뇌가 있다는 사실은 인지한다.

뿐만 아니라 보거나 만지거나 느낄 수 없는 것 중 가장 핵심이라 할 수 있는 기억, 즉 떠올림의 과정을 관장하는 기관이 뇌라는 사실도 안다. 기억은 우리가 아는 것보다 훨씬 많은 일을 한다. 기억은 우리를 인간답게 해주며, 총명하고 빠르게 생각하고 회복 탄력성 있는 뇌를 구축하는 데 필요한 첫 번째 기둥이라 할 수 있다.

뇌, 그것이 알고 싶다

- 일반적인 뇌는 체중의 2~2.5%에 불과하지만 에너지와 산소 섭취량의 20%를 사용한다.
- 뇌의 약 73%는 수분(심장과 같은 상태)이며, 단 2%의 탈수만으로도 주의력, 기억력, 다른 인지 능력에 영향을 미친다. 그러나 물을 몇 잔만 마시면 이런 상태를 되돌릴 수 있다.
- 뇌의 무게는 약 1.5kg이다. 수분을 제외하면 무게의 60%가 지방으로 뇌는 신체에서 지방이 가장 많은 기관이다.
- 모든 뇌세포는 같지 않다. 뇌에는 중요한 기능을 하는 많은 종류의 신경 세포들이 있다.
- 뇌는 마지막으로 성숙하는 기관이다. 어린이와 청소년은 뇌가 완전히 형성되지 않아 위험한 행동을 하기 쉬우며 감정을 조절하는 데 어려움을 겪을 수 있다. 인간의 뇌는 약 25세가 되어야 완전히 성숙한다.
- 뇌의 정보는 경주용 자동차보다 빠른 최대 시속 400km 이상으

로 이동할 수 있다.

- 뇌는 저(低)와트 LED 조명에 전력을 공급할 수 있을 만큼 충분한 전기를 생산한다.

- 평균적인 뇌는 하루에 수만 개의 생각을 생성하는 것으로 알려져 있다.

- 1분마다 뇌를 통해 750~1,000mL의 혈액이 흐르는데, 이는 와인 1병을 채우고도 남는 양이다.

- 뇌는 눈을 깜빡이는 데 걸리는 시간보다 짧은 시간 안에 시각적인 이미지를 처리할 수 있다.

- 뇌에서 기억의 중추를 담당하는 해마는 일반적인 사람들에 비해 인지적인 요구가 높은 직업에 종사하는 사람들이 현저하게 큰 것으로 밝혀졌다. 일례로, 런던의 택시 운전사들은 25,000개의 거리를 운행하는 동시에 길을 찾기 위한 정신적인 운동도 겸하고 있는 것이다. 다만 GPS의 발달로 이 기억 센터들은 점점 축소되고 있을지도 모른다.

- 뇌는 최대 성숙 시기 직전인 24세라는 아주 젊은 나이에 느려지기 시작한다. 단, 나이에 따라 각각 다른 인지 능력이 최고조에 달한다. 따라서 나이와 상관없이 특정 행동을 수행하는 능력이 더 발달하기도 한다. 극단적인 경우이기는 하나 어휘 능력은 70대 초반에 최고조에 이르기도 한다.

뇌는 기억력, 사고력, 고도의 정신 기능의 핵심이다

고대 그리스의 극작가 아이스킬로스가 말했듯 기억은 모든 지혜의 어머니다. 또한 기억은 우리와 관련한 모든 것의 어머니이기도 하다. 할머니의 요리 냄새, 아이의 목소리, 돌아가신 아버지의 얼굴, 20년 전 여행의 짜릿함 등의 기억들이 쌓여 지속적인 삶의 경험으로 비축되고 자아와 정체성을 형성한다. 기억은 인간으로 하여금 살아 있고, 능력 있고, 가치 있다고 느끼게 해준다. 또한 기억은 특정한 사람들과 주변 환경에 편안함을 느끼고, 과거와 현재를 연결하고, 미래를 위한 틀을 만들어낼 수 있게 해준다. 심지어 나쁜 기억도 유용할 수 있다. 특정 상황을 피하고 더 나은 의사 결정을 하는 데 도움이 되기 때문이다.

기억력은 가장 일반적으로 인식되는 인지 기능으로 뇌의 상위 기능에 속한다. 인지 능력에는 기억력 외에도 주의 집중, 글쓰기, 독서, 추상적 사고, 의사 결정, 문제 해결 등이 있다. 또한 운전 중 길 찾기, 식당에서 팁 계산하기, 음식의 장단점 평가하기, 예술 작품 감상하기 등의 일상적인 업무 수행도 인지 능력에 포함된다. 기억은 지식을 저장하고 그 지식을 처리하는 곳이기 때문에 모든 배움의 초석(礎石)이라 할 수 있다. 기억은 저장된 이전의 지식 중에서 어떤 정보가 보관할 가치가 있고 그 정보가 어디에 적합한지 결정한다. 이렇게 기억 속에 저장된 정보는 새로운 상황에 대응하는 데 도움을 준다.

그런데 많은 사람들이 기억을 '암기'와 동일시하는 착각을 범한다.

우리는 기억을 지식 보관 창고에 비유하지만, 기억은 물리적인 건물처럼 정적인 것이 아니므로 이런 비유는 정확하지 않다. 기억은 새로운 정보를 취합하고 해석하면서 끊임없이 변화한다. 뇌의 관점에서 볼 때 미래의 새로운 정보와 경험은 과거의 기억을 바꿀 수 있다. 이를 진화적인 측면에서 생각해보자. 특정 사건의 모든 세부 사항을 기억할 수 있다는 사실이 반드시 생존에 유리하다고 볼 수는 없다. 기억은 각 자아에 맞게 일관된 삶의 이야기를 형성하고 유지하는 동시에 새로운 경험에 의해 끊임없이 변화하도록 돕는다. 이와 같은 기억의 역동성은 왜 기억이 과거에 대한 정확하고 객관적인 기록이 아닌지를 설명해준다. 심지어 기억력에 문제가 없는 사람들도 기록이 왜곡되거나 꽤 쉽게 바뀔 수 있다. 벅스 버니와 디즈니에 관한 엘리자베스 로프터스 심리학 교수의 연구를 예로 들어본다. 로프터스 교수는 디즈니랜드의 방문객들에게 만화 영화 캐릭터가 나오는 광고를 보여줬다. 몇몇 광고에 벅스 버니가 나왔고 이 광고를 본 사람들은 실제로 디즈니랜드에서 벅스 버니를 만났고 악수까지 했다고 확신했다. 그들은 벅스 버니가 당근을 물고 있었다거나 귀가 늘어져 있었다고 묘사하며 "어이, 안녕?" 같은 말을 건넨 것으로 기억했다. 문제는 벅스 버니가 디즈니랜드에서 결코 볼 수 없는 워너 브라더스의 캐릭터라는 사실이었다. 로프터스 교수의 연구는 기억이 얼마나 쉽게 주입되고 조작될 수 있는지를 보여줬다.

다음으로 잡지, 신문 혹은 인터넷에서 기사를 읽을 때 어떤 일이 일어나는지 알아보자. 우리는 새로운 정보를 수용하면서 기억에 이미 저장되어 있는 정보를 사용한다. 그리고 개인의 고유한 신념, 가치관, 아이디어를 이용해 새로운 정보를 해석하고, 이해하고, 각자의 세계관에 적합하게 만들고, 이들을 (기존에 저장된 정보를 바꾸고) 간직할 것인지 아니면 잊어버릴 것인지 결정한다. 실제로 기사를 읽을 때 기억력이 변하면서 새로운 정보를 추가하고 그 정보를 넣을 새로운 장소를 찾는다. 동시에 새로운 정보를 살짝 수정된 오래된 정보와 연결할 수 있는 방법을 스스로에게 제공한다. 여기서 중요한 점은 기억이란 기본적으로 학습 과정이라는 사실이다. 기억은 입력되는 정보를 끊임없이 해석하고 분석한 결과이며, 우리는 기억을 사용할 때마다 이 결과를 바꾼다. 기억력을 향상시키거나 보존하는 것에 대해 논하려면 어떤 기억인지, 그리고 그 기억이 특정 사람에게 어떤 의미인지에 대해 이해하는 일이 선행되어야 한다.

이름을 기억하거나 열쇠를 어디에 둘 것인지에 대해 걱정하는 것뿐만 아니라 전문가, 부모, 형제, 친구, 혁신가, 멘토 등 우리가 맡은 모든 역할을 잘 수행하는 데에 필요한 기억력에 대해서도 걱정해야 한다. 평생 동안 인지 능력을 온전하게 유지하고 치매를 피하기 위해 필요한 기억력이든, 매일의 목표와 책임에서 최고의 성과를 내기 위해 필요한 기억력이든 종류는 다를지언정 기본 성질은 매한가지다. 명심하자. 기억에 대한 이해가 높아질수록 더 많은 영감을 얻을 수 있고 이는 궁극적으로 기억력을 크게 향상시키는 결과로 이어질 수 있다.

그리 멀지 않은 과거에 신경 과학자들은 기억을 개별 메모리를 저장하는 파일함에 비유했다. 하지만 오늘날 우리는 기억을 구체적인 개념으로 설명할 수 없다는 사실을 잘 알고 있다. 기억은 이보다 훨씬 복잡하고 역동적이다. 뿐만 아니라 기억은 특정하게 제한된 위치에서 생성되는 것이 아니라 뇌의 거의 모든 부분이 활발하게 협력해서 최대 출력을 실행하는 것이다. 기억의 이런 특성으로 말미암아 기억을 조절하는 능력에 대한 연구들이 끊임없이 이어지고 있다. 기억은 광범위하게 분산된 네트워크에서 호출되며 세타파(theta波)라고 불리는 느린 주파수의 현악기 같은 리듬을 통해 상호 작용을 조정하기 때문에, 신경 과학자들은 비(非)침습성 전류로 뇌의 주요 부위를 자극해 신경 회로를 물리적으로 동기화하는 방법을 찾고 있다. 마치 현악기 파트를 바람에 맞춰 조율하는 오케스트라 지휘자처럼 말이다. 이런 연구를 이용한 잠재적 치료법은 아직 초기 단계에 머물러 있지만 언젠가는 70세 노인의 기억을 수십 년 전 젊은 시절로 돌려놓을 수 있는 일이 가능하게 될지도 모른다.

어제 저녁 때 무엇을 먹었는지 물어보면 저녁으로 먹은 음식의 이미지가 머릿속에 떠오를 것이다. 이 기억은 인출되기를 기다리며 뇌신경 뒤편에 가만히 대기하고 있던 게 아니다. 머릿속에 떠오른 저녁 식사 이미지는 뇌 전체에 흩어져 있는 여러 신경망에서 아주 복잡한 정보 처리 과정을 거친 결과물이다. 기억은 뇌에서 발견되는 격자무늬 세포로부터 서로 다른 기억의 단편이나 인상을 재조립해 구성되는 것이다. 요컨대 기억은 단일 시스템이 아니다. 기억은 생성, 저장, 호출에 대해 고유한 역할을 담당하는 시스템의 네트워크로 구성되어 있다. 뇌가 정상적으로 정보를 처리할 때 이 모든 시스템은 일관된 생각을 제공하기 위해 동기화되고 함께 작동한다. 따라서 하나의 기억은 복잡한 구조의 결과라 할 수 있다. 당신에게 보스코라는 이름을 가진 반려견이 있다고 가정해보자. 당신의 뇌가 보스코에 대해 상상할 때는 단순히 한 가지 영역에서 보스코에 대한 기억을 포착하는 게 아니라 이름, 생김새, 행동, 짖는 소리 등으로부터 보스코의 이미지를 찾아내며 여기에 보스코에 대한 당신의 감정까지 관여한다. 즉, 보스코를 포괄하는 기억의 조각들이 뇌의 서로 다른 영역에서 비롯되어 종합적인 이미지로 재구성된다. 뇌를 연구하는 과학자들은 이 영역들이 어떻게 일관성 있는 전체로 배열되는지 이제 겨우 이해하기 시작했다. 기억을 떠올릴 때의 과정은 작은 조각 몇 개로 거대한 퍼즐을 조립하는 것과 같다. 조각이 모여서 연결되고 이미지를 정의하면 그 이미지가 이야기를 하거나 그림을 전달하거나 지식을 공유한다. 그러면 퍼즐이 확대되고 커지며 점점 더 많은 의미를 보여준다. 그리고 마지막 조각을 배치하면 완전한 '기억'이 완성된다. 여기서 한 가지 사실을 알 수 있다. 기억이 제대로 작동하려면 올바른 퍼즐 조각이 존재해야 하고 이 조각이 서로 적절하게 연결되어야 한다는 것이다. 한마디로 기억은 뇌의 서로 다른 영역으로부터 정보를 유의미하게 통합하는 작업이라 할 수 있다. 이 과정에서 누락된 부분이 있거나 설계된 대로 결합하지 않으면 기억이 완벽하게 구성되지 않고 기억 사이에 간극 또는 빠진 부분이 발생하거나 제대로 규명되지 않은 결과가 나타나게 된다.

음악이 대표적인 예다. 뇌에서의 음악의 작동 원리는 다음과 같다. 일단 노래를 부르려면 가사를 발음할 수 있어야 한다. 이는 일반적으로 좌뇌, 특히 측두엽과 관련이 있다. 단어로 된 가사를 노래로 부르기 위해서는 단순히 발음하는 것 이상의 과정이 필요하다. 음높이와 음색 같은 비언어적 기억을 다루는 오른쪽 두정엽과 측두엽이 작동해야 하는 것이다. 데이터를 동기화하고 통합하기 위해서는 모든 정보가 뇌의 오른쪽과 왼쪽으로 이동해야 하며, 목소리에 리듬이나 박자를 더하기 위해서는 소뇌라고 알려진 뇌의 뒷부분이 작동해야 한다. 노래를 부르고 있는 사람의 뇌를 fMRI(기능성 자기 공명 영상)로 스캔하면 맑은 밤하늘의 불빛 쇼를 보는 것 같은 모습이 펼쳐진다. 한편, 치매에 걸린 사람들도 어린 시절의 노래를 문제없이 부를 수 있다. 뇌는 기억 시스템의 일부가 망가지더라도 다른 부분들을 조정하고 작동시킬 수 있기 때문이다.

자동차 운전같이 단일 행동으로 보이는 작업을 수행할 때도 정교한 정보 처리 과정이 진행된다. 차를 운전하는 방법에 대한 기억, 목적지에 도달하기 위해 길을 선택하는 방법에 대한 기억, 운전 규칙과 교통 신호를 준수해야 한다는 기억이 각각 다른 뇌세포 그룹에서 나온다. 여기에 또 다른 세포 그룹에서 다른 차와의 충돌 같은 운전 경험에 대한 생각과 느낌이 나온다. 우리가 이러한 분리된 정신적 작용과 인지적 신경 계통에 대해 의도적으로 인식하지 않는 사이에도, 이들은 특정 방식으로 전체적인 경험을 종합하기 위해 아름다운 조화를 이루며 함께 작동하고 있다. 사실 우리는 기억하는 방법과 생각하는 방법의 실제적인 차이조차도 알지 못한다. 다만 이들이 강력하게 얽혀 있기 때문에 단순히 기억을 훔치거나 속임수를 쓴다고 해서 진정한 기억력 향상이 이루어지지는 않는다는 점 정도는 이해하고 있다. 물론 기억을 훔치거나 속임수를 쓰면 기억의 특정 요소를 강화하는 데 도움이 될 수는 있지만 말이다. 요컨대 인지 수준에서 기억력을 향상시키고 보존하기 위해서는 뇌의 모든 기능을 작동시켜야 한다.

과학자들은 뇌가 어떻게 생각을 하고, 기억을 정리하고, 정보를 호출하는지에 대한 정확한 원리를 밝혀내지는 못했지만 이 놀라운 능력에 대한 실용적 지식은 충분히 제공해왔다.

기억 생성은 부호화, 저장, 인출이라는 3단계로 이루어진다.

부호화 | 기억 구축

기억 생성은 부호화로 시작한다. 부호화는 감각을 사용해 경험을 인식하는 것이다. 누군가를 만나 사랑에 빠졌던 기억을 떠올려보자. 첫 만남에서 당신의 눈, 귀, 코는 상대방의 신체적 특징, 목소리, 체취를 포착했을 것이다. 어쩌면 상대방과 신체적인 접촉도 했을 것이다. 분리된 감각들은 대뇌 측두엽의 해마로 이동한다. 해마는 다양한 인식이나 인상을 하나의 단일 경험(이 경우에는 개인적 경험)으로 통합시킨다.

기억은 뇌의 전체 영역에서 기능하지만 뇌에서 기억의 중추는 해마다. (연구에 따르면, 해마가 줄어들수록 기억력도 줄어든다. 또한 허리 대 엉덩이 둘레 비율이 높을수록, 즉 과체중일수록 해마가 작아진다.) 해마는 뇌의 전두엽 피질의 도움으로 다양한 감각 입력을 분석하고 이 입력들이 기억할 만한 가치가 있는지 평가한다. 이쯤에서 생화학적 단계에서 기억과 학습이 어떻게 일어나고 있는지 이해하는 일이 필요하다. 이는 내가 앞으로 제안할 전략들이 왜 효과적인지 이해하는 데 도움이 될 것이다. 인식을 분석하고 걸러내는 과정은 뇌의 전기적, 화학적 언어 신호를 통해 진행된다. 신경 세포는 시냅스라고 불리는 끝점에서 다른 세포와 연결되어 있다. 여기서 메시지를 전달하는 전기 신호는 세포 사이의 초소형 공간이나 '간격'을 뛰어넘어 신경 전달 물질의 방출을 촉발시킨다. 일반적인 신경 전달 물질로는 도파민, 노르에피네프린, 에피네프린 등이 있다. 신경 전달 물질은 세포 사이의 간격을 움직일 때 이웃한 세포에 자신을 부착시킨다. 전형적인 뇌는 수조 개의 시냅스를 가지고 있다. 전기 자극을 받는 뇌세포의 부위를 수지상(樹枝狀) 조직이라고 하는데, 말 그대로 근처 뇌세포로 '나뭇가지처럼' 뻗어나가는 신경 세포의 짧은 확장을 의미한다.

뇌세포들의 융합은 매우 역동적이라서 케이블 선처럼 고정되지 않으며, 끊임없이 변화하고 성장(혹은 수축)한다. 뇌세포들은 네트워크에서 협업하면서 다른 종류의 정보 처리를 담당하기 위해 스스로를 전문화된 그룹으로 조직화한다. 한 뇌세포가 다른 뇌세포에게 신호를 보낼 때 두 뇌세포 사이의 시냅스가 강화되는데, 세포들 사이에 특정 신호가 자주 전송될수록 연결이 강해진다. 이것이 바로 '연습이 완벽을 만드는' 이유다. 새로운 것을 경험할 때마다 뇌는 이 경험을 수용하기 위해 배선을 살짝 바꾸게 된다. 새로운 경험과 학습은 새로운 수지상 조직을 형성하고, 반복적인 행동과 학습은 기존 수지상 조직을 더욱 강화시킨다. 새로운 수지상 조직을 만들어내는 뇌의 특성을 가소성_{plasticity}이라고 부른다. 가소성은 손상된 뇌가 스스로를 재배선하는 데 도움을 준다. 또한 가소성은 회복 탄력성의 핵심 요소이며, 더 나은 뇌를 만드는 데 필수적이다(Chapter 3 참조). 낯선 곳을 여행하거나 새로운 것을 배울 때 시냅스와 수지상 조직에서 변화가 일어나고 더 많은 연결이 생성되면서 일부는 결합이 약해지기도 한다. 이렇게 뇌는 경험이나 교육, 당면한 과제나 도전, 우리가 만든 기억에 대응해 끊임없이 스스로를 조직하고 재구성한다.

신경 변화는 뇌를 사용함에 따라 강화된다. 새로운 정보를 배우고 새로운 기술을 연습할수록 뇌는 보다 복잡한 지식과 기억 회로를 구축한다('함께 묶이는 것은 함께 불붙는다'는 말처럼 말이다). 예를 들어, 피아노로 베토벤의 월광 소나타를 반복해서 연주하면 특정 뇌세포를 특정 순서에 따라 반복적으로 점화시키고 나중에는 보다 쉽게 이 점화를 재현할 수 있다. 그 결과 월광 소나타라는 작품을 연주할 수 있게 되고, 나아가 음표나 악보를 생각하지 않아도 연주가 가능해지는 지점을 맞이하게 된다. 반복적으로 충분히 오래 연습하면 결국 '기억을 통해' 흠잡을 데 없는 연주를 할 수 있는 것이다. 하지만 몇 주 동안 연습을 중단하고 그 곡을 다시 연주하려고 하면 이전처럼 완벽하게 연주할 수 없을 수도 있다. 뇌는 한때 잘 알고 있던 것이라도 연습이 중단되면 이미 '잊어버리는' 작업에 돌입하기 때문이다. 즉, 기능이 잘 정의되었던 수지상 조직이더라도 상당히 빨리 시들기 시작하는 것이다. 다행히 몇 년이 지나도 악보를 보고 다시 연습하면 신경 연결을 재구축하는 일이 크게 어렵지는 않다.

모든 기억 생성에는 한 가지 주의 사항이 있다. 기억을 올바르게 부호화하려면 주의를 기울여야 한다. 간단히 말해, 경험한 것에 대해 잘 인식하고 있어야 한다. 우리가 마주치는 모든 것에 주의를 기울일 수 없는 탓에 수많은 잠재적 자극이 자동으로 걸러진다. 실제로 선택된 자극만이 우리의 의도적인 인식에 도달한다. 만약 뇌가 마주치는 모든 상황을 기억한다면 기억 시스템은 기본 기능을 수행하기 어려울 정도로 과부하가 걸릴 것이다. 과학자들은 뇌가 정보의 중요성을 처리한 후에 자극을 걸러내는지 아니면 감각 입력 단계에서 걸러내는지 아직 밝혀내지 못했다. 하지만 입력되는 데이터에 얼마나 주의를 기울이는지가 해당 정보를 기억하는 데 중요한 요인은 될 수 있다.

망각은 아주 커다란 가치를 지니고 있다. 뇌로 들어오는 모든 것을 기억한다면 뇌가 제대로 작동하지 못하는 것은 물론 창의적으로 생각하고 상상하는 능력마저 떨어질 것이다. 일상생활의 어려움은 굳이 말하지 않겠다. 물론 긴 목록을 기억하거나 애절한 사랑 시를 암송할 수는 있겠지만, 추상적인 개념을 이해하거나 얼굴을 인식하는 일 등에는 반드시 어려움을 겪을 것이다. 뇌가 잊어버릴 수 있도록 돕는 신경 세포 집단이 있다. 이 신경 세포들은 수면 시 뇌가 스스로를 재편성해 다음 날 들어올 정보를 준비할 때 가장 활발하게 활동한다. 2019년 과학자들은 이러한 '망각' 신경 세포들을 발견해냈고, 이 발견을 통해 수면의 중요성과 망각의 장점을 더욱 이해할 수 있게 되었다. 기억하려면 어느 정도는 잊어버려야 한다. 이 얼마나 아름다운 역설인가.

저장 | 단기 기억 vs. 장기 기억

기억은 단기 기억과 장기 기억이라는 2가지 다른 단계로 작용한다. 그러나 경험이 단기 기억의 일부가 되기 전에 우리의 주의를 끌어 순간에 집중하도록 만듦으로써 감각적인 단계가 매우 짧은 시간 동안 지속되기도 한다. 이 초기 단계에서 우리의 인식은 보고 듣고 느낀 입력 정보를 뇌에 기록하고 등록함으로써 순간적인 자극이 종료된 후에도 감각적인 기억에 대한 인식이 남아 있게 해준다. 그런 다음 이 인식은 단기 기억으로 이동한다.

보통 주어진 시간 내 단기 기억에 저장할 수 있는 정보의 개수는 7개 정도다. 7개 쇼핑 목록, 7자리 전화번호처럼 말이다. 단, 다양한 기억술이나 요령을 통해 이 용량을 약간 늘릴 수는 있다. 예를 들어, 6224751288 같은 10자리 숫자는 너무 길어서 한번에 모두 기억할 수 없지만 숫자를 전화번호처럼 하이픈(622-475-1288)으로 연결해 구분하면 단기 기억에 더 쉽게 저장하고 떠올릴 수 있다(신분증 번호는 하이픈으로 표시되어 기억하기 쉽다). 또한 번호를 반복해서 읽는 것도 정보를 단기 기억에 넣어두는 데 도움이 된다. 정보를 간직하고 호출할 수 있도록 학습하려면 단기 기억에서 장기 기억으로 전송해야 한다. 단기 기억은 해마의 기능과 밀접하게 연결되어 있는 반면, 장기 기억은 뇌의 바깥층인 대뇌 피질의 기능과 밀접하게 연결되어 있다.

장기 기억에는 우리가 실제로 알고 떠올릴 수 있는 모든 정보가 포함된다. 장기 기억은 여러 면에서 삶의 일부나 마찬가지다. 그래서 지난주, 작년, 또는 어린 시절의 일화들을 기억할 수 있는 것이다. 정보가 장기 기억으로 저장되면 오랫동안 그 정보에 접근이 가능하다. 제한적이고 빠르게 소멸하는 감각 및 단기 기억과 달리 장기 기억은 무한히 많은 양의 정보를 저장할 수 있다. 그런데 정보를 단기 기억에서 장기 기억으로 옮기는 과정을 방해하는 물질들이 있다. 이 과정에서 문제를 유발하는 대표적인 물질이 바로 알코올이다. 술에 취한 사람은 장기 기억으로의 부호화가 잘 진행되지 않거나 아예 불가능한 경우도 있다. 단기 기억에 저장되었을 당시에는 너무나 생생했던 상황을 며칠 후에 재생시키는 데 어려움이 생기는 이유도 이 때문이다. 이 경우에는 애초부터 장기 기억이 존재하지 않았으므로 장기 기억 저장소에서 기억을 인출할 수 없다. 또한 수면이 부족해도 단기 기억 저장소에서 장기 기억 저장소로의 기억 이동을 방해할 수 있다. 잠을 자는 동안 우리 몸은 단기 기억을 통합해 장기 기억으로 운반한다. 이때 저장된 기억의 대부분은 인생을 살아가는 내내 간직된다.

인출

기억은 들어온 정보를 입력하고 저장하고 필요한 내용을 인출하지 않으면 작동하지 않는다. 기억을 불러오려면 먼저 무의식의 수준에서 정보를 가져오고 이 정보를 의도적으로 마음속에 집어넣어야 한다. 사람들은 자신이 '좋은' 기억력 혹은 '나쁜' 기억력을 가지고 있다고 생각하지만, 사실 우리는 특정 형태의 사물은 잘 기억하는데 다른 사람을 기억하는 일에는 서툰 것이다. 신체적인 질병이나 치매가 있는 게 아닌데도 다른 사람의 이름을 잘 기억하지 못하는 것은 전반적인 기억 시스템과 큰 관련이 없다. 처음 그 사람을 소개받고 이름을 들었을 때의 관심이 부족했거나 비효율적인 인출 시스템이 원인이 되었을 수도 있다. 이름이 잘 생각나지 않는 경우 사람들은 종종 그 이름이 '혀끝에 맴도는' 듯한 느낌을 받는다. 이렇게 부호화나 인출 단계에서 발생하는 약점은 기억술을 훈련시킴으로써 어느 정도 해결할 수 있다. 기억력 대회 챔피언들에 따르면, 특정한 기억 요소에 초점을 맞추는 기술을 연마하기 전까지는 그들 역시 기억력이 그다지 좋다는 생각을 하지 않았다고 한다.

한편, 어떤 사람들은 나이가 들면서 기억력 문제가 증가하기도 한다. 기억 속도와 정확성은 20대부터 자연스럽게 저하되기 시작하는데, 특히 작업 기억에서 이와 같은 경향이 두드러진다. 작업 기억이란 하루 동안 좋은 결정을 내릴 수 있도록 정보를 일시적으로 마음속에 간직하는 것이다. 하지만 이 책에서 반복적으로 강조했듯 기억력 문제는 나이가 들면 어쩔 수 없이 당면해야 하는 문제가 아니다. 정보를 기억하고 간직하고 인출할 수 있는 능력을 유지하고 강화하고 예리하게 만들기 위해 할 수 있는 일들은 많다. 지금부터는 알아두면 좋은 전문 용어들에 대해 살펴보려 한다. 인지 기능 저하는 구체적으로 무슨 의미일까? 무엇이 정상이고, 무엇이 비정상인 걸까? 인지 기능 저하를 되돌릴 수 있는 방법은 무엇일까?

Chapter 2

인지 능력 저하에 접근하는
새로운 시각

샴푸에 치약을 섞는 게 좋겠군. 당신 뇌가 충치처럼 썩
어가고 있어.

_ 아치 벙커, '올 인 더 패밀리', 1971

사라라는 친구의 어머니가 62세의 나이로 은퇴한 후 수십 년에 걸친
인지 능력 저하를 겪었다는 이야기를 들었을 때 자연스럽게 나의 할
아버지가 떠올랐다. 나는 사랑하는 사람이 정신적, 감정적으로 시들
어가는 상황을 지켜보는 것이 얼마나 고통스러운 일인지 잘 안다. 이
런 내리막길은 많은 사람들에게 오래 끌어온 병처럼 느리게 지속되지

만, 어떤 사람들에게는 충격적인 사고처럼 맹렬하고 빠르게 나타난다.

가까운 사람이 인지 능력에 어려움을 겪는 듯하면 이를 지켜보는 가족 구성원의 마음속에 다음과 같은 의문이 들 것이다. '언제부터 병이 시작되었을까? 원인은 무엇일까? 내가 어떻게 도와줄 수 있을까?' 사라가 어머니의 뇌에 이상이 있다는 것을 알아차렸을 때 스스로에게 던진 질문이 바로 이것이었다. 사라는 어머니의 단기 기억이 '심각한 오작동'을 일으키고 있는 듯하다는 표현 말고는 달리 어머니의 상태를 설명할 길이 없었다. 대부분의 의학적인 질병은 고통, 장애, 종양, 부종 같은 단어로 자세히 묘사할 수 있지만 치매는 사라의 표현처럼 기계적인 설명에 의지하는 경우가 많다. 사라의 어머니에게 나타난 초기 증상 중 하나는 손자의 이름을 콜린 대신 코너라고 잘못 부르는 것이었다. 시간이 지나면서 그녀는 사교 활동을 중단했고, 요리를 하거나 집 안을 정리하거나 개인 위생에 관심을 기울이는 등의 평범한 일상 활동도 그만뒀다. 그녀는 일전에 경미하게 우울증을 앓았지만 제대로 된 치료를 받은 적이 없었는데 은퇴 후 불안과 우울증이 최고조에 달했고, 스스로를 통제하는 장치가 점점 허술해졌다. 사람들에게 상처를 주거나 무례하게 굴고, 부적절한 말을 하고, 갑자기 욕설을 퍼붓기도 했다. 사라의 어머니는 은퇴 후 줄곧 집에 틀어박힌 생활을 하며 친구들과도 거리를 두게 되었다. 오랫동안 해왔던 독서하기, 오래 걷기, 해변 거닐기 등의 취미 활동보다 텔레비전 앞에 멍하니 앉아 있는 시간이 늘어갔다. 여전히 직장을 다니는 사라의 아버지는 집 안팎의 일을 모두 떠맡아야 했다. 전문가들은 사라 어머니의 사례가 인지 능력 저하를 겪는 사람과 그 가족들의 전형적인 패턴을 보인다고 했다. 치매의 진행 과정은 서로 유사한 경우가 많으며, 보통 작은 실수에서 시작되어 자발적인 고립으로 이어진다.

운전을 하다가 길을 잃고 쇼핑 후 차를 찾지 못해 (혹은 걸어온 줄 알고) 주차장에 차를 내버려두고 오는 일이 일상화되자 사라의 어머니는 차 키를 압수당했다. 그녀의 기분 상태도 변했다. 사라의 어머니는 늘 우울한 상태였다. 사라는 제대로 치료되지 않은 우울증과 평생의 병치레가 어머니의 정신적 쇠퇴에 악영향을 미친 것은 아닌지 궁금해졌다. 아니면 혹시 매일 와인을 마시는 습관이 원인일까? 그것도 아니라면 운동 부족 때문일까? 젊은 시절에 시작되어 치료를 해도 사라지지 않았던 섭식 장애로 인한 영양 결핍이 원인이 된 걸까? 사교 활동, 취미, 도전적인 일에 참여하지 않은 것은 질병을 가속화시키는 데 얼마만큼의 기여를 했을까? 수백만의 치매 환자 가족들은 스스로에게 이런 질문들을 끊임없이 던져보지만 만족스러운 답변은 찾기 힘들다.

대부분의 사람들은 사라처럼 애초에 인지 능력 저하를 유발하는 게 무엇인지, 그리고 시간이 지나면서 인지 능력 저하를 가속화하는 게 무엇인지 알지 못한다. 인지 능력이 저하하는 데는 하나의 주요 원인보다는 다양한 요인이 동시다발적으로 작용했을 가능성이 크다. 이에 대해서는 수많은 이론이 존재하나 아직 명확한 해답은 없다. 다만 어떤 증상이 나타나기 수년 혹은 수십 년 전부터 인지 능력 저하가 시작된다는 사실이 밝혀졌다. 이 점을 반드시 유념해야 하는데, 자신도 모르는 사이에 30살 무렵부터 알츠하이머병이 진행될 가능성이 있기 때문이다. 50세 이전에는 치매에 대해 생각하거나 걱정하지 않는 경우가 많지만, 젊은 사람들도 위험 신호에 귀를 기울이고 인지 능력 저하를 예방하는 데 도움이 되는 생활 습관을 들이기 시작해야 한다.

독일의 정신과 전문의이자 신경 병리학자인 알츠하이머가 알츠하이머병에 대해 처음 언급한 지 100년이 넘었고 그동안 의학에 많은 발전이 있었으나 알츠하이머병의 정확한 원인이나 이유는 여전히 밝혀내지 못하고 있다. 이는 인간이 극도로 복잡한 유기체라는 사실을 상기시켜준다. 또한 A라는 사람에게 심각한 인지 저하를 일으키는 문제가 B, C, D에게는 별다른 문제를 야기하지 않는다는 것을 의미한다. 사라의 어머니와 나의 할아버지는 모두 알츠하이머병 진단을 받았지만 원인은 매우 다를 것이다. 이런 상황은 암과 유사하다. 어떤 사람에게 유방암이나 대장암을 유발하는 문제가 다른 사람에게도 그런 것은 아니다. 한 가지 암에도 무수히 많은 발병 경로가 있으며 치매도 마찬가지다. 그럼에도 불구하고 데이터를 더 깊이 살펴보면 치매 위험을 줄일 수 있는 몇 가지 뛰어난 통찰과 전략은 분명히 존재한다.

이 전략을 잘 이해하려면 알츠하이머병을 앓고 있는 환자의 뇌에서 벌어지는 일에 대한 현재의 의학 이론을 한번 검토해볼 가치가 있다. 특히 최근 수십 년간 이러한 논의를 주도적으로 이끌어온 것은 아밀로이드 가설이다. 아밀로이드, 더 정확히 말해 베타아밀로이드는 뇌에 축적되는 끈적끈적한 단백질 찌꺼기로 뇌세포의 정보 전달에 필수적인 시냅스를 파괴하는 물질이다. 문제는 이 가설을 근거로 해 단백질 찌꺼기를 소멸시키는 치료 약을 만들고자 했던 연구들이 임상 시험에서 대부분 실패했다는 점이다. 2017년 미국의 제약 회사 머크가 한때 유망했던 알츠하이머병 치료 약에 대한 연구를 중단했을 때 메이오 클리닉의 신경과 전문의 데이비드 노프먼 박사는 〈블룸버그〉와의 인터뷰에서 다음과 같이 말했다. "치매에 걸리고 나서 아밀로이드를 제거하는 것은 소 잃고 외양간 고치는 일이나 다름없습니다."

알츠하이머병의 진행 과정은 어느 하나가 원인이 되는 게 아니라 훨씬 더 복잡하다는 사실은 이미 밝혀졌다. 더불어 연구자들은 인지 기능 저하가 단순히 일반적인 노화의 가속인지 아니면 특정 뇌 경로의 퇴행성 질환인지도 조사해왔다. 최근 연구는 가능한 유발 요인들에 초점을 맞추고 있다. 감염, 부상, 영양 결핍, 장기간의 대사 장애, 해로운 화학 물질에의 노출 등 여러 요인이 뇌를 손상시키는 면역 및 염증 반응을 자극할 수 있다. 염증은 앞으로 계속해서 접하게 될 핵심 단어가 될 것이다. 염증은 대부분의 질병은 말할 것도 없고 뇌 쇠퇴에 관한 모든 의학 이론에서 공통적인 단서가 된다. 염증을 둘러싼 개념을 이해하게 되면 이 책에서 소개하는 치매 위험을 낮추기 위한 전략들이 합리적으로 느껴질 것이다.

본격적인 전략에 대해 알아보기에 앞서 일반적인 노화 혹은 가속화되는 노화를 넘어서는 수준으로 인지 기능 저하를 유발하는 대표적인 원인들을 살펴보자. 원인 목록을 읽다 보면 얼마나 많은 유전적 요인, 생활 방식, 환경적 요소들이 알츠하이머병에 관련되어 있는지 깨닫게 될 것이다.

뇌를 파괴하는
잠재적 요인 8가지

여기서 설명하는 많은 요인들은 문제의 일부일 수 있으며, 개인적인 상황에 따라 한 요인이 다른 요인보다 영향력이 더 클 수도 있다.

1. 아밀로이드 가설

알로이스 알츠하이머 박사가 심각한 기억 상실, 기이한 행동, 설명할 수 없는 심리 변화를 나타내는 51세 여성 환자의 '특이한 질병'을 처음 보고한 이래로, 그의 이름은 악령 같은 이 병의 최초 기록자로서 역사에 남게 되었다. 알츠하이머 박사는 환자의 뇌를 부검하는 동안 신경 세포와 그 주변에서 심각한 수축과 비정상적인 퇴적물을 발견하고 1907년 보고서에서 이를 '노인반senile plaque'이라고 불렀는데, 나중에 이 노인반에 베타아밀로이드가 포함된 것으로 확인되었다. 100여 년이 지난 오늘날 이와 같은 아밀로이드판은 신경원섬유 매듭과 함께 알츠하이머병의 상징이 되었다. 아밀로이드판은 타우 단백질로 구성된 신경원섬유 매듭과 신경 세포 사이에 축적된 뒤틀린 불용성 섬유질이다. (1984년에 베타아밀로이드가 발견되었고 2년 후 타우 단백질이 발견되었다. 타우 단백질은 뇌세포의 안정성과 생존에 필수적인 미세 성분이다. 타우 단백질에 대해서는 이후에 자세히 설명하겠다.)

뇌에는 베타아밀로이드와 타우 단백질이 필요하다. 건강한 형태의 단백질은 뇌가 건강하게 기능할 수 있게 해주며, 뇌세포에 영양분을 공급하고, 중요한 화학 물질이 뇌세포 사이에서 자유롭게 움직일 수 있게 해준다. 하지만 베타아밀로이드와 타우 단백질이 손상되어 끈적끈적한 덩어리로 잘못 접히는 경우 문제가 발생한다. 아밀로이드 섬유가 지퍼처럼 맞물리는 단백질을 함유한 물샐틈없는 밧줄 같은 구조로 변형되면 악당이 되어버린다. 이 꽉 끼는 분자 지퍼가 밀폐되고 열기 어렵게 되면 끈적거리고 위험한 아밀로이드판이 형성된다. 아밀로이드 가설에 따르면, 알츠하이머병을 일으키는 주범은 뇌세포 주변에 축적된 아밀로이드판이다. 하지만 어떻게, 왜 이런 현상이 생기는지에 대해서는 아직 밝혀내지 못했고, 뇌에서 베타아밀로이드를 감소시키는 치료 약 또한 개발하지 못했다. 아밀로이드 가설을 근거로 한 일련의 임상 실패로 말미암아 베타아밀로이드가 모든 것을 설명해준다는 데에 많은 의문을 제기하게 되었다. 게다가 뇌에 아밀로이드판이 잔뜩 있어도 인지 능력 저하를 보이지 않는 환자들도 있었다. 이들이 사망한 후 뇌를 부검한 결과 뇌에 아밀로이드판이 가득 찬 상태였지만 생전에 이들의 인지 능력은 온전했었다. 이는 앞으로 자세히 다룰 주제인 인지 예비력cognitive reserve이라는 작용 때문일 수도 있으며, 동시에 아밀로이드판이 알츠하이머병의 원인이 아니라 결과일 수도 있다는 사실을 나타낸다.

치매 환자의 뇌 부검 결과 아밀로이드판과 신경원섬유 매듭만이 나타날 경우 알츠하이머병 세계에서는 이를 '유니콘'적인 사례로 취급한다. 알츠하이머병에 걸린 뇌가 한 가지 형태의 손상만을 보이는 경우는 매우 드물기 때문이다. 요컨대 노화된 뇌의 수많은 변화가 알츠하이머병의 진단으로 이어질 수 있다. 이와 같은 알츠하이머병의 복잡성으로 인해 과학자들은 전체적인 접근 방식을 재검토하고 다른 치료법을 찾아야 했다. 다만 보편적인 해결책은 없으며, 다양한 치료법을 필요로 하는 다양한 치매가 환자들에게 혼합되어 있을 것으로 예측할 뿐이다.

유전도 한 요인이 될 수 있다. 아밀로이드 단백질을 부호화하는 유전자의 돌연변이, 즉 아밀로이드 전구 단백질 유전자와 프레세닐린 1, 프레세닐린 2 유전자 같은 특정한 유전자의 변형은 베타아밀로이드 생성을 증가시킬 수 있고, 이러한 돌연변이를 가진 가족 구성원에게 영향을 미치는 조발성 알츠하이머병도 설명해줄 수 있다. 예를 들어, 남미의 한 특정 집단에서 다수의 가족들이 47세경에 인지 장애를 보였고 51세경에 치매로 발전했으며 60세경에 사망했다. 과학자들은 알츠하이머병 가족력이 강한 전 세계의 돌연변이 혈연 집단에 대해 연구해왔다. 이들 집단 내에는 조발성 알츠하이머병에 걸리기 쉬운 유전적 내력이 있었는데, 또 다른 희귀 돌연변이 덕분에 알츠하이머병 발병의 운명으로부터 벗어나는 사람들도 있었다. 이 행운아들의 뇌는 알츠하이머병의 신경학적 특징을 가지고 있으면서도 인지 능력 저하의 신호를 외부에 드러내지 않았다.

알츠하이머병을 둘러싼 불확실성에도 불구하고 아직 희망은 있다. 강한 유전적 뿌리를 가진 질병의 자연적 내력을 이해하면 신약이나 유전자 치료법을 개발할 수 있다. 이는 알츠하이머병을 유발하는 돌연변이는 없지만 치매에 걸린 사람들에게도 분명히 좋은 소식이 될 것이다. 아밀로이드 관련 유전자와 그 부산물은 뇌의 신경 세포를 넘어서는 수많은 기능들로 인해 매우 복잡하다. 그래서 연구하는 일이 까다롭지만 이 기능들이 어떻게 작동하고 질병으로 이어지는지를 알아야 하루속히 해결책에 도달할 수 있다. 혹시 알츠하이머병에 관련된 ApoE 유전자에 대해 들어본 적이 있는가? 이 유전자는 (65세 이후에) 나이가 들어 발현하는 알츠하이머병의 위험 증가(또는 감소)와 관련 가능성이 있는 수많은 유전자 중 하나다. ApoE 유전자에 대한 내용은 나중에 자세히 살펴보자.

앞서 언급했듯 조발성 알츠하이머병은 유전적 영향에 의해 나타날 가능성이 높다. 반면에 비교적 늦은 나이에 유전자의 영향이 미칠 수도 있다. 나이가 들수록 신체가 취약해지는 이유는 DNA 돌연변이를 수리하는 시스템의 효율성이 떨어지기 때문이다. 가령, 분자 아밀로이드 '지퍼'는 아미노산 사슬에서 하나의 뒤틀림으로 시작될 수 있다. 그러다 나이가 들수록 몸의 회복 효소가 제대로 작동하지 못하게 되면서 이 뒤틀림이 누적된다. 이는 암에서 나타나는 현상과 유사하다. 나이가 들수록 암에 더 취약한 이유는 DNA 복구 기능이 약해져 유전자 돌연변이가 축적되고 암세포 성장이 촉발되기 때문이다. 과학자들은 알츠하이머병을 유발하는 연쇄 작용을 밝혀내기 위해 이 지퍼를 연구하고 있다. UCLA의 데이비드 아이젠버그 교수가 이끄는 국제 연구 팀은 이와 같은 노력이 새로운 치료법으로 이어지기를 기대하고 있다.

2. 타우 단백질과 신경원섬유 매듭

신경원섬유 매듭은 타우 단백질 문제와 밀접한 관련이 있다. 타우 단백질은 종종 뇌세포 속에 존재하는 철로라 불린다. 타우 단백질은 뇌의 신경 세포를 안정시키고 뇌의 다양한 부분들의 의사소통을 돕는다. 하지만 타우 단백질이 화학적인 변화를 겪으면 이전까지의 역할을 더 이상 하지 않으면서 신경 세포를 손상시키고 엉키게 만드는 결과를 낳음으로써 유익한 존재에서 골칫거리로 전락한다. 화학적으로 변형된 타우 단백질 분자의 매듭과 확산은 아밀로이드판과는 다른 형태를 나타내기 때문에 일부 연구자들은 아밀로이드와 타우 단백질 문제를 포괄하는 이론을 계속해서 찾는 중이다. 최근에는 아밀로이드가 방아쇠가 되고 타우 단백질이 총알이 되는 '방아쇠와 총알' 이론에 관한 논문이 발표되기도 했다.

타우 단백질은 머리에 반복적으로 가해진 충격, 행동 관련 문제, 우울증, 기억 상실, 치매 관련 퇴행성 뇌 질환 등의 만성 외상성 뇌 병증 CTE; Chronic Traumatic Encephalopathy에도 관여한다. 만성 외상성 뇌 병증은 권투, 레슬링, 축구, 럭비 같은 신체 접촉이 많은 스포츠를 하는 프로 선수들에게 자주 나타난다. 2019년 월드컵 챔피언이자 스타 축구 선수인 브랜디 채스테인과 미셸 에이커스는 전(前) 여자 축구 선수들을 대상으로 한 연구에 참여했다. 이들은 자신이 겪고 있는 '건망증'이 앞으로 닥칠 문제의 전조 증상인지 궁금해했다. 두 선수 모두 경기 중 수차례 헤딩숏을 했고, 다른 선수와 박치기를 하거나 경기장 바닥에 부딪히는 일도 허다했다. 보스턴 의과 대학의 신경학 교수 로버트 스턴이 주도한 이 연구에서는 헤딩이나 물리적 충돌이 인지 능력 저하에 어떤 영향을 미치는지 조사했다. 한편, 2013년 11월 타우 단백질 연구는 획기적인 순간을 맞이했다. 당시 UCLA 산하 의료 팀은 댈러스 카우보이스 명예의 전당 자리에 오르기도 했던 59세의 토니 도셋에게 만성 외상성 뇌 병증 진단을 내렸다. 토니 도셋의 뇌 스캔 결과 비정상적인 고농축 타우 단백질이 나타났다. 토니 도셋은 살아 있는 사람으로 만성 외상성 뇌 병증 판정을 받은 첫 사례자였다.

프리온은 아밀로이드판과 신경원섬유 매듭에 관한 연구의 주제로 부상하고 있다. 뇌에서 발견되는 프리온은 다른 단백질을 (베타아밀로이드나 타우 단백질처럼) 비정상적으로 접히게 만드는 또 다른 종류의 단백질이다. 프리온에서 기인하는 일부 질병은 감염과 관련이 있는데 대부분 치명적이다. 인간에게 가장 흔한 프리온 질병의 형태는 감염된 육류 제품에서 발생하는 크로이츠펠트 야코프병(일명 광우병)이다. 몇몇 연구자들은 프리온과 유사한 형태의 아밀로이드와 타우 단백질이 뇌를 통해 퍼지면서 정상 단백질이 잘못 접히고 얽히게 함으로써 알츠하이머병을 유발하는지 조사하고 있다.

3. 혈류

아밀로이드판과 신경원섬유 매듭은 중증 혈관 질환이 있는 사람들에게서 더 빈번하고 심하게 발생하는 것으로 알려져 있다. 중증 혈관 질환은 혈관(동맥과 정맥)에 영향을 미치는 질병으로, 뇌의 혈류 이상이 알츠하이머병의 발현에 중요한 영향을 끼칠 수 있음을 암시한다. 뇌로 가는 혈류량이 감소하는 질환인 관류 저하는 아밀로이드판과 신경원섬유 매듭을 촉진하는 전조 증상으로 여겨져왔다. 뇌로 흐르는 혈액의 변화가 신경 세포와 신경 아교 세포glia cell 사이에 문제를 일으키면 이들 세포의 퇴화가 촉진되고 이것이 인지 장애로 이어질 가능성이 높다. 뇌는 엄청나게 많은 혈관으로 구성된 기관이며, 영양소와 산소를 지속적으로 공급받기 위해 순환계로부터 많은 것을 요구한다. 흡연, 높은 콜레스테롤 등과 같이 뇌의 혈류 시스템에 영향을 미치는 요인들은 뇌 기능이나 인지 능력에도 심각한 영향을 미친다.

알츠하이머병 혈류 가설은 고혈압 이력이 있거나 뇌졸중을 앓은 사람들이 알츠하이머병에 더 걸리기 쉬운 이유를 설명해준다. 고혈압은 뇌로 이어지는 동맥에 미세한 손상을 유발할 수 있고, 이로 인해 혈류나 산소가 줄어들 수 있다. 뇌세포는 포도당과 산소라는 에너지를 필요로 한다. 활동 중인 뇌에 혈액 부족으로 인해 에너지가 떨어지면 문제가 생긴다. 또한 최근의 한 연구는 뇌의 모세 혈관에 있는 반투과성 장벽인 혈뇌 장벽이 붕괴될 때 뇌로 가는 혈류가 감소한다는 사실을 보여줬다. 뇌는 아주 섬세하므로 두개골과 뇌척수액의 보호를 받아야 한다. 뿐만 아니라 혈뇌 장벽은 몸에서 공급되는 혈액으로부터 뇌를 효과적으로 분리해야 한다. 혈뇌 장벽이 제대로 작동하면 산소, 포도당, 기타 필요한 물질들만 장벽 너머로 통과되고, 더 크거나 독성을 가진 분자들이 뇌로 들어가는 것을 막아준다. 그러나 혈뇌 장벽에 틈이 생기면 해로운 분자가 뇌로 들어가 축적될 수 있다. 그 결과 뇌가 점차 부풀어오르면서 두개골 내부의 압력이 증가하고 뇌로 가는 혈류가 억제된다. 산소 공급이 덜 된 혈액이 뇌에 도달하면 신경 세포와 신경 아교 세포에도 문제가 발생하고, 심지어 뇌 팽창, 병변, 아밀로이드판과 타우 단백질 매듭이 촉진된다. 최근 연구에 따르면, 특히 해마가 이러한 '혈뇌 장벽 누수' 상태에 취약하며, 보호막이 깨지면 혈관의 독성 물질이 신경 세포를 관통해 기억력 상실과 인지 장애를 악화시킬 수 있다.

4. 대사 장애

치매를 일으키는 또 다른 위험 요인으로 광범위한 대사 장애를 들 수 있다. 미국 전체 성인의 35%, 60세 이상 노인의 50%가 이른바 대사 증후군을 앓고 있는 것으로 추정된다. 대사 증후군은 비만, 고혈압, 인슐린 저항성, 제2형 당뇨병, 또는 좋지 않은 지방(나쁜 콜레스테롤 과다, 좋은 콜레스테롤 부족) 등 누구나 피하고 싶어 할 건강 상태의 종합 병원이라 할 수 있다. 2005년 이후 연구자들은 당뇨병과 알츠하이머병 위험 사이의 연관성을 찾아내고 있는데, 특히 당뇨병이 통제되지 않고 만성 고혈당을 앓고 있는 경우에 주목하고 있다. 나아가 알츠하이머병을 '제3형 당뇨병'이라고까지 언급하는 사람들도 있다. 왜냐하면 알츠하이머병이 제1, 2형 당뇨병에 모두 관여하는 대사 호르몬인 인슐린과 잘못된 관계를 맺고 있는 경우가 많기 때문이다. 인슐린은 당(포도당)을 세포에 전달하는 데 필요한 호르몬이다. 인슐린이 없으면 세포는 에너지를 생산하고 증식하는 데 필요한 포도당을 흡수할 수 없다. 자가 면역 질환인 제1형 당뇨병은 인슐린을 만드는 데 필요한 췌장의 특수 세포를 죽이기 때문에 환자 스스로 인슐린을 생성할 수 없다. 이렇게 스스로 인슐린을 생산하는 게 불가능한 제1형 당뇨병 환자들에게는 인슐린을 직접 주사해야 한다. 제2형 당뇨병은 세포가 호르몬에 무감각해질 정도로 인슐린의 급격한 증가를 일으키는 만성 고혈당의 특징을 보인다. 음악 소리가 너무 커서 귀를 막아야 할 필요성을 느끼는 방에 있다고 가정해보자. 세포들이 너무 많은 인슐린을 만나면 이와 비슷한 일이 벌어지는데, 세포들이 인슐린을 결합시켜 체내로 운반하는 수용체를 차단하는 것이다. 그래서 제2형 당뇨병이 있는 사람은 인슐린을 생산할 수는 있지만 세포들이 인슐린을 잘 사용하지 않아(이것을 인슐린 저항성이라고 부른다) 당분이 혈액 속에 남아 있게 된다. 면역 체계의 결함으로 촉발된 제1형 당뇨병과 달리 제2형 당뇨병은 췌장에 인슐린 분비를 강요하는 당분과 탄수화물 가공식품에 의해 주로 발생한다. 이와 관련해 현재의 과학은 당이 많이 들어가는 식단이 알츠하이머병의 잠재적인 원인이 될 수 있다는 점을 밝혀냈다.

제2형 당뇨병 환자는 알츠하이머병에 걸릴 확률이 최소 2배 이상 높으며, 당뇨 전단계나 대사 증후군이 있는 사람은 치매 전증이나 경도 인지 장애MCI; Mild Cognitive Impairment에 걸릴 위험이 증가할 수 있다. 모든 연구에서 연관성이 확인된 것은 아니지만 증거가 계속 늘어나고 있으므로 과학자들은 더 넓은 시각에서 이들 질환과 뇌 질환 발병 위험의 연관성에 대해 살펴보고 있다. 한편, 잘못된 식단으로 인해 알츠하이머병으로 진행되는 경우 이 과정에서 반드시 제2형 당뇨병을 거쳐가지는 않는 것으로 보인다. 연구에 따르면, 고혈당인 사람들은 정상 혈당인 사람들보다 인지 능력 저하 비율이 높았다. 이런 사실은 10년간 5,000명 이상의 사람들을 대상으로 한 연구에서 밝혀졌다. 당뇨병 여부에 관계없이 이들의 인지 능력 저하 비율은 혈당치와 관련이 있었다. 즉, 혈당이 높을수록 인지 기능의 저하 속도가 빨라지는 것이다.

제3형 당뇨병의 근본적인 원인과 뇌의 신경 세포가 인슐린에 반응할 수 없게 되는 현상은 서로 맞닿아 있다. 제3형 당뇨병 환자들이 포도당을 더 이상 흡수할 수 없게 되면 인슐린 신호가 교란되고 세포 기아와 사망에 이르게 된다. 일부 연구자들은 인슐린 결핍이나 인슐린 저항성이 알츠하이머병의 인지 기능 저하의 주요 원인이며 악명 높은 아밀로이드판 형성에 영향을 줄 수 있다고 추정한다. 2017년 메이오 클리닉의 신경 과학자이자 의학 교수인 구오준 부 박사는 ApoE4로 알려진 알츠하이머병 유전자의 변종이 인슐린 처리를 방해하는 원인이라는 사실을 보여주는 제3형 당뇨병에 대한 많은 증거를 발견했다. ApoE4는 일반 인구의 약 20%와 알츠하이머병 환자의 절반 이상에서 발견된다. 부 박사의 연구에서 ApoE4 유전자를 가진 실험 쥐들은 특히 노년기에 인슐린 장애를 나타냈다.

지금까지 소개한 모든 데이터는 유전적 요인, 잘못된 식습관, 인지 능력 저하 위험의 상관관계에 신빙성을 부여한다. 흥미로운 사실은 제2형 당뇨병 환자 수와 비만을 진단받은 사람들의 수가 동시에 증가했을 뿐만 아니라 치매 환자 사이에서도 같은 경향이 나타나기 시작했다는 것이다. 제2형 당뇨병의 발병률이 높아지면 알츠하이머병 발병률도 높아진다. 이 책의 후반부에서는 이런 사실과 관련해 몇 가지 전략을 제시할 예정이다.

더불어 체중과 관련된 문제에 대해서도 이야기하고자 한다. 왜냐하면 체중 증가와 당뇨병 발병 위험의 상관관계는 익히 알려져 있기 때문이다. 대사 장애가 발생할 경우 알츠하이머병에 걸릴 위험이 증가한다면, 신진대사에 영향을 미치는 건강하지 못한 체중 증가 또한 알츠하이머병과 떼려야 뗄 수 없는 관계에 놓여 있다고 생각하는 게 합리적이다. 최신 과학에 따르면, 복부에 체중이 과도하게 집중되면 특히 뇌에 해로운 것으로 나타났다. 언론의 많은 관심을 끌었던 한 연구를 소개한다. 연구자들은 1964~1973년간 40~45세의 6,000명 이상의 사람들을 조사하고 이들의 허리둘레를 측정했다. 수십 년 후 연구자들이 누가 치매에 걸렸는지, 이것이 허리둘레와 어떤 관련이 있는지 살펴본 결과, 27년 전의 두꺼운 허리와 치매 위험 사이의 상관관계가 두드러진다는 사실을 발견했다. 복부 지방이 가장 많은 사람은 복부 지방이 가장 적은 사람에 비해 치매 발생 위험이 3배 가까이 높았다. 이외에도 젊을 때 체중을 관리하는 것이 나중에 뇌의 쇠퇴를 예방하는 데 큰 도움이 될 수 있다는 증거는 끊임없이 나오고 있다.

5. 독성 물질

어떤 화학 물질이 뇌에 문제를 일으킬 수 있는지 이해하기 위해서는 더 많은 연구가 필요하다. 이 책에서는 납, (박테리아에 의한) 파상풍 독소, 수은 같은 뇌 기능에 악영향을 미치는 것으로 알려진 신경 독소가 아니라, 일상생활에서 우연히 마주칠 수 있는 독성 물질에 노출되는 상황에 대해 다룬다. 특정 살충제, 농약, 플라스틱에 함유된 물질, 식품 첨가물, 생활용품에 함유된 화학 물질 등은 우리에게 서서히 해를 끼칠 수 있다. 알루미늄은 오랫동안 알츠하이머병의 '원인'으로 지목되어 많은 사람들로 하여금 알루미늄 냄비와 팬을 버리도록 만들었다. 알루미늄의 신경 독성은 논란의 여지가 없으나 알루미늄과 알츠하이머병 사이의 직접적인 연관성을 확인하는 일은 그리 간단하지 않다. 최근 들어 알루미늄이 치매를 유발한다는 이론은 신빙성이 상당히 떨어졌지만 우려할 만한 다른 신경 독소들이 많기 때문에 앞으로 꾸준한 연구를 통해 해답을 알아내야 할 것으로 보인다.

2019년 여름 나는 와이오밍주 잭슨 홀에서 폴 앨런 콕스와 시간을 보냈다. 콕스는 원주민들이 환경, 그중에서도 특히 식물과 상호 작용하는 방법을 연구하는 민속 식물학자다. 그는 연구차 괌에 갔고 그곳에서 원주민 차모로족을 연구했다. 차모로족은 다른 인류에 비해 알츠하이머병을 포함한 신경 퇴행성 질환의 발병 가능성이 100배나 높은 것으로 알려져 있었다. 이런 사실에 흥미를 느낀 콕스는 연구를 시작했고 조사를 위해 광범위한 분야의 과학자들로 구성된 컨소시엄을 만들었다. 언젠가는 이들이 발견한 관련성이 차모로족뿐만 아니라 일반적인 다수에게서도 나타날지 모른다. 차모로족은 여우 박쥐를 별미로 즐기는 식습관 때문에 청록조류(남세균)가 만들어내는 신경 독소인

BMAA에 중독되어왔다. 여우 박쥐에 농축되어 있는 BMAA가 여우 박쥐를 먹는 차모로족의 몸에 들어가 쌓인 결과였다. 하지만 굳이 여우 박쥐를 먹지 않아도 우리 모두는 알츠하이머병에 심각한 위험 인자가 될 수 있는 BMAA에 노출될 수 있는 것으로 밝혀졌다. BMAA 신경 독소는 아밀로이드와 타우 같은 단백질에 잘못 접힘을 일으켜 아밀로이드판이나 신경원섬유 매듭을 유발하게 만든다. 이러한 이유로 콕스는 아밀로이드와 타우 단백질이 알츠하이머병의 원인이 아닌 결과라고 추정한다. 다른 과학자들 또한 콕스의 주장에 힘을 싣고 있는 추세다. 이 아이디어 자체만으로도 대단한 발견이지만, 더욱 중요한 것은 콕스 연구 팀이 현재 진행 중인 알츠하이머병 치료법에 대한 연구다.

콕스 연구 팀은 단백질의 구성 요소 중 하나를 L-세린으로 알려진 아미노산으로 대체함으로써 아밀로이드와 타우 단백질의 잘못 접힘이 나타나지 않고 알츠하이머병의 진행을 효과적으로 중단시킬 수 있음을 보여줬다. 과거에는 원숭이를 대상으로 한 실험에 그쳤지만 현재 뉴햄프셔주에 있는 다트머스 대학교에서 임상 시험이 진행되고 있다. 무엇보다 L-세린은 (보통 캡슐 형태의 건강 보조제로) 쉽게 구할 수 있고 부작용이 거의 없으며 가격도 저렴하다. 물론 콕스는 이것을 두고 완전한 치료법은 아니라고 할 것이다. 왜냐하면 이미 일어난 인지 기능 저하를 되돌리는 방법은 없기 때문이다. 하지만 일반적으로 알츠하이머병은 증상이 나타나기 훨씬 전부터 뇌에서 이미 진행되고 있으므로 알츠하이머병을 초기 단계에서 치료할 수 있다면 훗날 증상이 발현되거나 악화되는 것을 막을 수 있을 것이다. 콕스 연구 팀의 연구 결과는 아밀로이드 가설을 약화시키고, 아밀로이드판이 알츠하이머병의 원인이 아니라 증상일 수 있다는 근거를 제공한다.

6. 감염

젊은 시절의 감염이 수십 년 후에 알츠하이머병의 원인이 될 수 있을까? 보렐리아 부르그도르페리 박테리아에 의한 라임병에서부터 헤르페스 바이러스, 지카, 매독, 광견병, 심지어 잇몸병에 이르기까지 다양한 병원균에 의한 감염이 신경학적 영향을 미칠 수 있다는 사실이 얼마 전 밝혀졌다. 최근 과학자들 사이에서는 심각한 인지 능력 저하가 이러한 감염에 대한 신체 반응에서 비롯될 수 있다는 가설이 제기되고 있다. 이것이 뜨거운 논쟁거리인 이유는 세균의 존재가 질병을 유발하거나 가속화시키는 것인지 아니면 단지 질병의 결과인지 알 수 없기 때문이다. 그럼에도 이 가설은 저명한 과학자들의 관심을 끌 만큼 설득력이 충분하다.

작고한 로버트 모이어 박사가 주도한 2016년 하버드 대학교 연구에 따르면, 증상을 거의 일으키지 않는 가벼운 수준의 감염은 뇌의 면역 체계를 활성화시키고 알츠하이머병의 특징이라 할 수 있는 찌꺼기를 남긴다. 이 이론은 바이러스, 박테리아, 곰팡이가 혈뇌 장벽을 몰래 통과해(나이가 들면서 혈뇌 장벽에 균열이 생긴다) 뇌의 자기 방어 시스템을 촉발시킨다는 것이다. 뇌는 침입자를 붙잡기 위해 끈끈한 거미줄 역할을 하는 베타아밀로이드를 만들어낸다(베타아밀로이드는 항균 펩타이드로 면역 체계가 세균을 물리적으로 가두기 위해 만드는 단백질이다). 그래서 알츠하이머병 환자의 뇌에서 거미줄 같은 아밀로이드판이 보이는 것이다.

사실 이 분야에서는 더 많은 연구가 필요하다. 뇌가 감염된 모든 사람들이 알츠하이머병을 앓는 것도 아니고, 반대로 치매에 걸린 모든 환자를 단지 감염 탓으로만 돌릴 수 있는 것도 아니기 때문이다. 어떤 사람들의 뇌는 미생물을 죽인 후에 남겨진 베타아밀로이드 덩어리를 제거하기 위한 기능이 유전적으로 잘 갖춰져 있을 수 있고, 또 어떤 사람들의 뇌는 상대적으로 취약할 수 있다. 신경 퇴행성 질병 연구소의 유전 및 노화 연구 책임자인 루돌프 탄지 박사는 현재 '뇌 미생물 군집 프로젝트Brain Microbiome Project'를 이끌고 있다. 이 프로젝트는 뇌가 품을 수 있는 박테리아에는 어떤 게 있는지, 그리고 뇌가 어떤 식으로 잠재적인 유해 집단 내에서 우호적인 상대만을 판별해내는지 알아내기 위한 것이다. 탄지 박사는 1980, 90년대에 알츠하이머병 유전자를 발견한 공로를 인정받았고, 나와 만난 당시에는 특정 감염과 알츠하이머병 사이의 연관성을 밝혀내는 성과를 거뒀다.

7. 두부 외상

머리에 반복적인 충격이 가해지면 영구 손상을 입을 수 있다. 정신의학 교수이자 UCLA 노화 연구 센터 소장인 게리 스몰 박사는 세계 뇌 건강 위원회Global Council on Brain Health의 전문가이며 UCLA 기억 클리닉의 창립 이사이기도 하다. 또한 그는 토니 도셋의 만성 외상성 뇌 병증을 진단한 의사였다. 스몰 박사 팀은 최초로 다수의 뇌진탕과 손상된 타우 단백질 생성의 연관성을 찾아냈다. 도셋은 수년 동안 우울증과 기억력 상실을 겪었고 이런 증상의 해답을 찾기 위해 UCLA에 갔다. 그는 1970, 80년대에 축구를 하면서 겪은 뇌진탕과 이후에 나타난 인지 능력 저하 사이에 관련이 있는지 알고 싶어 했다. 도셋에게 만성 외상성 뇌 병증 진단이 내려진 이후 수십 명의 전직 축구 선수들이 같은 진단을 받았고, 미국 프로 풋볼NFL; National Football League을 상대로 한 소송이 제기되었다. 나는 수십 년간 뇌 의학의 선구자 역할을 맡아 온 스몰 박사와 그의 연구와 발견에 대한 이야기를 나눌 기회를 가졌다. 맑은 정신을 유지하기 위한 스몰 박사의 전략에 대해서는 Part 2에서 상세히 알게 될 것이다.

8. 면역 체계 문제와 만성 염증

신경 퇴화에 대한 면역 체계의 잠재적인 역할과 염증의 후속적인 영향에 대해서는 이미 언급했다. 더불어 더욱 구체적인 몇 가지 사항에 주목할 필요가 있다. 당뇨, 혈관 질환 등 치매 위험을 높이는 질환부터 우울증, 알츠하이머병 등 뇌와 직결되는 질환에 이르기까지 사실상 모든 퇴행성 질환의 중심에는 노화와 관련된 만성 염증('염증성 노화')이 있기 때문이다. 과학자들은 수십 년간 병든 뇌에서 염증의 역할에 대해 논의해왔다. 최근 들어서는 염증이 쇠퇴가 진행된 뇌에 발생한 질병의 진행을 가속화시킬 뿐만 아니라 애초에 이런 일련의 과정을 유발하는 원인이 된다고 주장하는 연구들이 쏟아져나오고 있다. 2019

년 존스 홉킨스 의과 대학에서 발표한 연구는 중년의 만성 염증이 이후의 인지 저하 및 알츠하이머병과 관련이 있다는 사실을 보여줬다.

염증은 잠재적인 손상과 부상을 돌보는 신체의 방어 시스템이 분명하지만, 이 시스템이 지속적으로 화학 물질을 배치하고 면역 체계를 강화시키면 문제가 생긴다. 과거에 애드빌(이부프로펜), 알리브(나프록센) 등 일반적인 항염증 치료제를 2년 이상 복용한 사람들은 알츠하이머병이나 파킨슨병 위험이 낮다는 연구 결과가 있었다. 그러나 뒤에 이어진 임상 시험들은 항염증 치료제가 알츠하이머병을 현저하게 감소시키거나 완전히 예방할 수 있다는 사실을 보여주지 못했고, 이들 치료제 자체의 부작용이나 또 다른 위험에 노출될 수 있다는 결론을 내렸다. 한편, 다른 연구들은 알츠하이머병, 파킨슨병 외에 다른 퇴행성 뇌 장애로 고통받는 사람들의 뇌에서 사이토카인 수치가 높아진 사실을 보여줬다. 사이토카인은 인체의 세포에서 분비되는 물질로 염증 과정을 위한 교통 신호 같은 역할을 한다. 요컨대 만성 염증은 뇌의 쇠퇴에 큰 역할을 할 가능성이 있다. 현재는 새로운 영상 기술을 통해 알츠하이머병 환자의 뇌에서 염증성 사이토카인을 생산하는 데 활발하게 관여하는 세포를 볼 수 있게 되었다.

또한 뇌의 염증은 아밀로이드판 및 신경원섬유 매듭과 직접적인 관련이 있을 수 있다. 이는 알츠하이머병에 대한 '원인' 중 일부가 어떻게 상호 연결되고 연관될 수 있는지를 보여준다. 뇌의 '유지 관리, 지원 인력' 세포인 미세 아교 세포microglia, 또는 신경 아교 세포는 이러한 단백질을 이물질로 인식하고 제거하기 위해 염증성 분자를 방출한다. 신경 아교 세포는 뇌의 독특한 면역 세포이며 대식 세포라고 불리는 백혈구와 관련 있다. 신경 아교 세포의 작용으로 인한 염증은 신경 세포의 작용을 약화시키고 질병 진행 과정을 가속화시킨다. 그러나 이들의 정확한 인과 관계는 여전히 수수께끼로 남아 있다. 즉, 염증이 직접적으로 알츠하이머병을 유발한다고 단정할 수는 없다. 하지만 전체적인 그림에서 큰 부분을 차지할 것으로 예상하고 있다.

페트리 접시 위의 알츠하이머병

탄지 박사가 세계 최초로 성공한 '페트리 접시 위의 알츠하이머병' 덕분에 2014년 이래로 알츠하이머병 병리학에 대한 과학자들의 이해가 크게 진전되었다. 탄지 박사의 연구 팀은 '미니 뇌'를 개발하는 데 사용되는 뇌세포 덩어리인 미니 뇌 오가노이드를 페트리 접시에서 배양하고 알츠하이머병 유전자를 삽입한 다음 무슨 일이 일어나는지 밝혀내고자 했다. 아밀로이드판과 신경원섬유 매듭 사이의 상호 작용을 관찰한 결과, 신경 염증이 발생하고 심각한 신경 세포의 죽음이 이어졌다. 탄지 박사는 '아밀로이드판이 성냥이라고 한다면 신경원섬유 매듭은 작은 불씨이며 신경 염증은 산불과 같다'고 했다. 그는 뇌의 면역 체계가 염증 세포를 급증시켜 신경원섬유 매듭을 해결하려 한다고 추정한다. 이러한 신경 염증은 신경 세포를 100배 이상 죽임으로써 미래에 발병할 치매의 원인이 된다.

탄지 박사에 따르면, 이와 같은 뇌의 면역 체계는 임상 시험이 실패한 이유를 설명하는 데 도움이 된다. 임상 시험에서는 아밀로이드가 너무 늦게 제거된다. 산불을 예방하는 가장 좋은 방법은 큰불이 나기 전에 성냥을 불어서 작은 불씨를 끄는 것이다. 따라서 애초에 아밀로이드의 발생을 막고 증상이 나타나기 전에 예방을 목표로 삼는 것이 관건이다.

그렇다면 무엇이 성냥에 불을 붙일까? 탄지 박사의 실험실에서는 헤르페스 바이러스, 박테리아, 효모 같은 곰팡이 주변에서 아밀로이드가 즉각적으로 형성된다는 사실을 발견했다. "24시간 안에 바이러스가 갇혀 아밀로이드판이 형성됩니다. 이를 세포 밖 덫이라고 부르며 이들은 인체의 기본적인 면역 체계의 일부입니다. 인체가 감염되어 항체가 생성되려면 시간이 좀 걸리는데 그전에 원시 면역 체계가 도움을 주려고 합니다." 요컨대 면역 체계는 감염 시점에는 인체를 보호하는 데 도움을 주는 조력자이지만 나중에 알츠하이머병을 초래하는 원인이 되기도 한다.

세균만이 아밀로이드판을 유발하는 것은 아니다. 다른 '성분'들도 아밀로이드판의 형성을 유발할 수 있고, 일부 사람들은 유전적 요인으로 인해 아밀로이드판이 형성되기도 한다. 뿐만 아니라 특정 세균이 반드시 알츠하이머병을 일으키는 것은 아니다. 여기서 흥미로운 점은 나이가 들수록 노출되는 바이러스와 박테리아의 양이 어렸을 때보다 훨씬 많다는 사실이다. 입술 포진을 일으키는 단순 헤르페스 바이러스

1형 같은 일부 세균은 시간이 지나 재활성화되기도 한다. 염증이 재발하면 아밀로이드는 구름씨를 뿌려 인공적으로 비를 내리게 하는 것과 유사한 방식으로 즉각적으로 씨를 만들어낸다. 그러면 바이러스 주변에 큰 덩어리가 형성되고 이 덩어리는 뇌의 신경 세포를 보호하기 위해 바이러스를 가두게 된다. 탄지 박사의 관점에서 보면, 뇌를 보호하기 위해 약간의 베타아밀로이드 단백질이 필요하지만 이러한 보호 작용 자체가 문제를 일으키는 요인이 될 수 있다. 어떤 사람들은 뇌 아밀로이드판을 훨씬 많이 가지고 살아가는데도 치매에 걸리지 않는다. 탄지 박사는 이런 뇌를 '회복 탄력성 뇌'라고 부른다. 회복 탄력성을 가진 뇌의 비밀에 대해서는 이후에 자세히 다룰 예정이다. 핵심은 뇌의 면역 체계가 신경 염증에 과민 반응하지 않게 하는 것이다. 이를 위해 우리가 적용할 수 있는 전략 또한 나중에 제시하려 한다.

인지 기능 저하의 유형

인지 기능 저하가 한 가지 형태로 존재하는 게 아니듯, 정상적인 노화가 진행되던 뇌가 알츠하이머병에 완전히 점령당하는 전체적인 과정은 제대로 정의되어 있지 않다. 일단 개별 조건들을 구별하는 데 자주 사용되는 용어부터 살펴보자. 알츠하이머병은 치매의 한 종류로 개인마다 증상이 크게 달라질 수 있다. 알츠하이머병 협회Alzheimer's Association

에 따르면, 치매의 최대 40%는 알츠하이머병이 아닌 다른 질환에 의해 발생한다고 한다.

정상적인 노화

신체의 다른 부분과 마찬가지로 뇌 또한 나이가 들수록 변한다. 일반적인 노화가 진행되면 조직 손실과 시냅스 쇠퇴가 나타난다. 이와 관련해 모두가 반가워할 만한 발견이 이루어졌기에 소개해본다. 2018년 컬럼비아 대학교의 연구자들은 건강한 노인이 젊은 사람만큼 많은 양의 새로운 뇌세포를 생성할 수 있다는 사실을 처음으로 밝혀냈다. 연구자들은 뇌의 기억 중추인 해마의 전구 세포에서 새로운 신경 세포를 만드는 능력이 나이와만 관련된 게 아님을 발견했다. 물론 노인들이 건강한 혈관을 생성하거나 새로운 신경 세포의 연결을 만드는 능력이 떨어지기는 하지만, 새로운 뇌세포를 성장시키는 능력을 반드시 잃어버리는 것은 아니다. 이때 중요한 것이 '개인의 건강'이다. 신경 발생, 혈관 생성, 새로운 신경 연결을 위해서는 전반적인 건강을 유지하는 일이 뒷받침되어야 한다. 정신 건강과 신체 건강은 밀접하게 연결되어 있기 때문이다.

뇌는 20대 중반부터 노화가 시작되며, 구조적으로는 30세부터 나빠질 수 있다. 해마는 40세 이후부터 매년 0.5%씩 줄어든다. 다만 이와 같은 현상은 사람마다 매우 다르며 생활 방식, 환경, 유전적 성향, 의료 조건에 크게 좌우된다. 이 요인들은 뇌의 다른 어떤 부분보다 해마에 많은 영향을 준다. 수많은 신경 과학 연구는 뇌에 손상이 발생했을 때 가장 취약하고 수축되는 부위가 해마라는 사실을 보여준다. 특히 외상성 뇌 손상, 당뇨병, 비타민B12 결핍은 해마의 위축을 초래하는 주범이다.

인간이라면 누구나 기억 조립 과정의 쇠퇴를 경험한다. 이러한 쇠퇴 현상은 어렸을 때부터 은근하게 시작될 수도 있고 50대가 넘으면서 악화의 길을 걸을 수도 있다. 나는 부검을 통해 늙은 뇌의 물리적인 변화를 살펴봤다. 늙은 뇌는 쪼그라들어 있고 주름도 더 두드러지며 혈관이 굳어져 튼튼하지 않다. 이 뇌를 현미경으로 들여다보면 죽은 신경 세포와 변화된 시냅스를 확인할 수 있다. 그런데 이들 중 어떤 것도 그 사람이 살아 있는 동안 겪은 인지 능력 저하의 외부 징후와 반드시 상관관계가 있는 것은 아니다. 여기서 짚고 넘어갈 점은 비록 노화가 특정 질환의 위험 요인이라 할지라도 노화 자체를 질병으로 보는 시각에서 벗어나는 개념의 전환이 이루어졌다는 사실이다. 바꿔 말해, 노화가 진행된다고 해서 불가피한 인지 능력 저하가 반드시 뒤따르지는 않는다. 인지 기능 저하는 '정상적'이든 그렇지 않든 간에 노화 및 뇌 쇠퇴의 요인 그 이상을 의미한다.

경도 인지 장애

경도 인지 장애는 종종 치매의 시작 단계로 일컬어지지만 경도 인지 장애가 있다고 해서 더 심각한 형태의 치매나 알츠하이머병으로 발전하지는 않는다. 그저 그 위험성이 더 커질 뿐이다. 경도 인지 장애는 기억 기능에 있어서 눈에 잘 띄지 않고 아주 미미한 쇠퇴를 유발한다. 일례로, 같은 질문을 1시간에 5~6번 반복하면서도 운전과 일상생활이 가능한 75세 노인이 있었다. 언어나 신체를 제어하는 데 영향을 미치는 다른 유형의 인지 장애와 달리 경도 인지 장애는 오직 기억력에만 영향을 미친다. 따라서 가능한 한 빨리 징후와 증상을 치료하는 게 좋다. 65세 이상 노인의 10~20%가 경도 인지 장애를 가지고 있는 것으로 추정된다.

치매

치매란 경도 인지 장애에서 시작된 증상이 중증 치매로 발전하는 과정에서 나타나는 다양한 증상 및 인지 기능 저하의 심각성을 설명할 때 사용하는 일반적인 용어다. 즉, 치매는 한 가지 질병 자체를 의미하는 말이 아니라 기억력, 의사소통, 판단 능력을 손상시키는 근본적인 질병과 뇌 질환을 포함하는 말이다. 치매에는 몇 가지 유형이 있다.

혈관성 치매

혈관성 치매는 뇌에 혈액이 제대로 공급되지 않아 발생하며, 혈관이 막히거나 손상되어 뇌출혈이나 뇌졸중으로 이어질 수도 있다. 간혹 혈관성 치매와 알츠하이머병의 증상이 동시에 나타나기도 한다. 뇌 손상의 위치와 정도에 따라 치매가 발생할 가능성이 있는지 없는지, 개인의 판단 능력과 신체 기능에 어떤 영향을 미칠지 등이 결정된다. 예전에는 알츠하이머병 진단을 배제하는 데에 (혹은 알츠하이머병을 진단하는 데에) 혈관성 치매를 증거로 사용하기도 했다. 하지만 알츠하이머병과 혈관성 치매의 뇌에 생기는 변화가 흔하게 공존하기 때문에 이 방식은 더 이상 사용되지 않는다. 치매 환자의 뇌 중 약 10%만이 혈관성 치매의 증거를 보이며, 알츠하이머병 환자 전체의 절반가량이 무증상 뇌졸중 소견을 가지고 있다.

루이 소체 치매

루이 소체 치매는 치매 환자 5명 중 1명꼴로 영향을 미친다. 알파시누클레인 또는 루이 소체라고 불리는 단백질은 인지, 움직임, 전체적인 행동을 담당하는 뇌의 특정 부분에 축적된다. 그 결과 환자들은 기억력 문제나 파킨슨병과 비슷한 증상을 보인다. 초기에 종종 발생하는 환시(幻視)는 진단에 중요한 단서가 되기도 한다.

전두 측두엽 치매

픽병Pick's disease으로도 알려진 전두 측두엽 치매는 뇌의 전두엽과 측두엽의 점진적인 신경 세포 손실에 의해 촉발된 장애로, 행동 변화(사회적으로 부적절한 반응, 공감 능력 상실, 억제력 및 판단력 부족), 말하기 어려움, 기억력 문제 등을 초래한다. 단, 전두 측두엽 치매의 초기 단계에서는 기억력이 보존되는 편이며, 주로 성격과 행동의 변화가 먼저 나타난다. 전두 측두엽 치매 환자의 60% 정도가 45~60세이며, 전두 측두엽 치매 환자는 전체 치매 환자의 10%를 차지하고 있다.

알츠하이머병

알츠하이머병은 가장 흔한 형태의 치매로 치매의 전형적인 증상들이 점진적으로 나타나면서 강화되고 심해지는 진행성 질환이다. 알츠하이머병 말기에는 일상 업무를 처리하고, 명확하게 생각하고, 신체 움직임을 통제하고, 독립적으로 생활하는 게 어려울 수 있다. 치매 환자의 60~80%를 차지하는 알츠하이머병은 65세 이상 미국인 9명 중 1명꼴로 발병하며 미국 내 사망 원인 6위에 해당한다. 대략 600만 명의 환자들이 알츠하이머병을 안고 살아간다. 알츠하이머병과 다른 치

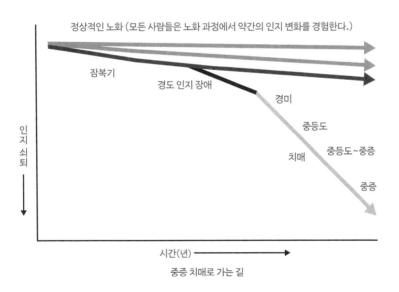

| 기억 상실, 경도 인지 장애, 치매(알츠하이머병) |

매에 동시에 걸린 징후를 보이는 경우 혼합형 치매라고 부른다.

정상 vs. 비정상

아침에 일어났는데 오늘이 무슨 요일인지 기억나지 않는다면 정상일까, 뭔가 심각한 징후일까? 또 20년 전에 알았던 전화번호나 학창 시절 체육 선생님의 이름을 기억하지 못하는 게 당연한 걸까? 아주 기본적인 사항을 잊어버리거나 동창회에서 같은 반이었던 친구의 이름을 기억하지 못할 때 사람들이 스스로에게 묻는 첫 번째 질문은 과연 이런 현상이 정상인지 아니면 인지 기능 저하의 첫 단계인지 하는 것이다. 메리 피셔가 미국 은퇴자 협회AARP; American Association of Retired Persons 에 소개한 걱정하지 않아도 되는 일반적인 단순 건망증 6가지를 알아보자.

1. 주의가 산만해서 집중을 못하는 경우

열쇠를 어디다 뒀을까? 식당에 들어간 이유가 뭘까? 우리는 가끔 이런 상황을 경험하며 자신의 주의력이나 집중력 부족을 탓한다. 한동안 방문하지 않은 곳에 가는 길을 잊어버리는 일은 정상이다. 하지만 늘 가던 마트에서 장을 보고 집으로 가는 길을 찾지 못한다면 단순한 건망증을 넘어서는 문제가 될 수 있다. 해리 로레인과 제리 루카스는 저서《뇌를 웃겨라》에서 이른바 '최초 인식'을 확립하는 것의 중요성을 강조한다. 이들은 '처음'이라는 시기를 지칭하기 위해 이 용어를 사용했다. 기억하고 싶은 뭔가를 처음 봤거나 처음 했을 때의 그 처음 말이다. 테이블에 열쇠를 올려둔 사실을 기억하려면 테이블에 열쇠를 두면서 최초 인식을 가져야 한다. 즉, 자신의 행위를 적극적으로 관찰해야 한다. 관찰은 최초 인식에 필수적이며 단순히 보는 것이 아니다. 눈이 보는 것과 정신이 관찰하는 것 사이에는 차이가 있다. 행동을 할 때 정신을 깜빡하면 관찰이 불가능하고, 나아가 행동(학습)에 대한 인식과 이에 따른 기억의 생성도 불가능하다.

2. 분명히 알고는 있으나 생각날 듯 생각나지 않는 경우

차단은 분명히 있는 기억인데 그것으로부터 뭔가를 떠올릴 수 없어 좌절감을 안겨주는 경험이다. 자신이 무슨 말을 하려는지 알지만 그 말이 기억 어딘가에 숨겨져 있는 것이다. 차단은 대개 몇 가지 유사한 기억들이 혼란을 일으킴으로써 발생한다. 나이 든 사람들이 뇌의 더 많은 영역을 활성화시켜 기억력 과제를 수행한다는 사실이 여러 연구에서 밝혀졌다. 바꿔 말해, 차단은 머릿속의 기억 검색 버튼이 너무 많이 떠오르는 바람에 벌어진 혼선 정도로 생각하면 된다.

3. 사건이나 정보가 뒤죽박죽 혼동되어 있는 경우

전체적인 사건이나 그 사건과 관련된 다른 정보는 정확히 기억하는데 사건의 세부 사항을 잘못 알고 있다면 사소한 세부 사항들을 뒤죽박죽 혼동하고 있는 것이다. 길에서 만난 친구가 소설을 완성하기 위해 글쓰기 수업을 듣는다고 말했다 치자. 시간이 지나 전체적인 정보는 여전히 정확하게 기억하지만 친구의 이야기를 전화 통화 중에 들었다고 착각할 수 있다. 이와 같은 문제는 해마의 결함이 원인이 될 수 있는데, 해마가 실제의 시간과 장소를 잘못 기록한 것이다.

4. 오래된 기억이 생각나지 않는 경우

뇌는 새로운 기억들을 위한 공간을 만들기 위해 오래된 기억들을 지속적으로 정리한다. 때문에 자주 떠올리지 않는 기억은 강화되지 않고 사라지기 시작한다. 그래서 수년 전에 있었던 일보다 최근에 한 일을 더 자세히 기억하는 것이 비교적 쉽다. 이렇게 사용하지 않으면 잊어버리는 기억의 기본적인 특성을 일시성이라고 하며, 모든 연령대에서 정상적인 현상이다.

5. 정보가 바로 떠오르지 않는 경우

건망증과 비슷한 경험이다. 방금 누군가를 처음 만났는데 몇 초 후에 그 사람의 이름이 기억나지 않거나, 재미있는 영화를 보고 다음 날 친구에게 영화 이야기를 하는데 제목이나 주연 배우의 이름을 까맣게 잊어버리는 게 대표적인 예다. 노화는 뇌의 신경 세포 사이의 연결 강도를 변화시키고, 새로운 정보는 반복되지 않는 한 단기 기억에서 삭제될 수 있다. 하지만 누군가를 처음 만난 현장에서 그 사람의 이름을 익히는 데 특별한 주의를 기울이고 이름을 특정한 것이나 익숙한 것과 연관시키면 검색의 어려움을 피하는 데 도움이 될 것이다.

6. 동시에 여러 가지 일을 수행하기 힘든 경우

한번에 효과적으로 할 수 있는 일의 개수가 줄어들 때가 있다. 메일을 쓰면서 동시에 텔레비전에 집중할 수 없을 때처럼 말이다. 연구에 따르면, 나이가 들수록 뇌는 집중력을 유지하는 데 더 많은 노력이 필요하고, 작업을 하는 도중에 방해를 받게 되면 원래 하던 일로 돌아가는 데 더 오랜 시간이 걸린다고 한다. 이 책의 Chapter 6에서는 멀티태스킹을 하지 않으면 뇌에 어떻게 좋은지에 대해 살펴볼 것이다.

알츠하이머병에 대한
생각의 전환

'혹시 알츠하이머병이 과잉 진단되는 건 아닐까?'라는 의구심은 어찌 보면 도발적이면서도 한편으로는 희망적인 아이디어로 이어질 수 있는 질문이기도 하다. 현재로서는 당뇨병이나 심장 질환처럼 알츠하이머병에 확정된 진단을 내릴 수 있는 방법이 없기 때문에 환자들에게 너무 이른 시기에 알츠하이머병이라는 병명을 붙여줄 가능성이 있다. 이 말인즉슨 알츠하이머병 진단을 받은 사람들 중 일부는 처음부터 알츠하이머병을 앓지 않았을 수 있고 따라서 인지 능력 저하를 되돌릴 여지가 있다는 뜻이다. 같은 문제를 제기한 마지드 포투히 박사의 관점은 고려해볼 만한 가치가 충분하다.

포투히 박사는 존스 홉킨스 의과 대학과 하버드 대학교 의과 대학에서 25년이 넘는 시간 동안 기억력, 노화, 뇌 재활 분야의 연구와 임상 시험을 해온 신경과 의사이자 신경 과학자다. 현재 그는 인지 기능 장애에서부터 뇌진탕 증후군, 현기증, 만성 편두통, 주의력 결핍 장애에 이르기까지 광범위한 신경학적 문제를 가진 환자들을 치료하고 있다. 포투히 박사는 각 개인에 맞게 조정된 종합적인 계획을 통해 환자를 진료했으며 괄목할 만한 결과를 얻었다고 자신한다. 포투히 박사의 종합적인 뇌 건강 프로그램은 혈관 장애, 비타민 결핍, 비만, 당뇨병, 우울증, 불안, 수면 무호흡증, 좌식 생활 등의 위험 요소를 바로잡는 생활 습관 전략이 중심이 된다. 그의 연구는 뇌의 미래를 포기해버린 환자들에게 희망이 되고 있다. 심지어 포투히 박사는 뇌 건강 프로그램을 시행한 지 단 몇 주 만에 뇌에서 가장 중요한 기억 중추인 해마의 부피가 증가한 사실도 발견했다.

이 책에서 소개하는 전략들은 집에서도 충분히 따라 할 수 있다. 여기에 포투히 박사가 미국 내 최고위급 임원들에게만 제공하는 계획도 일부 반영할 예정이다(포투히 박사는 이름만 대면 누구나 알 만한 유명한 사람들을 위해 독점적인 관리를 해주고 있다). 포투히 박사는 알츠하이머병의 진단 방식을 바꾸고 싶다고 말한다. 그는 환자들에게 뇌가 치명적인 상태에 있다고 말하는 데 초점을 두기보다 뇌의 성장과 치료에 집중함으로써 더 많은 사람들이 크고 총명한 뇌를 만들 수 있는 가능성에 도달할 수 있게 해준다. 나아가 포투히 박사는 알츠하이머병이라는 암울한 용어 대신 경도, 중등도, 중증 인지 장애 같은 새로운 용어를 만들자는 제안도 하고 있다. 내가 이 책을 통해 소개하는 다른 많은 연구자들처럼 포투히 박사는 알츠하이머병 환자 진료의 기초로서 아밀로이드 가설에 대해 비판적인 시각을 가지고 있다. 그는 2009년 〈네이처 리뷰〉지 기사에서 이에 대한 대안으로 동적 다각형 가설을 제시했다.

포투히 박사는 동적 다각형 가설을 다음과 같이 설명하고 있다. "다수의 위험 요소와 보호 요소는 상호 작용을 하면서 노화에 민감하게 반응하거나 빠르게 쇠퇴하도록 작용합니다. 말년에 대부분의 사람들에게 일어나는 쇠퇴의 유일한 원인으로 아밀로이드를 지목하는 것은 너무 순진한 추정입니다. 이 병은 가변적인 속도와 다양한 임상 징후를 가지고 있습니다. 아밀로이드는 조발성 알츠하이머병 환자들에게만 유일한 원인이며 이는 말년의 '알츠하이머병'과는 상당히 다릅니다." 요컨대 인지 능력 저하가 진단된 환자들이 실제로는 아밀로이드와 알츠하이머병 둘 다 가지고 있지 않을 수도 있다.

뇌에서부터
시작되는 건강

뇌 건강계의 최고 전문가들을 인터뷰할 당시에 들은 기억에 남는 이야기가 하나 있다. 바로 미 국방부에서 이라크를 종횡무진하며 육군 중령, 군의관, 연구자로 활약했던 댄 존스턴 박사의 이야기다. 최근에 그는 사람들의 뇌 기능을 측정하고 추적하고 개선하는 데 도움이 되는 제품과 프로그램을 연구 개발하는 회사인 브레인스팬을 공동 설립했다. 브레인스팬은 의료 서비스 제공 업체로서 주로 의사를 통해 제품을 공급하고 있다.

존스턴 박사가 추구하는 목표는 뇌 건강과 뇌 기능의 최적화다. 그의 표현을 빌리자면, 지금까지 가져왔던 건강에 대한 사고방식을 바꾸고 건강은 '꼭대기top, 즉 머리에서 시작'하는 것이라는 데에 궁극적인 목표를 둬야 한다. 많은 사람들이 체중, 콜레스테롤 수치, 발암 위험, 혈당 수치, 심장 건강 같은 요인에 의지하면서 뇌의 존재에 대해서는 쉽게 잊어버린다. 뇌는 이러한 요인들보다 접근하기 까다로워 보인다. 이유는 하나다. 다른 신체 기관과 달리 뇌는 뼈 속에 갇혀 있고 수수께끼 같은 성질을 가지고 있기 때문이다. 이와 같은 뇌에 대한 일반적 인식으로 인해 사람들은 보통 뇌에 질병이 생겼거나 손상을 입었을 경우에만 의료 기관을 찾는다. 하지만 우리가 뇌 건강을 우선시하면 건강에 중요한 다른 모든 요소들은 자연스럽게 제자리를 찾게 된다. 뇌는 인체에서 가장 중요한 기반이다. 뇌가 우리의 존재를 만든다는 사실을 잊지 않도록 한다. 물론 심장도 살아 움직이는 기관이기는 하나 궁극적으로 우리를 존재하게 하고 삶의 질을 결정짓는 것은 뇌다. 건강한 뇌 없이는 건강한 결정을 내릴 수 없다. 건강한 뇌는 건강한 신체, 체중, 심장 등을 가져다줄 뿐만 아니라 보다 강한 자신감, 현명한 결정에서 비롯된 보다 탄탄한 재정적 미래, 보다 나은 인간관계, 보다 충만한 사랑과 행복을 가져다준다.

지금부터는 뇌를 최우선순위에 둘 것이다. 정상 체중보다 10kg 정도 더 나가거나, 통증이나 고통을 자주 느끼거나, 불면증, 만성 두통 같은 문제로 걱정한다면 뇌 건강을 우선시하는 생활 습관으로 바꾸고 결과를 지켜보도록 한다.

Chapter 3

우리를 무너뜨리는 12가지 오해와
우리를 바로 세우는 5가지 기둥

인간의 뇌는 우주에서 가장 복잡한 물체로 알려져 있
으며, 뇌 스스로도 그렇게 여기고 있다.

_ 에드워드 윌슨

나는 신경외과 의사로서 목적의식이 명확한 삶을 살고자 노력한다. 위급한 상황에서 내원한 환자들은 의사인 나를 전적으로 신뢰하기 때문에 막중한 책임감을 느낀다. 의사 생활을 한 지 20년 가까이 되었지만 어떤 수술이든(종양을 제거하든, 외상으로 인한 내부 출혈을 치료하든, 척추 골절을 바로잡든) 수술을 성공적으로 끝내고 환자 가족들과 면담을 할 때 흥분을 감출 수 없는 것은 여전하다. 더불어 나는 언론사의 기자로서 전문 지식을 바탕으로 뉴스거리가 될 만한 사건을 의료 현장이라는 최전선에서 보도하는 일 또한 사명을 다해 겸하고 있다. 의학과 미디어라는 서로 다른 세계가 힘을 합하면 상상 이상의 결과를 불러올 수 있다.

2003년 봄 나는 해병대를 지원하는 의사들의 모임인 데빌 닥스Devil Docs의 회원들과 몇 주간 이라크에 머물렀다. 우리는 사막을 여행하고, 심각한 부상을 입은 환자들을 돌보고, 흔치 않은 도전적 상황을 함께 극복하면서 수많은 나날들을 보냈다. 어느 날 데빌 닥스 회원 몇이 나에게 달려와서 기자가 아닌 외과 의사 역할을 해줄 수 있느냐고 물었다. 상황인즉슨 한 젊은 중위가 뒤통수에 총을 맞고 쓰러져서 사망한 줄 알았는데 데빌 닥스 캠프로 옮긴 후에 다행히 맥박이 돌아왔다는 것이다. 그는 아직 살아 있기는 했으나 수술이 시급했고 내가 그 지역에서 유일한 신경외과 의사였기 때문에 나에게 도움의 손길을 요청했던 것이다. 나는 환자를 임시 수술실로 급히 데려갔다. 환자를 살펴본 결과, 뇌압을 안정시키고 고인 피를 제거하기 위해 두개골의 일부를 제거하는 두개골 절제술이 필요하다는 사실을 깨달았다. 나는 먼지투성이의 사막 텐트 안에서 적절한 도구 하나 없이 블랙 앤 데커 드릴의 칼날 부분을 꺼내 살균부터 했다. 그러고는 멸균 장갑을 씌운 드릴로 두개골을 열고 부어오른 뇌를 치료할 공간을 확보했다. 그다음에 뇌의 외피층을 해부해 혈전과 파편을 찾아 조심스럽게 제거했다. 나는 환자의 뇌를 무균 상태로 덮어야 했다. 그렇지 않으면 뇌막염이나 뇌염이 발생해서 환자가 살아남지 못할 수도 있었다. 나는 수액 주머니를 찢고 안쪽 면을 이용해 뇌의 외층을 만들었다. 수액 주머니는 먼지가 풀풀 날리는 텐트 안에서 유일한 멸균 붕대 대용품이었다.

나는 이 대용품으로 환자의 머리를 감쌌다. 그는 블랙 호크 전투 헬기에 실려 쿠웨이트로 후송되었다. 나는 그 환자를 다시 볼 수 있을지, 심지어 그 환자가 과연 생존할 수 있을지 확신할 수 없었다. 몇 달 후 나는 샌디에이고의 한 의사에게서 젊은 중위 환자 헤수스 비다나에 대한 소식을 들을 수 있었다. 나에게 연락을 준 그 의사는 환자가 무사히 살아남았으며 잘 지낸다고 전해줬다. 얼마 후 나는 헤수스 비다나를 만났고, 서던 캘리포니아 의과 대학에서 졸업 연설을 할 때 그를 게스트로 초대했다. 헤수스 비다나는 졸업식에서 열렬한 기립 박수를 받았다. 훤칠하고 건강한 얼굴로 밝게 웃던 그를 떠올리면 지금도 뿌듯함을 느낀다. 뇌 손상의 위험 속에서 헤수스 비다나를 살린 일은 내 삶을 통틀어 가장 짜릿한 경험 중 하나였다. 이후로 나는 사막 한가운데서 예수(Jesus, 즉 예수를 스페인어식으로 읽으면 헤수스다 – 편집자 주)를 수술한 사건은 영원히 잊을 수 없을 거라는 우스갯소리를 가끔 한다.

헤수스 비다나의 사례는 뇌가 아무리 어려운 상황에 놓여 있다 하더라도 외상을 극복하고 살아남을 수 있다는 가능성을 분명히 보여준다. 뇌는 우리가 생각하는 것보다 훨씬 회복 탄력성이 뛰어나고 복구 가능성도 크다. 그렇기 때문에 헤수스 비다나의 경우처럼 뇌 손상으로 인한 사망 위험이 크더라도 이런 최악의 상황을 뒤집을 만한 조치를 취할 수 있는 것이다. 물론 헤수스 비다나는 아주 극단적인 사례에 속한다. 하지만 앞으로 살아가면서 뇌와 관련된 위기 상황에 직면하거나 뇌 관련 질환으로 사망할 가능성을 줄이기 위해 생활 방식에 변화를 꾀하고자 한다면 헤수스 비다나의 이야기를 되새겨볼 필요가 있다.

12가지 오해
더티 12

지금까지 우리는 뇌에 대한 상당한 지식을 쌓았다. 그렇지만 뇌가 할 수 있는 일은 무엇이며, 일생 동안 뇌가 어떻게 변화하는지에 대해서 여전히 잘못 알고 있는 부분들이 많으리라 확신한다. 나는 이 책을 읽는 모든 사람들이 뇌 건강에 대해 관심을 기울여야 하는 이유와 방법을 알게 되기를 바란다. 이제부터 노화하는 뇌에 관한 12가지 오해를 벗어던지고 그 자리를 실용적 지식으로 메워보자. 이러한 정보는 뇌의 노화를 늦추고 오랫동안 뇌 건강을 지키려면 어떻게 해야 하는지 알려줄 것이다. 여담으로, 나는 이와 같은 12가지 오해를 '더티 12 Dirty Dozen'라고 부른다.

오해 1 | 뇌는 완전한 수수께끼로 남아 있다

나는 이 첫 번째 오해와 애증의 관계에 놓여 있다. 뇌가 완전한 수수께끼로 남아 있다는 말은 사실이 아니므로 싫어하지만, 사람들의 잘못된 생각을 바로잡고 그들에게 희망을 안겨줄 수 있는 여지를 주기 때문에 이 말을 좋아한다. 아직 가야 할 길이 멀지만 최근에 연구자들은 뇌를 이해하는 데 있어서 큰 진전을 이루고 있다. 우리는 뇌의 각 부분들은 서로 연결되어 있고, 뇌를 구성하는 부분들은 우리가 생각하고 움직이고 느끼는 방식과도 관련이 있다는 사실을 알게 되었다. 또한 우울증, 강박 장애, 알코올 중독에 관여하는 뇌의 영역을 해부학적으로 식별할 수 있게 되었으며, 부상이나 뇌졸중을 겪은 후에도 뇌를 회복시킬 수 있게 되었다. 신경 과학 분야는 항상 새롭고 흥미로운 혁신으로 가득 차 있다. 자세한 내용은 Part 2에서 본격적으로 다룰 예정이다.

오해 2 | 나이 들면 잘 잊어버린다

두 번째 오해는 부분적으로만 진실이다. 일부 인지 능력은 나이가 들면 쇠퇴하며, 특히 세심하게 주의를 기울여 기억력 향상 전략을 사용하지 않으면 이러한 쇠퇴는 가속화된다. 그러나 새로운 언어를 배우거나 단어 목록을 암기하는 능력은 어렸을 때 더 좋을 수 있을지언정, 어휘력이나 다른 사람의 성격을 파악하는 능력은 나이가 많은 성인일 때 더 좋을 수 있다. 이견을 조정하거나 갈등을 해결하는 등의 사교적 소통 및 대인 관계 능력 검사를 하면 나이가 많은 집단이 높은 점수를 받는 경향이 있다. 뿐만 아니라 나이가 들수록 감정을 조절하고, 스트레스를 해소하고, 삶의 의미를 찾는 등의 능력 또한 향상된다.

오해 3 | 노년기에 치매는 피할 수 없다

지금쯤이면 세 번째 오해는 스스로 떨쳐낼 수 있어야 한다. 치매는 노화의 필연적인 결과가 아니다. 나이와 관련된 뇌의 변화는 질병으로 인한 뇌의 변화와 다르다. 나이와 관련한 뇌의 변화 속도는 충분히 늦출 수 있고, 질병으로 인한 뇌의 변화는 충분히 피할 수 있다.

오해 4 | 노인들은 새로운 것을 배울 수 없다

배움은 어떤 나이에도 가능하며, 특히 새로운 사람을 만나거나 새로운 취미를 시도하는 등의 인지적 자극이 가해지는 활동에 참여할 때는 더욱 그러하다. 기억력은 역동적이라는 점, 그리고 뇌에 새로운 신경 세포의 성장(신경 생성) 가능성이 있다는 점은 뇌의 정보, 용량, 학습 강점이 지속적으로 변화될 수 있다는 것을 시사한다. 물론 나이 든 사람들이 제2, 제3외국어 같은 새로운 기술을 습득하는 데 오랜 시간이 걸릴 수는 있지만 그렇다고 해서 목표를 달성할 수 없다는 것은 아니다. 절대로 '불가능하다'고 단정 짓지 마라. 알츠하이머병을 포함한 인지 능력 저하를 진단받은 사람들도 꾸준히 새로운 것을 배울 수 있다.

오해 5 | 한 언어를 완벽히 습득해야 다른 언어를 배울 수 있다

모국어와 다른 언어를 동시에 배우는 어린아이들은 두 언어를 혼동하지 않는다. 두 언어를 동시에 익히려면 시간이 걸릴 수는 있지만 나뽄 방법은 아니다. 뇌의 영역들은 충돌하지 않기 때문에 혼선이 발생하지 않는다. 오히려 2개 국어를 하는 아이들은 언어 구조에 대한 풍부한 지식을 가지고 있는 경우가 많다. 아이들이 어른들보다 쉽게 새로운 언어를 배우는 것처럼 보이는 이유 중 하나는 자의식이 덜 발달되었기 때문이다.

오해 6 | 기억력 훈련을 받으면 절대 잊어버리지 않는다

Part 2에서는 기억력 훈련법을 소개할 예정이다. 이 중 하나는 '사용하거나 잊어버리거나'로 근력 또는 전반적인 신체 건강을 유지하는 데 적용되는 것과 같은 방식으로 기억력 훈련에 적용된다. 이 훈련은 여타의 장기 전략과 마찬가지로 지속적으로 시행해야 한다.

오해 7 | 우리는 뇌의 10%만 활용하고 있다

누구나 한 번쯤 이 말을 들어봤을 것이다. 우리가 뇌의 10%만 활용한다는 통념은 오랫동안 존재해왔으며, 이는 우리에게 개척되지 않은 방대한 양의 뇌 능력치가 남아 있다는 의미이기도 하다. 하지만 우리가 정말로 뇌의 90%를 낭비하는 것일까? 전혀 그렇지 않다. 진화적 관점에서 보면 이는 말도 안 되는 소리다. 뇌는 손이 많이 가는 신체 기관이다. 태아가 자라면서 뇌를 형성할 때뿐만 아니라 성인이 되어 뇌의 능력을 유지하는 데에도 아주 많은 에너지가 필요하다. 진화론적으로 여분의 뇌 조직을 가지고 다니는 것은 비효율적이다. (여기에 약간의 논리를 적용해보자. 만약 뇌의 10%만 사용하는 게 사실이라면 확실히 뇌 손상으로 인한 걱정은 덜 수 있다.) PET(양전자 단층 촬영)나 fMRI로 뇌를 스캔한 결과, 간단한 작업에도 뇌의 많은 부분이 관여를 하며 '뇌 주요 부위'라고 불리는 작은 영역이 손상을 입으면 언어, 행동, 감정, 감각 능력 또한 심각한 영향을 받을 수 있다는 사실을 알아냈다.

별다른 증상이 없었던 사람들의 뇌를 사후에 부검해보니 신경 세포 사이에서 아밀로이드판 같은 알츠하이머병의 징후가 발견되는 사례가 있고, 뇌 조직의 일부를 잃더라도 완전히 기능하는 데에는 문제가 없을 수 있다. 그러나 뇌가 100% 성능을 발휘하도록 정신 능력을 훈련하는 일은 여전히 중요하다. 지능 지수 검사만 해도 그렇다. 동기 부여가 된 사람들은 지능 검사에서 훨씬 높은 점수를 받는다. 나는 뇌를 일종의 동네라 생각한다. 주택, 상점 같은 중요한 구조물들은 끊임없이 사용되고, 이들은 뇌의 10~20% 정도를 차지한다. 나머지 80~90%는 이러한 주택과 상점을 연결하는 도로들이다. 도로가 없으면 정보가 필요한 곳으로 이동할 수 없다. 도로는 지속적으로 사용되지 않더라도 반드시 필요하다.

오해 8 | 학습 능력이나 지능은 성별에 따라 다르다

속설에 따르면, 남성은 생물학적으로 수학과 과학에 적합하고 여성은 공감과 직관적 능력이 뛰어나다고 한다. 과학 역사상 최악으로 설계되고, 대놓고 편향을 보이는 연구들이 있다. 이들은 남녀의 두뇌 차이에 대한 생물학적 설명이 가능하다고 주장한다. 물론 남성과 여성의 뇌는 기능의 다양성에 의한 차이점이 존재하지만 하나가 다른 것보다 더 '뛰어나지는' 않다. 남성과 여성의 뇌 사이의 중요한 차이점에 대해 이해하기 위한 연구는 꾸준히 이어져왔고, 최근에는 신경 과학 분야의 연구가 급부상하고 있다. 한편, 생각의 폭을 넓힐 수 있는 또 다른 길이 있다. 우리의 뇌 구조는 각자 독특한 방식으로 배선되어 있을지 모르지만, 건강한 뇌는 복잡한 세상을 학습하고 기억하고 이해하는 능력이 높다는 점은 모두에게 해당된다.

단, 주목해야 할 한 가지 사항은 알츠하이머병에 있어서 남성에 비해 여성의 숫자가 많다는 점이다. 알츠하이머병을 앓고 있는 미국인의 2/3가 여성인데, 왜 여성이 알츠하이머병에 걸릴 위험이 더 높은지에 대해서는 아직 밝혀내지 못했다. 단지 여성의 수명이 길기 때문만은 아니다. 여성의 생리학적인 요인이 이유가 될 수도 있다. 여성의 평생 임신 횟수는 현재 진행되고 있는 도전적인 연구 이론 중 하나다. 임신은 호르몬의 변화에서부터 면역 기능의 변화에 이르기까지 많은 생물학적 사건들을 수반하며, 이들은 궁극적으로 노년에 발생하는 치매에 대한 예방책으로 이어질 수 있다. 호르몬 치료가 논의되고는 있지만 아직 해답은 알 수 없다. 호르몬 복용을 시작하는 시기에 따라서 특정 상황에서는 인지 능력에 해롭지만 또 다른 상황에서는 잠재적으로 유익한 것으로 나타났다(각각 50대 초반 또는 65~79세). 분명한 사실은 개인 맞춤화된 접근법이 고려되어야 한다는 점이다. 호르몬 치료는 당뇨병을 앓고 있거나 알츠하이머병과 관련된 유전자를 가지고 있는 등 개인적인 위험 요인에 따라 달라지며, 이러한 호르몬 치료에 대한 개별 여성들의 반응 또한 제각각이다.

여성은 언어 능력에서 남성보다 뛰어나며 이는 특정 인지적 문제를 식별하는 요인이 될 수 있다. 연구 결과에 따르면, 뇌 스캔이 여성과 남성이 동일한 치매 단계에 있음을 보여줄 때에도 치매 초기 진단에 사용되는 표준 검사에서 여성은 남성보다 높은 점수를 받는다. 여성들은 뛰어난 언어 능력으로 증상을 숨길 수 있기 때문에 알츠하이머병을 조기에 진단받지 못하다가 인지 장애의 후기 단계에 이르러 언어 능력이 사라지면서 병증이 두드러진다. 이와 같은 성별의 차이를 바탕으로 한 연구를 살펴보면, 여성들이 치매 진단을 받은 후 더 빠르게 악화일로를 걷는 듯하다. 즉, 여성들은 예상했던 것보다 빨리 알츠하이머병의 궤적을 따라가고 있다. 현재 연구에 있어서 성별에 따른 차등적 점수화가 필요하다는 요구가 연구 및 임상 환경에서 논의 중이다(이 부분에 대해서는 Chapter 11에서 자세히 알아보도록 한다).

오해 9 | 매일 십자말풀이를 하면 뇌 건강을 지킬 수 있다

아홉 번째 오해는 십자말풀이를 하는 것이 뇌를 젊게 유지시켜줄 거라는 믿음이다. 하지만 십자말풀이는 단어 찾기 능력(유창성)과 관련된 뇌의 일부분만을 자극한다. 이 부분은 뛰어난 단어 능력을 발휘하도록 도울 수 있으나 전반적인 측면에서 뇌를 똑똑하게 유지시켜주지는 않을 것이다. 그럼에도 스도쿠 같은 퍼즐을 즐기는 일은 충분한 가치가 있다. 2019년 엑서터 의과 대학과 킹스 칼리지 런던의 후속 연구는 참가자들이 퍼즐을 자주 즐길수록 주의력, 추론 능력, 기억력을 평가하는 검사에서 좋은 성과를 보인다는 이전의 결과를 확인시켜줬다. 이러한 결과는 25년에 걸친 대규모 프로젝트PROTECT 연구에 등록된 50세 이상의 건강한 사람 19,000명의 데이터를 분석해서 도출되었다. 프로젝트 연구는 뇌가 어떻게 노화를 일으키는지, 인생 후반기 치매의 위험에 영향을 미치는 것이 무엇인지 탐구하기 위해 매년 참가자들을 추적 관찰했다. 연구자들은 이러한 연구 결과가 십자말풀이를 하는 행위가 뇌 기능을 향상시키거나 뇌를 똑똑하게 만들어준다는 의미는 아니라는 점을 지적했다. 다만 분명한 점은 정신 건강을 활동적으로 유지하면 인지 능력 쇠퇴를 줄이는 데 도움이 될 수 있다는 것이다. 또한 일부 사람들에게는 십자말풀이가 정신 건강을 활동적으로 유지하는 일이 될 수 있고 다른 사람들에게는 그렇지 않을 수도 있다.

오해 10 | 사람에 따라 '좌뇌'나 '우뇌'의 지배를 받는다

우리가 단순하게 좌뇌, 우뇌로 구분해 이야기해온 것과 달리 뇌의 '양면(오른쪽과 왼쪽)'은 복잡한 부호에 의존한다. '우뇌형' 또는 '좌뇌형' 이라는 말을 들어본 적이 있을 것이다. 우뇌형은 창조적, 예술적이며 좌뇌형은 기술적, 논리적이라는 말 또한 한 번쯤 들어봤을 것이다. 좌뇌, 우뇌 개념은 대부분의 사람들이 주로 뇌의 왼쪽 반구에서 언어를,

오른쪽 반구에서 공간 능력과 감정 표현을 주고받는다는 데서 비롯되었다. 심리학자들은 다양한 성격 유형을 구별하기 위해 좌뇌, 우뇌 아이디어를 사용해왔다. 그러나 뇌 스캔 기술은 뇌의 두 반구가 함께 복잡하게 작용한다는 사실을 밝혀냈다. 한때는 좌뇌의 영역으로 간주되었던 언어 처리 능력이 이제는 뇌의 양쪽에서 일어나는 것으로 여겨지는데, 왼쪽은 문법과 발음을, 오른쪽은 억양을 다룬다. 독서나 수학을 할 때도 뇌의 좌우 양쪽을 활용한다.

오해 11 | 사람은 5가지 감각만을 가지고 있다

5가지 감각은 보고(시각), 냄새 맡고(후각), 맛보고(미각), 느끼고(촉각), 듣는 것(청각)이다. 오감 이외에 단어 끝에 '셉트$_{cept}$'가 붙는 다른 감각들도 있는데, 라틴어로 취하거나 받는다는 뜻이다. 셉트로 끝나는 6가지 감각 또한 뇌에서 처리되며 우리에게 외부 세계의 데이터를 제공한다.

- **자기 수용 감각** : 신체 부위가 어디에 있고 무엇을 하고 있는지 느끼는 감각.
- **평형 감각** : 인체 내부의 GPS로 알려진 균형 감각. 이 감각은 우리가 앉아 있는지, 서 있는지, 누워 있는지를 알려준다. 이 감각은 귓속에 위치한다(그래서 귓속에 문제가 생기면 현기증을 느끼게 된다).

- **통각 :** 통증을 느끼는 감각.

- **온도 감각 :** 뜨거움과 차가움을 느끼는 감각.

- **시간 감각 :** 시간의 흐름에 대한 감각.

- **내부 수용 감각 :** 허기, 갈증, 생리 현상 같은 내적 욕구에 대한 감각.

오해 12 | 뇌세포는 타고나는 것이다 / 뇌의 배선은 고정적이다 / 뇌 손상은 영구적이다

육안으로 봐도 신생아의 몸통 대비 머리 크기는 성인보다 크다. 임신 과정에서 뇌와 신체의 발달 사이에 불균형이 생기므로 신체 크기에 대비한 아기의 뇌는 성인보다 훨씬 큰 것이다. 신생아의 뇌는 생후 첫 해에 크기가 3배로 증가한다. 이후 세상을 배우고 1.5kg 정도 되는 뇌에 많은 정보를 끊임없이 집어넣으면서 뇌의 크기가 증가하는 속도는 점점 느려진다. 뇌가 더 많은 정보를 처리할 수 있는 능력을 허용하면서 발전할 수 있는 까닭은 가지치기 과정을 거치는 신경 세포 네트워크의 복잡성 덕분이다. 이 과정에서 사용되지 않는 특정 시냅스는 새로운 시냅스를 위한 공간을 만들기 위해 잘려나간다. 이는 왜 뇌의 크기가 반드시 지능과 직접적인 상관관계가 있는 것은 아닌지 설명해준다. 뇌는 태어난 지 9개월 만에 성인의 절반 크기에 이르고 2살이 되면 성인 크기의 3/4가량에 이른다. 신체의 다른 부분의 성장을 수용하려면 아기의 머리는 커져야 하고 빠르게 성장해야 한다. 평균적으로 여

자아이들의 뇌는 약 11.5세에 최대 크기에 도달하고 남자아이들의 뇌는 14.5세에 최대 크기에 도달하지만, 내부 발달과 실행 기능의 측면에서는 약 25세가 되어야 뇌가 완전히 성숙한다.

뇌에 더 많은 정보를 집어넣는다고 해서 크기가 증가하지는 않는다(새로운 정보를 배울 때마다 뇌의 크기가 커진다면 인간의 모습이 어떻게 될지 상상해보라). 단, 신경 세포의 수는 점점 증가하고, 지속적이고 활발한 가지치기와 '성장'을 통한 네트워크의 복잡성은 점점 가중된다. 물론 시냅스의 감소에 영향을 주는 것은 유전자일 가능성이 높지만, 최근에 행해진 연구에서는 경험, 즉 개인의 환경 또한 가지치기 과정에 지대한 영향을 미칠 수 있다는 데 주목했다. 이는 이미 널리 알려져 있는 본성 대 양육 현상과도 직결된다. 경험에 의해 '단련'된 시냅스는 더 강해지는 반면, 그렇지 않은 시냅스는 약해지고 결국 잘려나간다.

우리는 평생 한정된 수의 신경 세포를 가지고 태어나며 이 신경 세포들은 한번 손상되면 교체될 수 없다고 믿어왔다. 마찬가지로 많은 과학자들은 뇌는 바꿀 수 없으며 한번 고장 나면 고칠 수 없다고 생각했다. 하지만 이제 우리는 새로운 사실을 알게 되었다. 뇌는 평생 가소성을 유지할 수 있고 우리의 경험에 반응해 스스로를 재배선할 수 있다. 또한 뇌는 적절한 상황에서 새로운 뇌세포를 생성할 수도 있다. 시각 장애인들은 시각을 처리하는 뇌의 한 부분을 뛰어난 청력에 활용할 수 있다. 바이올린 연주 배우기와 같은 새로운 기술을 연습하는 사람은 미세한 운동 조절을 담당하는 뇌 부분을 '재배선'한다. 뇌 손상을 입은 사람들은 손실되거나 손상된 조직을 대신하기 위해 뇌의 다른 부분을 활용할 수 있다. 지능 또한 고정적이지 않다.

　신경 생성은 다른 동물들에서 오랫동안 증명되었지만, 1990년대에 이르러서야 연구자들은 인간의 새로운 뇌세포의 탄생을 증명하는 데 집중하기 시작했다. 1998년 마침내 스웨덴의 신경학자 피터 에릭손이 현재 널리 인용되고 있는 보고서를 발표했다. 이 보고서는 해마 속에 지속적으로 보충되어 뇌의 신경 세포로 분화할 수 있는 신경 줄기세포 저장소가 있다는 사실을 밝혀냈다. 누구나 살아가는 동안 적어도 한 번은 뇌의 특정 영역에서 발전을 경험할 뿐만 아니라 뇌를 재배선하고 물리적으로 재구성할 수 있는 기술도 갖추고 있다. 이는 신경 가소성neuroplasticity이라는 새로운 분야의 급성장으로 이어졌다. 신경 가소성이란 시냅스 연결을 형성하고 재구성하는 뇌의 능력을 말한다. 가소성이란 용어는 100여 년 전 하버드 대학교의 심리학자 윌리엄 제임스의 1890년 저서《심리학의 원리》에 처음 등장했다. 그는 자신의 책에서 다음과 같이 언급했다. "유기물, 특히 신경 조직은 매우 뛰어난 수준의 가소성을 지닌 것으로 보인다." 이 현상은 최근에 들어서야 기술로 측정되고 시각화되기 시작했다. 그리고 fMRI 같은 도구를 통해 특정한 자극에 반응하는 뇌의 변화를 볼 수 있고, 사용되지 않는 뇌의 일부분이 제거되는 것 또한 볼 수 있다. 뇌는 경험, 학습, 심지어 부상에도 반응하며 끊임없이 역동적으로 스스로를 형성하고 변형시킨다. 나아가 우리가 어떤 일에 주의를 집중하기로 결정하면 이를 위해 구조적, 기능적 관점에서 뇌가 재배선되기도 한다.

　체내 신경 생성이 평생 동안 이루어진다는 사실은 신경 가소성이 두

뇌 회로를 바꿀 수 있다는 사실과 더불어 신경 과학 및 뇌에 대한 기존의 관점에 혁명을 불러일으켰다. 또한 이러한 새로운 지식은 진행성 뇌 질환의 속도를 늦추거나, 되돌리거나, 심지어 멈추거나 치유하는 실마리를 찾는 사람들에게 희망을 심어줬다. 만약 뇌세포를 재생시키고 뇌세포의 연결을 바꿀 수 있다면 신경 퇴행성 장애 연구에 획기적인 도움을 줄 것이다. 의학 전문가로서 추측건대 새로운 치료법이 발견될 날이 머지않았다. 일부 치료법은 이미 심각한 뇌 부상이나 질병을 앓는 사람들의 삶을 변화시키는 데 성공했다. 이와 관련해 신경 가소성을 증명하는 실제 사례들을 소개한 샤론 베글리의 저서 《마음을 단련하고 뇌를 바꿔라》를 읽어보기를 권한다. 이와 비슷하게 노먼 도이지 박사의 저서에도 뇌가 어떻게 스스로 변하는지 서술한 부분이 나온다. 치명적인 뇌졸중을 겪은 사람들이 다시 말하는 법을 배울 수 있고, 선천적으로 뇌의 일부만 가지고 태어났거나 질병 또는 수술로 중요한 뇌 조직을 잃은 사람들의 뇌를 전체적으로 활동할 수 있도록 재배선하는 일이 가능해진다면 나이가 들어도 온전한 정신을 유지하기를 바라는 사람들에게 희망의 길이 열릴 수 있다. 심지어 난치성 간질이나 뇌암 같은 희귀한 신경학적 질병을 치료하기 위해 어린 시절에 반구 전체를 제거한 사람들까지도 성인기에 두뇌 활동을 계속할 수 있다. 이들의 뇌는 재편성되며 느슨해진 틈이 다양한 네트워크로 채워진다.

　뇌가 새로운 신경 세포를 '성장'시키는 과정은 주로 11번 염색체에 위치한 유전자에 부호화되어 있는 단백질 BDNF(뇌 유래 신경 영양 인자)의 도움을 통해서 이루어진다. 신체 및 뇌 건강의 연관성에 대해 폭넓게 저술한 하버드 대학교 신경 정신과의 존 레이티 박사는 BDNF를 '뇌를 위한 기적의 원천'이라고 부른다. BDNF는 신경 조직의 발생을 배양하는 것 외에도 기존의 신경 세포를 보호하고 시냅스의 형성(하나의 신경 세포와 다른 신경 세포의 연결)을 촉진하는 데 도움을 준다. 흥미롭게도 여러 연구에서 알츠하이머병 환자의 BDNF 수치가 감소한 사실을 발견했다. 더불어 과학자들은 기본적인 생활 습관을 통해 뇌의 BDNF를 증가시키는 방법도 찾고 있다. 뇌의 BDNF를 증가시키기 위해서는 운동, 수면, 스트레스 감소, 건강한 수준의 일광 노출 등이 필요하다.

뇌의 가소성은 양방향 도로와 같다. 즉, 기억력이나 신체적, 정신적 능력은 손상되기 쉬운 만큼 개선되기도 쉽다. 뇌 가소성 연구의 선구자이자 캘리포니아 대학교의 명예 교수인 마이클 머제니치 박사는 다음과 같이 말한다. "노인들은 뇌 가소성을 잘못된 방향으로 유도하는 데 선수입니다." 우리는 행동과 사고방식을 통해 뇌를 더 좋게 혹은 더 나쁘게 바꿀 수 있다. 나쁜 습관은 자체적으로 강화되는 신경 지도를 가지고 있다. 부정적 가소성은 해로운 신경 연결의 변화를 일으킨다. 부정적인 생각과 끊임없는 걱정은 우울증 및 불안과 관련된 뇌의 변화를 촉진시킬 수 있다. 우리가 특정 대상에 반복적으로 주의를 집중하고 경험이나 반응을 일으키면 이 정신 상태는 실제 신경적 특성이 된다. 다음은 머제니치 박사가 자주 인용하는 말이다. "감각 영역에서 신경 세포의 활동 형태는 주의력에 의해 바뀔 수 있습니다. 주의력과 결합된 경험은 신경계의 구조와 미래 기능의 물리적 변화로 이어집니다. 매 순간 우리는 변화무쌍한 마음이 어떻게 작용할지 선택하고 조각합니다. 우리는 다음 순간에 어떤 사람이 될 것인지 매우 현실적인 감각을 통해 선택하고, 이러한 선택들은 우리의 물질적인 자아에 육체적인 형태로 도드라지게 새겨집니다."

슈퍼 에이저의 비밀

나이가 들어도 젊은 뇌를 유지하는 특별한 능력을 가진 슈퍼 에이저super ager의 뇌를 갖는 것은 멋진 일이지만 대부분의 사람들은 이러한 유전자 복권에 당첨되는 행운을 얻지 못한다. 80세 이상의 노인 중에는 20~30세 이하의 젊은이들처럼 예리한 기억력을 가진 이른바 소수 엘리트 집단이 분포한다. 이들은 기억 능력과 관련된 두뇌 네트워크의 크기에서 나이와 관련된 감소를 보이지 않는다. 기억력, 주의력 및 다른 사고 능력이 일어나는 이들의 대뇌 피질은 50대와 비슷한 정도로 눈에 띄게 두껍다. 과학자들은 슈퍼 에이저들이 전적으로 유전적 영향만 받는 것은 아니며, 생활 방식이 뇌의 운명에 지대한 영향을 미칠 수 있다는 사실을 알아냈다. 슈퍼 에이저들은 일반적인 사람들이 노인 하면 떠올리는 이미지대로 행동하지 않으며 좋은 습관으로 총명한 뇌를 유지한다.

총명한 정신을
유지하는 방법

Part 2에서는 뇌 건강을 바로 세우는 5가지 기둥에 대해서 다룬다. 이 기둥은 우리의 정신이 올바른 방향으로 움직일 수 있도록 해준다. 앞으로 이 기둥 뒤에 숨겨진 과학과 어떻게 하면 이들을 삶에 쉽게 적용할 수 있는지에 대해 많은 정보를 얻고 될 것이다. 그리고 도전을 즐기는 독자들을 위해 뇌를 최적화시키는 전략을 알려주되, 1~2단계 정도 상향된 권고 사항도 함께 제시하고자 한다. 물론 여기서 제안하는 전략이 모든 사람에게 잘 맞지는 않겠지만, 이 책에서 얻고자 하는 게 무엇인지는 알고 있으니 나를 믿고 따라와주기를 바란다. 더불어 구체적인 방향이 필요한 사람들을 위한 프로그램도 제시할 예정이다. 마지막으로, 생산성을 높이고, 시간을 최대한 활용하고, 좋은 습관을 들이는 동시에 나쁜 습관을 고치려는 사람들을 위한 추가적인 요령을 제시하려고 한다. 우리의 핵심 목표는 더 총명한 뇌를 통해 더 나은 삶을 형성하는 것이다.

기본적인 뇌 건강의 5가지 기둥은 다음과 같다. '움직여라, 발견해라, 느긋해져라, 영양을 섭취해라, 사람들과 교류해라'. 미국 은퇴자협회가 기존의 과학적 증거에 기초해 처음으로 이 5가지 기둥을 제안했다. 이러한 행동들은 평생 좋은 인지 기능을 촉진하는 기반이 된다. 나이와 상관없이 정신을 예리하게 유지하고 싶다면 이 5가지 제안을 실천해보자.

1. 움직여라

운동은 유산소 운동이든 비유산소 운동이든 상관없이 둘 다 신체와 뇌에 좋다. 나는 매일 앉아서 이 책을 쓰기 전에 자전거 타기, 팔 굽혀 펴기, 수영, 달리기 등의 육체적인 단련을 했다. 글쓰기가 지지부진하거나 원하는 방식으로 진전되지 않으면 정신을 자극하는 방법으로써 운동을 했던 것이다. 사실 육체적 단련은 뇌 건강 및 기능을 향상시키는 방법 중에서 유일하게 과학적으로 입증된 수단이다. 건강한 음식을 먹는 것과 건강한 뇌를 가지는 것 사이에는 분명한 연관성이 있으며, 나아가 신체 건강과 뇌 건강 사이의 연관성은 아주 명확하고 직접적이며 강력하다. 운동은 뇌세포를 증가시키고 복구하고 유지하는 데 도움을 줌으로써 뇌의 능력을 향상시키고, 덕분에 하루 종일 보다 생산적인 상태를 유지하고 집중력도 높일 수 있다. 운동은 즉시 측정 가능한 원인과 결과가 있으며 그 효과는 매우 놀랍다. 나는 친구이자 영화배우이자 운동광인 매튜 맥커너히의 충고를 열심히 따르고 있다. "그냥 매일 땀을 흘리겠다는 생각으로 운동하는 거야."

2. 발견해라

2014년 텍사스 대학교의 연구는 그림이나 디지털 사진 혹은 새로운 소프트웨어나 언어를 배우는 것과 같은 새로운 취미 활동이 뇌를 강화시킬 수 있다는 사실을 보여준다. 새로운 일을 하는 것에는 3D 영화를 보거나, 새로운 동호회에 가입하거나, 심지어 이를 닦는 데 잘

안 쓰던 손을 사용하는 것도 포함된다. 이와 비슷한 맥락에서 나는 두 뇌 훈련의 이점과 함정은 무엇인지, 그리고 관심과 초점, 집중력을 높이는 전략을 통해 어떻게 하면 뇌가 가진 모든 역량을 계발할 수 있는지 제시하려고 한다. 우선 다음 질문에 대해 생각해보자. "삶에 강한 목적의식을 가지고 있는가?" 이 질문은 앞으로 뇌 건강 방정식의 일부가 될 것이니 진지하게 고민해보도록 한다.

3. 느긋해져라

긴장을 푸는 일은 단순히 신체에만 도움이 되는 게 아니다. 뇌도 긴장을 풀 필요가 있다. 수많은 연구들은 수면 부족이 기억력 저하를 초래할 수 있고, 만성 스트레스가 새로운 상황에 적응하고 학습하는 능력을 손상시킬 수 있다는 사실을 보여준다. MIT의 연구자들에 따르면, 멀티태스킹처럼 흔한 (그리고 스트레스를 주는) 일은 생각을 느리게 만들 수 있다. 특히 스트레스는 치명적이다. 이 책은 긴장을 풀 수 있는 방법을 찾는 데 도움을 줄 것이다. 대신 의무적으로 명상을 해야 한다는 등의 조언은 하지 않을 것이다. (물론 명상을 시도해보는 것은 환영한다. 이와 관련해서는 Chapter 6를 참조한다.) 스트레스를 줄이는 활동에 참여하거나 밤에 충분한 수면을 취하는 일 등도 느긋해지는 데 포함된다.

4. 영양을 섭취해라

식생활과 뇌 건강의 연관성은 오래전부터 입소문으로 알려져왔다. 그러다 마침내 특정 음식(한류성 어류, 통곡물, 엑스트라 버진 올리브유, 견과류와 씨앗류, 과일과 채소)을 섭취하는 동시에 다른 음식(과도한 설탕, 포화지방, 트랜스 지방산)을 제한함으로써 기억력 쇠퇴를 방지하며 뇌를 질병으로부터 보호하고 뇌의 성능을 극대화할 수 있음을 보여주는 과학적 증거를 가지게 되었다. 식단이 뇌 건강에 영향을 미칠 수 있다는 사실을 알게 되었으니 그 어느 때보다도 잘 먹는 일이 중요하다. 건강한 영양을 섭취하는 전략은 체내 미생물의 건강으로까지 확대된다. 장내 미생물 군집Microbiome은 내장 안에 거주하는 수조 개의 박테리아로서 뇌 건강과 기능에 지대한 역할을 한다. 먹는 음식은 장내 미생물 군집의 생리 작용에 영향을 주며 나아가 뇌 건강과도 직결된다는 사실이 속속들이 밝혀지고 있다.

5. 사람들과 교류해라

십자말풀이가 뇌 기능을 증진시키는 능력 영역에서 B학점을 받는다면 무엇이 A학점을 받을까? 그건 바로 다른 사람들과의 교류다. 단, 얼굴을 맞대고 직접 만나라. 2015년 연구는 다양한 사회적 네트워크를 갖는 것이 뇌의 가소성을 향상시키고 인지 능력을 보존하는 데 도움을 줄 수 있다는 사실을 보여준다. 사람들과의 교류는 스트레스를 줄이고 면역 체계를 강화할 뿐만 아니라 인지 능력 저하의 위험도 줄일 수 있다.

자, 이제 삶을 바꿀 준비가 되었는가. 앞으로 이 5가지 기둥을 실천 가능한 실용적 프로그램으로 만들어 소개할 예정이다. 당신의 뇌, 그리고 온몸이 이 프로그램을 반기게 될 것이다.

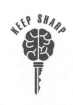

Part

2

두뇌 강화
The Brain Trust

정신 건강을 잃지 않는 방법

예방은 질병에 대한 가장 강력한 해독제이며, 특히 뇌나 신경계의 퇴행성 질환에 있어서는 더욱 그러하다. 성인의 절반이 치매의 위험 요인에 대해 잘 알지 못함으로써 치매에 대한 오해와 두려움이 더욱 커지고 있다. 이해할 수 없고 '볼 수 없는' 것을 막는 일은 힘들 수밖에 없다.

노화는 치매와 알츠하이머병의 가장 강력한 위험 인자로 알려져 있으나, 노화의 속도를 늦추는 방법을 달리 배울 데가 없다. 알츠하이머병이나 혈관성 치매의 발병률은 65세 이후에 기하급수적으로 늘어나 5년마다 거의 2배씩 증가한다. 85세 이상에서는 약 1/3에 해당하는 사람들이 치매에 걸린다. 단, 이것이 65~85세의 20년 사이에 치매가 뿌리를 내린다는 의미는 아니다. 30% 이상이 치매에 걸리는 85세의 사람들에게서 뇌 쇠퇴의 징후는 이들이 55~65세였을 때 조용히 시작되었다. 마찬가지로 65세에 치매 증상이 나타난 사람들의 10% 이상이 이들이 35~45세였을 때부터 뇌 건강이 조용히 악화되기 시작했다. 한 저명한 신경학자는 말했다. "알츠하이머병은 젊은 층이나 중년층의 병이라고 부르는 게 더 적절할 수도 있다."

인생의 전성기에서 치매를 떠올리기란 쉬운 일이 아니지만 이 시기부터 치매를 대비하면 아주 놀라운 기회를 가질 수 있다. 지난 수십 년간 축적된 관찰 연구의 데이터는 나이를 제외하고 뇌 질환을 일으키는 대부분의 위험 요인은 통제될 수 있다는 사실을 보여줬다. 이는 우리가 뇌 쇠퇴의 위험을 조절하는 강력한 힘을 가지고 있음을 의미한다. 뇌 쇠퇴와 관련된 가장 영향력 있고 수정 가능한 요소 중 일부는 생활 방식과 밀접한 관련이 있다. 신체 활동 부족, 건강하지 못한 식단, 흡연, 사회적 고립, 수면 부족, 정신적으로 자극적인 활동 부족, 알코올 남용 등이 그것이다. 미국 내 알츠하이머병의 절반은 이러한 나쁜 습관들의 조합에 의해 야기되거나 악화될 가능성이 높다. 특히 중년의 고혈압, 비만, 당뇨병, 높은 콜레스테롤은 향후 수십 년 동안 치매에 걸릴 확률을 높이는 데 상당히 큰 기여를 한다. 예방은 일찍 시작해야 하지만 예방 계획을 제대로 세우기 위해서는 전략이 필요하다. 예방은 삶에 쉽게 통합될 수 있는 성질의 것이어야 한다. Part 2에서는 사는 동안 총명한 뇌를 만들 기회를 넓히는 데 지금 당장 적용할 수 있는 도구를 소개한다. 이 도구들은 뇌 건강과 기능을 보존하는 5가지 기둥을 반영하고 있으며 12주 맞춤 프로그램으로 절정을 이룰 것이다.

또한 나는 왜 이러한 도구들이 뇌에 영향을 미치는지에 대해서도 설명할 예정이다. 그러면 뇌를 예리하게 유지함으로써 얻어지는 혜택이 눈앞에 생생하게 그려지며 잘 이해될 것이다. 이 도구들을 개인 두뇌 트레이너라고 생각해도 좋다. 무엇보다 좋은 점은 이 도구들은 우리의 손이 닿는 가까운 곳에 있다는 것이다.

Chapter 4

운동의
기적

운동은 신체 건강의 가장 중요한 열쇠이자 역동적이
고 창의적인 지적 활동의 기반이다.

_ 존 F. 케네디

뇌 기능 및 질병에 대한 회복 탄력성을 향상시키기 위해 할 수 있는 가
장 중요한 일은 운동, 즉 많이 움직이고 규칙적인 체력 단련을 지속하
는 것이다. 많은 사람들이 뇌를 건강하게 하는 것으로 식생활, 십자말
풀이, 고등 교육 등을 꼽겠지만, 뇌 건강은 전적으로 신체 활동과 관련
되어 있다. 과거에 꾸준한 운동을 해본 적이 없다 하더라도 지금 당장,

바로 오늘부터 시작한다면 뇌 건강에 (그리고 전신 건강에) 빠르고 의미 있는 영향을 줄 수 있다. 설사 우리가 나이, 유전적 요인 같은 위험 요소를 가지고 있다 하더라도 운동을 함으로써 이들을 극복하고 가능한 한 오래 삶을 지속할 수 있다. 무엇보다 운동은 뇌에 도움을 줄 수 있는 생물학적 효과를 유발하는 것 중 유일하게 과학적으로 증명된 신체 활동이다. 아직 운동이 인지 능력 저하와 치매를 되돌릴 수 있다고 장담할 수는 없지만 '몸을 움직이라는' 충고에 주의를 기울여야 할 증거는 도처에 널렸다. 움직이는 몸은 계속 움직이는 경향이 있다. 어제까지 운동을 하지 않았더라도 미래의 뇌를 위해서 오늘부터 하면 된다. 늦었다고 생각할 때가 가장 빠르다고 하듯이 말이다.

50kg 벤치 프레스를 할 수 있는 80대 노인이 있다면 믿어지는가. 볼티모어에 사는 어네스틴 셰퍼드는 피트니스 클럽에서 운동을 가르친다. 놀랍게도 그녀는 이전까지 운동을 하지 않다가 56세가 되어서야 언니와 신체를 단련하기로 결심했다. 77세의 발레리나 수젤 풀 여사와 50대 프로 축구 선수 미우라 가즈요시는 어떤가. 2018년 87세의 존 스타브룩은 런던 마라톤을 완주한 최고령 선수가 되었다. 린다 애시모어는 71세의 나이로 수영을 해서 영국 해협을 건넜다. 이들은 운동이 평생의 활동이 될 수 있으며 언제 시작하더라도 결코 늦지 않음을 보여주는 산증인이다. 최근 과학자들은 스포츠에 종사하는 35세 이상의 '전문 육상 선수'를 연구하기 시작했다. 이러한 연구들은 나이가 들면서 신체적으로 무엇이 가능한지, 그리고 운동이 신체적으로뿐만 아니라 정신적으로도 얼마나 큰 도움이 되는지를 뒷받침하는 증

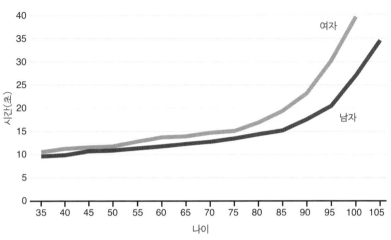

| 나이가 들수록 남녀가 느려지는 정도 |

연령별 100m 달리기 세계 기록

출처 : 2019년 세계 마스터스 육상 경기 100m 기록

거가 된다. 뿐만 아니라 노화 과정에 대한 수많은 고정 관념을 깨뜨리는 데도 일조한다. 일반적인 통념과 달리 70세 이전까지는 움직임이 그리 느려지지 않는다. 그리고 걷기, 정원 가꾸기, 사교댄스 같은 비교적 강도가 낮은 활동에서 예상보다 훨씬 큰 효과를 기대할 수 있다. 위의 그래프는 운동을 하지 않는 데 대한 '변명의 여지가 없다'는 것을 보여준다.

노화의
속도

2018년 초 미국 신경학회American Academy of Neurology는 운동이 뇌 기능에 미치는 엄청난 영향을 고려해 의사들이 최선의 처방을 내리는 데 참고할 수 있는 새로운 가이드라인을 발표했다. 이 가이드라인은 특히 치매의 전조 격인 경도 인지 장애 환자를 치료할 때 도움이 된다. 권고안을 업데이트하는 소위원회는 경도 인지 장애가 알츠하이머병으로 악화되는 것을 늦추는 데 도움이 될 만한 8가지 치료제를 검토한 후 이 중 어느 하나도 효과적이지 않다는 결론을 내렸다. 알츠하이머병 증상을 치료하기 위해 미국 식품 의약국FDA; Food and Drug Administration의 승인을 받은 약은 있지만 경도 인지 장애 치료를 위해 미국 식품 의약국의 승인을 받은 약은 없다. 더구나 경도 인지 장애 환자의 인지 능력을 향상시키거나 질병 진행을 지연시키는 약리학적 요법, 또는 식생활을 탐구하는 양질의 장기적 연구는 전무후무하다. 단, 과학자들이 확인한 한 가지 사실은 운동은 반드시 권장되어야 한다는 점이다. 6개월간 주 2회 운동을 실시한 한 연구에 따르면, 운동이 경도 인지 장애에 도움이 되는 부분은 분명히 존재한다. 게다가 운동은 전반적인 건강상의 이점이 있고 건강을 위협하는 요소들을 제한한다. 아직도 운동의 필요성에 대해 반신반의한다면, 신체 활동 부족이 인지 능력 저하와 치매 발현에 가장 중요한 위험 요인이라는 사실에 주목해야 한다.

활동 부족을 예방하는 것 외에 특별히 다른 이유가 없다면 보통은 약물을 권장하지 않지만 운동은 그 반대다. 이는 몸과 뇌가 어떻게 치유되는 게 바람직한지, 그리고 운동이 이런 일이 가능하도록 어떻게 도울 수 있는지를 보여준다. 세계 뇌 건강 위원회의 창립 멤버인 메이오 클리닉의 론 피터슨 박사도 이 가이드라인을 작성하는 데 참여했다. 피터슨 박사는 알츠하이머병, 루이 소체 치매, 전두 측두엽 변성증(뇌의 전두엽이나 측두엽에서 신경 세포가 점진적으로 손실되면서 행동, 언어, 움직임이 저하되는 것으로 60세 미만에게 나타나는 가장 흔한 형태의 치매 다) 같은 다양한 질환뿐만 아니라 정상적인 노화에서 인지 능력 저하를 연구하는 데 평생을 바친 신경과 전문의다. 그는 알츠하이머병 연구 분야의 세계적인 선구자로서 메이오 클리닉의 알츠하이머병 연구 센터에서 노화 연구를 지휘하고 있다. 피터슨 박사에게 뇌 기능을 보호하기 위한 전반적인 방법에 대해 물었을 때 피터슨 박사는 단연 운동을 첫 번째로 꼽았다. 피터슨 박사는 이렇게 말했다. "새로이 작성된 가이드라인은 운동, 특히 유산소 운동의 중요성에 대해 역설하고 있습니다. 빠르게 걷기도 훌륭한 유산소 운동입니다." 걸어라! 뇌 연구에 일생을 바친 최고 수준의 과학자들의 이야기에서도 알 수 있듯이 기본이 중요하다.

피터슨 박사는 자신의 전문 의학 분야가 영상 기술에 의해 혁명에 가까운 발전을 이루는 것을 눈앞에서 목격했다. 그가 의사 생활을 시작한 초기에 신경과 의사들은 부검을 해야만 알츠하이머병을 진단할 수 있었다. 하지만 이제는 PET를 통해 살아 있는 뇌의 내부를 볼 수 있고, 메스를 대지 않고도 뇌에서 무슨 일이 일어나는지 확인할 수 있다. 이러한 다양한 영상 기술은 특정한 상황에서 뇌의 변화를 측정하는 데 도움을 주고 있다. 현재로서는 뇌에 긍정적인 변화를 일으키는 가장 강력한 요인은 신체 활동이다. 그리고 생각보다 훨씬 적은 양의 운동만으로도 뇌에 변화를 일으킬 수 있다. 빠르게 걷기만 해도 큰 변화를 성취할 수 있으며, 이는 앞으로 우리가 추구해야 할 방향이기도 하다. 여기에 일주일에 적어도 150분 정도의 규칙적인 신체 운동을 더하고 인터벌 운동과 근력 운동을 포함시킨다면 금상첨화라 할 수 있다. 인터벌 운동은 다양한 수준의 속도, 강도, 노력을 번갈아 시행해서 몸이 운동 루틴에 익숙해지지 않도록 지속적으로 새로운 자극을 주는 것이다. 신체가 운동 습관에 적응을 하면 운동 정체기로 이어져 효과가 떨어지므로 인터벌 운동은 반드시 필요하다. 근력 운동은 무거운 도구나 자신의 체중을 사용해 몸에 저항하는 것으로, 근육의 양과 탄력을 형성하는 데 도움을 주고 신체가 균형과 조화를 이루도록 해준다.

우리는 '운동할 시간이 없다'는 핑계를 자주 댄다. 하지만 반드시 시간을 내야 한다. 일정이 겹칠 때 가장 먼저 취소되는 목록이 주로 운동이었겠지만 이제는 생각을 바꿔야 한다. 운동은 허세를 부리거나 외모에 집착하는 행위가 아니라 건강한 삶과 행복을 위해 필수적인 행위다. 육체 운동은 자신을 위해 투자한 것 중 가장 큰 수익을 제공하는 효자 종목이자 건강을 위협하는 수많은 요인들에 대한 해독제다. 간단한 예를 하나 들어본다. 고혈압이나 당뇨가 있으면 나중에 치매를 앓을 가능성이 높아지는데, 이러한 문제를 해결하는 가장 강력한 도구 중 하나가 바로 운동이라는 사실이 밝혀졌다.

미국 질병 통제 예방 센터CDC: Centers for Disease Control and Prevention에 따르면, 미국인의 80%가 규칙적인 운동을 충분히 하지 않으며 남성의 약 23%, 여성의 18%만이 운동 권장 요건을 충족한다고 한다. 운동을 할 가능성이 가장 높은 사람은 18~24세(운동을 하는 사람들의 약 31%)다. 50~71세 미국 성인을 분석한 결과, 청소년기부터 60대까지 일주일에 2~8시간 운동을 한 사람들은 20년의 연구 기간 동안 사망률이 29~36% 낮았다.

2분만 움직여도
뇌가 똑똑해진다

운동이 신체에 주는 엄청난 효과에 대해서는 익히 들어왔을 것이다. 하지만 어떻게 운동이 뇌를 총명하게 만들어주는지에 대해서 알려주는 것은 아마도 이 책이 처음이 아닐까 싶다. 운동은 소화, 신진대사, 신체 탄력, 힘, 골밀도를 향상시킨다. 대부분의 사람들은 운동을 체중감량의 수단으로 간주한다. 물론 틀린 말은 아니다. 그렇지만 운동은 이보다 훨씬 중요하다. 운동은 '똑똑한 유전자'를 깨우고, 정서적 안정을 지원하고, 우울증과 치매를 피할 수 있게 해준다. 자신에게 맞는 운동을 선택하면 기분이 즐거워지고 자존감과 자신감이 높아진다. 운동의 효과를 절대 가볍게 여기지 말자. 단 1시간 운동으로 뇌가 더 총명해질 수 있다. 어떻게 이런 일이 가능한 것일까?

운동을 한다고 해서 역사적 사실, 복잡한 수학식을 계산하는 방법, 비행기 조종법이 자동적으로 뇌에 각인되지는 않는다. 대신 더 빠르게, 더 명확하게 생각하고 집중하도록 돕는 방식으로 뇌를 활성화시킨다. 이는 여러 가지 직접적, 간접적 효과를 통해 발생하는데, 이러한 효과는 잠시 후에 살펴보겠다. 일단 작은 실천이라도 해보자. 빠르게 걷기로 동네 주변을 산책하고 돌아와서 기분과 마음이 어떻게 바뀌는지, 즉 어떤 식으로 즐거워지는지에 주목하자. 빠르게 걸으면 숨은 찰지언정 분명히 이전보다 많은 정신적 에너지를 갖게 될 것이다. 또 오늘 해야 할 일들을 더 잘 수행해낼 수 있다는 낙관적인 감정을 느끼게 될 것이다. 19세기의 철학자이자 심리학자인 윌리엄 제임스는 다음과 같이 말했다. "매일 약간의 추가적인 운동으로 당신의 지적 능력을 향상시켜라."

나는 인생 후반기에 들어선 뒤에야 운동을 꾸준히 하는 사람이 되었다. 활동적인 행위보다는 앉아서 책 읽는 것을 선호하는 사람이었기 때문에 육체적인 운동을 건강해지거나 기분을 전환하는 방법으로 여기지 않았다. 그러다 30살 무렵부터 뇌 기능을 향상시키기 위해 운동을 시작했다. 당시 전국 각지의 학교들은 되도록 많은 기본 교과 과정을 가르치기 위해 취미 활동이나 체육 수업을 줄이고 있었다. 이와 같은 변화를 부분적으로 촉발시킨 것은 다른 나라들에 비해 훨씬 뒤처진 미국 학생들의 표준화된 시험 점수의 하락이었다. 그래서 '수학을 늘리고 운동을 줄이기'가 유행병처럼 퍼졌다.

나는 이러한 정책 변화가 학습에 미치는 영향에 대한 연구를 전반적으로 살펴보기 시작했고 분명한 사실을 발견했다. 단독이든 팀이든 간에 스포츠에 더 많은 시간과 에너지를 투자한 학생은 긍정적인 학습 효과를 누렸고, 이런 시간을 줄인 학생은 그 반대의 결과를 얻었다. 이때부터 나는 난생처음으로 운동을 신체적 능력뿐만 아니라 정신적 능력도 향상시키는 방법으로 인정하기 시작했다. 운동의 장점을 보여주는 단편적 증거들은 수천 년 전부터 존재해왔지만, 20세기 중반에 이르러서야 대규모 연구가 진행되어 신체 단련이 질병을 예방하고 건강을 보호한다는 사실을 확인할 수 있었다. 이전까지는 신체 단련을 주로 레저나 스포츠의 한 형태로만 여겼다. 이제 운동 생리학은 정식 연구 분야가 되었다. 운동이 정신적 능력을 향상시키며, 좌식 생활 증후군(일명 카우치 포테이토 증후군)이 뇌를 쇠퇴시키거나 몸을 위축시키는 동시에 알츠하이머병을 비롯한 다른 종류의 치매 위험을 증가시킨다는 사실을 보여주는 새로운 연구가 끊임없이 발표되고 있다.

분명히 말하건대 이런 위험은 체형과는 무관하다. 체중과 상관없이 단순한 활동 부족은 비만보다 2배나 더 치명적인 것으로 나타났다. 최신 건강 뉴스를 꾸준히 접해왔다면 한자리에서 주야장천 텔레비전만 보는 이른바 카우치 포테이토를 '흡연자'에 빗대거나 '앉아만 있는 것은 새로운 형태의 흡연이나 다름없다'고 쓴 기사 제목을 한 번쯤은 봤을 것이다. 이는 잘못된 표현이다. 이 두 습관은 비교가 불가능하기 때문이다. 좌식 생활보다 흡연이 만성 질환과 조기 사망의 위험에 훨씬 치명적이다. 그럼에도 이러한 기사에서 중요한 사실을 배울 수 있다.

신체 활동 없이 하루 8시간 이상 앉아만 있으면 돌연사나 조기 사망에 이를 수 있다는 것이다. 좌식 생활이 유발하는 위험은 대부분 신진대사와 관련이 있다. 몸을 움직이지 않으면 혈액 순환이 느려지고 몸이 적은 양의 혈당만 사용하게 된다. 즉, 앉아만 있으면 더 많은 당이 정체된다는 의미다. 또한 몸을 움직이지 않으면 혈중 지방, 고밀도 지질 단백질(좋은 콜레스테롤), 안정 혈압, 포만감 호르몬인 렙틴(그만 먹어야 할 때를 알려주는 호르몬)도 부정적인 영향을 받는다. 앉아 있는 것은 근육을 일종의 휴면 상태에 놓이게 하며, 이는 근육의 전기적 활동을 감소시켜 위축과 파열로 이어지게 한다. 게다가 혈액 내 지방 분자를 분해하는 효소인 리파아제의 생산이 중단되어 지방이 더 많이 순환하게 된다. 이렇게 신진대사 효율이 곤두박질치면 우리 몸은 칼로리 소모를 중단해버린다.

그래도 좋은 소식이 있다. 우리가 활동적으로 변하면 단 몇 분간의 움직임만으로도 엉덩이에 가해지는 나쁜 효과를 상쇄시킬 수 있다. 운동 부족은 조기 질병과 사망의 위험 요인이지만, 거창한 운동이 아닌 간단한 움직임만으로 비극적 운명을 충분히 막을 수 있다. 2015년 유타 대학교 의과 대학의 연구는 매 시간 2분씩 가볍게 걸으면 3년 내에 사망할 확률이 33% 낮아진다는 사실을 보여줬다. 단 2분이다! 이 짧은 시간이 건강을 견인하는 것이다. 매 시간 120초만 투자하면 장시간 앉아 있는 것이 우리의 신체에 미치는 악영향을 없앨 수 있다.

|오해| 나이가 들수록 근육량은 건강한 심폐 기능을 유지하는 것만큼 중요하지 않다.

|진실| 사람들은 근육량이 신체 건강뿐만 아니라 삶의 질, 질병과 부상으로부터 회복되는 능력, 민첩성과 활동성을 유지하는 능력, 기본적인 일상 업무를 수행하는 능력에 얼마나 중요한 역할을 하는지 인식하지 못한다. 대부분의 칼로리를 저장하는 지방과 달리 근육은 칼로리를 태우는 활동성 높은 조직이다. 이는 왜 날씬하고 근육질인 사람들이 체지방 비율이 높은 사람들보다 많은 칼로리를 소모하는지를 설명해준다. 그러므로 심장 박동 수를 높이는 심장 강화 운동을 지속하는 것 외에도 근육량을 늘리고 유지하는 일을 멈추지 말아야 한다. 시간이 지남에 따라 노화와 더불어 근육의 점진적인 쇠퇴가 진행되지만 체력 및 저항력 훈련으로 이에 충분히 대응할 수 있다.

진화하려거든 움직여라

역사상 인류는 매일 신체 활동을 해왔다. 인간은 살아남기 위해 움직여야만 했다. 과학은 수백만 년 동안 인간의 게놈이 물리적인 도전 속에서 끊임없이 진화했다는 사실을 증명했다. 하다 못해 음식과 물을 찾는 데에도 엄청난 양의 육체적 노력이 필요했다. 바꿔 말해, 인간의 게놈은 빈번한 이동을 예상하고 필요로 한다. 나는 학생들에게 이렇게 말한다. "인간은 하루 23시간을 앉아 있거나 누워 있다가 1시간만 체육관에 가도록 진화한 게 아닙니다. 과학은 인간이 분자 단위에서 지속적으로 활동하도록 진화되었다는 사실을 밝혀냈습니다."

생물학자이자 고인류학자인 대니얼 리버먼 하버드 대학교 교수는 몸이 구성되고 기능하는 방식에 있어서 신체 활동의 역할에 대해 많은 사실을 밝혀냈다. 호모 사피엔스의 진화와 육체 활동의 역사에 대한 그의 연구는 2004년 유타 대학교의 데니스 브램블과 공동 저술한 〈네이처〉지의 논문에서 절정에 달했다. 이들은 인류가 지구에서 이토록 오래 살아남을 수 있었던 이유로 운동 민첩성을 꼽는다. 조상들은 포식자를 추적하고 식량을 구하기 위해 귀중한 먹잇감을 사냥하는 활동을 하면서 존재감을 확인했다. 덕분에 인류는 생존을 위한 자양분을 찾는 동시에 생식을 위한 에너지를 얻을 수 있었으며, 이를 통해 자신의 유전자를 더 강하고 단단한 다음 세대에게 물려줄 수 있었다. 2013년 리버먼 박사는 자신의 저서 《우리 몸 연대기》에서 오늘날 전염병처럼 퍼지는 만성 질환이 진화적 뿌리와 현대적 생활 방식 사이에 발생한 불일치의 결과라고 강력하게 주장했다. "현대인들은 도넛을 먹고 엘리베이터를 타지만 원시적 본능은 여전히 그대로입니다." 2015년 리버먼 박사는 후속 논문에서 다음의 역설을 제시했다. "인간은 늦은 나이까지 규칙적이고 적당한 양의 지구력 운동을 하도록 진화했습니다. 하지만 동시에 인간은 불필요한 활동을 피하기 위해 끊임없이 애써왔습니다." 리버먼 박사는 《우리 몸 연대기》의 서문에서 다음과 같은 구절을 통해 장수의 비결을 요약해놓았다. "신체적으로 활동적이고, 과일과 채소를 충분히 먹고, 담배를 피우지 않고, 술을 적당히 마시는 45~79세 남녀는 건강하지 못한 습관을 가진 사람들에 비해 1년 동안 사망 위험이 1/4로 줄어듭니다." 리버먼 박사의 조언은 실용적이고 누구나 따라 할 수 있기 때문에 우리에게 훌륭한 동기 유발 요인이 되어준다.

기원전 600년 인더스 문명의 수슈루타는 환자를 위해 적당한 운동을 처방하고 '매일 운동을 실천해야 한다'고 권고한 최초의 의사로 기록되어 있다. 수슈루타가 운동을 권한 이유는 운동이 몸을 튼튼하고 단단하고 가볍게 만들고, 팔다리와 근육의 성장을 촉진하고, 소화력과 안색을 개선하고, 게으름을 예방하고, 노화를 감소시켰기 때문이다. 산스크리트어로 된 원문을 번역하면 대략 이런 뜻이다. "운동은 건강을 유지하는 데 있어서 절대적으로 유용하다." 2000여 년 전 의학계는 몸의 움직임과 뇌 건강과의 연관성을 인식했고 이제 그 연관성은 또다시 무대의 중심을 차지하기 시작했다.

운동의 장점

운동은 오랫동안 긍정적인 뇌 건강과 밀접한 관계를 맺어왔다. 많은 사람들이 잘 알고 있는 사실이지만 몸의 움직임이 뇌를 어떻게 개선시키는지에 대해 재차 강조하고자 한다. 운동의 주된 효과는 혈당 조절이다. 당분이 혈액 속에 가만히 머무르게 하는 대신 당분으로 근육에 연료를 주입하게 만들면 치매 위험을 증가시키는 과도한 포도당과 인슐린을 예방하는 데 도움이 된다. 운동은 염증을 낮추는 데에도 도움을 주는데, 이는 치매 예방에 매우 중요하다. 이 밖의 운동의 장점에는 다음과 같은 것들이 있다.

- 모든 원인에 의한 사망 위험 감소
- 체력, 힘, 유연성, 에너지 증가
- 근육 탄력성과 뼈 건강 증진
- 혈액과 림프 순환 증가, 세포와 조직에 산소 공급량 증가
- 더욱 편안하고 깊은 수면
- 스트레스 감소
- 자긍심과 행복감 증가
- 기분 전환과 통증 완화 역할을 하는 뇌 화학 물질인 엔도르핀 방출
- 혈당 감소, 인슐린 저항성과 당뇨병 위험 감소
- 이상적인 체중 유지 관리
- 심혈관 질환과 고혈압 위험 감소를 통한 심장 건강 증진
- 암부터 치매까지 나이 관련 질환의 염증과 위험 감소
- 면역력 강화

날씬해지고,
뇌 건강도 지키고

운동을 하면 혈류에 산소 공급이 촉진되고 신경 세포를 성장 및 유지시키는 데 영양분을 공급해주기 때문에 뇌 건강에 유익하다는 것은 더이상 하나의 추론이 아니며 생물학적 측면에서 인정받고 있다. 우리는 오랫동안 뇌 혈액 순환이 몸에 좋은 일이라는 사실을 알고 있었다. 그러나 뇌 기능을 보호하고 보존하는 움직임의 마법 뒤에 숨겨진 최신 과학은 알아둘 만한 가치가 충분함에도 대중들 사이에 잘 알려져 있지 않았던 게 현실이다. 앞서 잠깐 언급했듯, 운동은 직접적, 간접적인 2가지 방식으로 뇌에 유익한 영향을 끼친다. 먼저 직접적인 효과에 대해 알아보자. 운동은 세포의 증식과 기능을 촉진하는 물질인 성장 인자의 방출을 자극하면서 순환하는 혈당을 효과적으로 사용하고 염증을 감소시킨다. 이러한 성장 인자는 뇌에서 새로운 신경 세포의 건강, 혈관의 개선, 모든 신경 세포의 생존을 뒷받침한다. 다음으로 운동이 뇌에 주는 간접적인 효과에 대해 알아보자(간접적이라고 해서 덜 중요한 것은 아니다). 규칙적인 신체 움직임은 수면의 질과 기분을 개선하면서 스트레스와 불안감을 감소시키며, 나아가 뇌 구조와 기능에도 긍정적인 영향을 줄 수 있다. 이렇게 직간접적인 효과가 결합되어 단기적으로는 창의력, 통찰력, 문제 해결력을 길러주고, 장기적으로는 매우 중요한 뇌의 회복 탄력성을 구축해준다.

개인적으로 신체 활동이 치매 위험을 감소시킨다고 단정적으로 진술할 수 있는 충분한 증거가 곧 발견될 것이라고 확신한다. 신체적으로 활동적인 삶을 사는 사람들이 인지 능력 저하의 위험이 낮으며, 최근에는 운동을 열심히 할수록 노화된 뇌의 처리 능력이 더 잘 유지된다는 사실을 보여주는 연구 결과가 속속들이 나오고 있다. 이와 관련해, 2018년 연구에서는 나이가 많은 사람이 운동을 더 많이 할수록 운동을 적게 하는 사람에 비해 단어 기억 능력이 우수하다는 사실이 밝혀졌다. 많은 의사들이 운동은 손상된 뇌세포를 위한 '응급 처치 키트' 역할을 하며, 부상, 뇌졸중, 심각한 정서적 스트레스를 겪은 후에 회복 속도를 높일 수 있다고 주장한다. 물론 나 또한 이들과 뜻을 같이한다. 내가 아는 한 우리 몸에 발생하는 모든 문제를 해결할 수 있는 약은 운동 말고는 없다.

나는 취재를 하거나 일상생활을 하면서 운동의 장점을 직접 체험했다. 여러 해 동안 세계를 돌아다니고 문화적 배경이 다른 사람들을 만나면서 한 가지 공통점을 발견했다. 그것은 바로 신체적으로 건강한 사람들은 건강한 정신을 누릴 수 있다는 점이다. 몸이 건강한 이들의 뇌는 노화 또한 더딘 듯하다. 개인적으로 경험한 운동의 장점은 운동은 지치지 않고 여행을 다닐 수 있게 해주고, 필요할 때마다 놀랍도록 생산적인 상태로 만들어주기도 한다는 것이다. 운동은 더 나은 생각을 하고 새로운 정보를 통합하도록 도와준다. 운동 없이는 '새로운' 생각의 대부분은 오래된 생각을 재포장한 것에 불과하다. 반대로, 뇌를 운동시키면 새로운 아이디어가 떠오를 가능성이 높아진다.

한편, 현대인이라면 누구나 겪는 스트레스를 통제함으로써 내면의 힘과 정신적 강인함이 길러지기도 한다. 그리고 알다시피 운동은 스트레스를 줄여 뇌에 긍정적인 영향을 미친다(운동을 하고 나서 스트레스가 풀린 경험이 누구나 한 번쯤은 있을 것이다). 그렇다면 운동으로 인한 스트레스 감소 효과는 어떻게 작용할까? 몸이 스트레스를 받으면 스트레스 관련 호르몬인 코티솔이 분비되는데, 코티솔은 장기간 지속되는 뇌 변화를 일으키는 주원인으로 지목되고 있다. 이것이 바로 유아기에 만성 스트레스에 노출된 젊은 층이 노년기에 불안, 기분 장애 같은 정신적 문제가 발생하기 쉬운 이유다. 몇 년 전 UC 버클리의 통합 생물학자 다니엘라 카우퍼는 동료들과 함께 일련의 실험을 진행해 만성 스트레스와 높은 코티솔 수치가 기억력과 학습 능력에 심각하게 부정적인 영향을 미칠 수 있다는 사실을 증명했다. 이들은 코티솔이 너무 많으면 희소 돌기 아교 세포로 알려진 미엘린 생성 세포의 과다 생성과 신경 세포의 과소 생성을 초래할 수 있음을 발견했다. 즉, 미엘린을 과하게 코팅된 전기선이라 하면 이 전기선에 전기를 전도하는 실제 구리인 신경 세포가 거의 없는 셈이다. 이와 같은 문제점은 뇌의 기억 중추인 해마의 축소로 이어진다. 한편, 카우퍼 박사의 연구 팀은 만성 스트레스가 장차 신경 세포가 될 아기 전구 세포인 신경 줄기세포를 학습과 기억이 일어나는 뇌의 전두엽 피질 영역과의 연결을 억제하는 세포로 전환시키는 원인이 된다는 사실도 발견했다.

스트레스와 뇌 사이의 상호 작용을 시각화하면 개념 파악이 더 수월해진다. 일단 개념을 이해하면 스트레스와 이로 인한 코티솔의 홍수를 통제할 수 있는 장비를 갖추는 일 또한 쉬워질 것이다. 누누이 강조하지만 가장 훌륭하고 간단한 해결책은 운동이다.

|오해| 나이가 들고 몸이 점점 쇠약해지면 운동은 위험할 수 있다.

|진실| 운동은 평생 지속해야 하는 활동이다. 운동은 몸이 노쇠해지는 것을 예방하고 치료하면서 노화를 늦추고 뇌와 신체 건강을 증진시킨다. 운동은 약물 없이 노인들의 이동성과 독립성을 향상시키는 가장 효과적인 방법이다. 55~79세의 아마추어 사이클 선수들에 대한 최근 연구에 따르면, 이들은 신체의 거의 모든 부분에서 매우 건강한 상태이기 때문에 일상 업무를 더 쉽고 효율적으로 수행할 수 있다. 또한 이들은 정신적 민첩성, 정신 건강, 삶의 질을 측정하는 시험에서도 높은 점수를 받았다. 그렇다고 해서 매일 하는 운동으로 반드시 사이클을 선택할 필요는 없다. 자신이 좋아하는 운동을 선택해야 효과가 크다. 넘어지기 쉽거나 관절염이 있거나 무릎이 약한 사람은 부상에 덜 취약하거나 증세를 악화시키지 않는 활동을 선택하는 게 좋다. 예를 들어, 수영은 넘어질 위험이나 충격 없이 커다란 효과를 거둘 수 있는 매우 유익한 운동이다.

높은 혈당을 가진 사람들은 (혈당 수치가 실제로 당뇨병으로 이어지든 그렇지 않든 간에 상관없이) 정상 혈당을 가진 사람들보다 인지 능력의 저하 속도가 빠르다. 고혈당은 여러 가지 이유로 인해 치매로 이어질 수

있다. 첫째, 고혈당은 혈관을 약화시켜 뇌졸중 발생 가능성을 높이고 다양한 형태의 치매를 유발할 수 있다. 둘째, 단당류를 많이 섭취하면 뇌세포를 비롯한 세포들은 인슐린 저항성을 가지게 된다. 이 말인즉 슨 인슐린이 존재하되 제대로 작동하지 않는다는 뜻이다. 결국 뇌세포 는 당분을 적절하게 흡수할 수 없게 되어 활동이 둔화된다. 이렇게 되면 아무리 많이 먹어도 뇌세포는 여전히 굶주린 상태에 놓이게 된다.

제대로 먹고 움직이면 혈당이 쉽게 관리되듯이 치매의 또 다른 중요한 위험 요소인 고혈압도 마찬가지다. 2014년 존스 홉킨스 대학교의 신경 과학자 레베카 고테스만은 1980년대부터 일부는 고혈압이 있고 일부는 없는 수천 명의 미국인을 추적 조사해 중년기의 고혈압이 인지 능력 저하의 주요 위험 요소라고 밝혔다. 참고로, 비만 같은 다른 위험 요소와 인지 능력은 무관했다.

2017년 고테스만 박사는 고혈압, 당뇨병, 흡연 등 특정 위험 요소가 노년에 치매에 걸릴 확률에 얼마나 영향을 미치는지 보여주는 후속 연구를 발표했다. 결론부터 말하자면, 흡연과 당뇨병이 가장 큰 위험 요소였다. 당뇨병은 치매 위험을 77% 높였고, 중년의 흡연은 치매 발병률을 41% 높였다. 고혈압은 치매 발병률을 39% 높였다. 또한 고테스만 박사의 연구는 비만이 중년 이후 뇌에서 아밀로이드 단백질을 상승시킬 위험을 2배로 올릴 수 있음을 보여줬다.

더불어 특별히 언급하고 싶은 연구가 있어 소개한다. 2018년 텍사스 대학교 사우스웨스턴 메디컬 센터는 환자의 운동 습관과 뇌 건강 사이의 연관성을 찾는 대신 신체 건강 상태를 더욱 정확하게 측정하는 방법을 사용했다. 연구자들은 참가자들이 유산소 운동을 하는 동안의 최대 산소 소비량을 측정했다. 이는 미국 심장 협회American Heart Association로부터 심혈관 건강을 명확하게 평가하는 방법으로 인정받은 최대 산소 섭취량 검사다. 참가자들은 건강한 노인과 경도 인지 장애를 가진 사람들이 섞여 있었고, 평균 나이는 65세였다.

참가자들은 모두 러닝 머신에서 유산소 운동 시 최대 산소 섭취량 검사(약 10분간 지속되는 심장 스트레스 검사와 유사)를 비롯해 기억력, 추론 능력 등 일련의 검사를 받았다. 또한 연구자들은 백질(회백질 사이에서 메시지를 전달하는 신경 섬유 다발)의 완전성 또는 기능성을 살펴보기 위해 특별한 영상 기술로 이들의 뇌를 촬영했다. 백질의 건강은 뇌 영역이 얼마나 잘 소통하는지를 나타낸다. 나이가 들면서 백질이 고장 나기 시작하면 뇌 전체의 연결이 약해지기 때문이다.

이 연구 결과는 운동이 뇌에 미치는 영향의 중요한 측면을 보여줬다. 낮은 수준의 유산소 운동과 경도 인지 장애를 가진 사람들의 약한 백질 사이의 강력한 연관성을 보여줬고, 이는 뇌 기능 저하와도 상관관계가 있었다. 이들은 기억력과 추론 능력 검사에서 좋은 성적을 거두지 못했다. 연구자들은 튼튼한 신체와 건강한 백질이 관계가 있다는 결론을 내렸다. 백질이 건강할수록 기억력과 추론 능력이 우수했다. 현재 치매 위험을 크게 감소시키거나 증상이 나타나더라도 진행을 현저하게 늦추는 데에 어떤 건강 수준이 이상적인지 이해하기 위한 연구가 진행 중이다. 만약 아주 단순한 움직임을 더하는 것만으로도 치매 위험을 낮추고 어떤 질병이든 진행 속도를 늦출 수 있다면 운동 부족이라는 핑계는 더 이상 댈 수 없을 것이다.

이를 닦듯
운동해라

'운동'에는 유산소 운동(수영, 사이클, 조깅, 그룹 운동), 근력 운동(웨이트 트레이닝, 저항 밴드 운동, 헬스 기구 운동, 매트 필라테스, 런지, 스쾃), 유연성과 균형 감각을 기르는 활동(스트레칭, 요가)이 포함된다. 여기에는 일상생활에서 이루어지는 육체적 활동(엘리베이터 대신 계단 이용하기, 장시간 앉아 있는 것 피하기, 휴식 시간에 산책하기, 댄스, 등산, 정원 가꾸기 같은 취미 활동에 참여하기)도 포함된다.

운동은 이를 닦듯이 매일 해야 한다. 나는 하루 종일 최대한 많이 움직이려고 하며, 매일 1시간 정도 별도의 시간을 내서 운동을 하고 땀을 흘리려고 노력한다. 수영, 사이클, 달리기를 주로 하고 일주일에 몇 번은 고강도 트레이닝을 한다. 40살이 되던 해부터 노화 과정이 에너지와 근육량을 갉아먹는 게 피부로 느껴져 철인 3종 경기라는 더 큰 신체적 도전에 뛰어들었다. 나는 주변의 40대 남성들을 강타한 심장병도 걱정이 되었다. 가끔 치던 테니스나 러닝은 더 이상 유익한 영향을 주지 못했다. 따라서 건강을 관리하기 위해 다양한 계획을 추가해야 했다. 일단 인생에서 운동을 더 높은 우선순위에 두기로 했다. 나는 다양한 직업을 가진 세 아이의 아버지로서 어떻게 하면 매일 빼먹지 않고 운동을 할 수 있을지 그 방법을 찾고 있다. 인간은 본능적으로 주어진 시간을 꼭 채워 임무를 완수하려는 경향을 보인다. 때문에 하는 일이 바빠지거나 다른 일을 위한 시간이 필요해지면 이 활동에 집중하기 위해 다른 활동을 쳐내려 하고 이때 주로 운동이 첫 번째 탈락의 희생양이 된다. 하지만 나는 더 이상 운동을 등한시하지 않는다. 운동은 나의 일정에서 신성불가침한 시간이다.

나는 세계 어디를 여행하든 운동화, 수영복, 고글을 가지고 다닌다. 저항 밴드로 근력 운동을 하고 매일 100개씩 팔 굽혀 펴기를 한다. 운동은 편이성이 매우 중요하다. 운동 기구를 손 닿는 데 두면 운동을 생활화하는 일이 쉬워질 수 있다. 나는 침실에 역기를 놓아두고, 집과 사무실의 문에는 턱걸이 바를 설치했다. 턱걸이는 등 근육을 단련하고 집중력을 강화하는 좋은 운동으로, 처음에는 힘들지만 하다 보면 빠르게 효과를 체감할 수 있다. 나이가 들면서 상체 운동을 소홀히 하기 쉽다. 그러나 상체 운동은 자세, 골밀도, 신진대사에 좋고 특히 폐렴을 예방하는 데에도 도움이 되니 꾸준히 해야 한다.

나는 각자의 필요에 맞게 조정할 수 있는 12주 프로그램을 통해 계속 몸을 움직일 것을 권한다. 지금 당장 어네스틴 같은 보디빌딩 챔피언이 되거나, 피트니스 회원권을 끊거나, 고강도 지구력 훈련을 시작하라는 말이 아니다. 그저 심장을 뛰게 하고 근육을 유연하게 하는 규칙적인 운동만 하면 된다. 이상적으로는 일주일에 적어도 5일은 30분 이상의 심장 강화 운동을 하는 게 좋다. 이 30분 중 최소 20분간 심장 박동 수를 휴식 기준치보다 50% 이상 높이는 게 바람직하다. 미안한 말이지만 카트를 타고 골프를 치는 것은 그다지 도움이 되지 않는다. 일주일의 나머지 2일은 마음을 안정시키는 요가 수련이나 걷기 같은 활동으로 채운다. 절대 가만히 앉아서 지내지 말자.

운동으로 최대치의 효과를 거두고 조기 사망 위험을 줄이고 싶다면 일주일에 150분이라는 기존 권장량을 3배로 늘려서 하루 1시간을 살짝 웃도는 시간 동안 운동을 해보자. 언뜻 물리적인 시간이 많아 보이지만, 여기에는 피트니스 센터에서 각 잡고 하는 운동 시간뿐만 아니라 하루 동안 행해지는 누적 운동 시간도 반영되니 걱정할 필요가 없다. 2015년 미국 국립 암 연구소NCI; National Cancer Institute와 하버드 대학교, 그 외 여러 기관의 연구자들이 대규모의 지속적인 6가지 건강 조사를 진행해 사람들의 운동 습관에 대한 데이터를 수집하고 분석한 결과가 〈미국 내과학회지〉에 실렸다. 연구자들은 50만 명 이상의 성인에 대한 정보를 수집한 후, 운동하는 데 걸린 시간과 사망 위험 사이의 관계를 파악하기 위해 '운동을 전혀 하지 않는 사람, 운동 권장량의 10배 이상(주당 15시간 이상) 운동을 하는 사람, 그 사이에 있는 사람'으로 나눴다. 그다음 연구자들은 사망 기록으로 눈을 돌렸다. 어느 그룹의 사망률이 높을까? 사망률은 운동 시간과 어느 정도의 연관성이 있을까?

연구자들은 앉아만 있는 사람들이 조기 사망 위험이 가장 높다는 사실을 발견했다. 그다음으로 사망 위험이 높은 사람들은 운동을 조금 하지만 일주일 150분이라는 운동 권장량을 충족하지 못한 그룹이었다. 그래도 사망 위험은 20%나 낮았다. 운동 지침을 충실히 이행한 사람들은 운동을 하지 않은 사람들에 비해 14년간 사망 위험이 31%나 낮았고 실제로 더 오래 살았다. 가장 오래 사는 축복은 매주 450분씩 운동하는 사람들에게 주어졌다. 주목할 부분은 이들은 주로 걷기를 통해 이 같은 성과를 거뒀다는 점이다. 걷기만 했는데 운동을 완전히 기피했던 사람들에 비해 조기 사망 가능성이 39%나 낮았던 것이다. 걷기가 뇌 건강에 얼마나 많은 이득이 되는지에 대해서는 아직 밝혀지지 않았지만 이 수치들이 충분히 설득력이 있기에 짚고 넘어가고자 했다. 하루 64분의 투자가 건강한 삶으로 이어진다. 재차 강조하건대 이 시간 동안 적당한 속도로 산책만 해도 된다.

근력 운동은 중요하지만 이 자체만으로는 충분하지 않다. 1년간 근력 운동을 해온 노인들을 대상으로 한 연구들을 보면 근육 단련은 분명 인지 능력 강화에 효과가 있다. 그러나 대부분의 연구에서 증명된 바와 같이 가장 큰 효과를 거두기 위해서는 적어도 일주일에 5일은 20분간 조깅, 수영, 자전거 타기, 댄스, 등산, 활기차게 걷기 같은 유산소 운동을 해야 한다.

아직 꾸준한 운동을 시작하지 않았다면 Chapter 4에서 제시한 데이터가 동기 부여가 되기를 바란다. 일단 12주 프로그램에 도전했다면 인생의 중요한 전환점이 될 이 프로젝트에 집중하고, 아직 제대로 된 운동을 시작하지 않았다면 규칙적인 운동부터 시작할 것을 권한다. 즉, 우선순위를 재정비하는 것이다. 활동적인 사람이라면 운동의 지속 시간과 강도를 높이거나 새로운 운동을 시도할 수도 있다. 이러한 일련의 과정을 통해 육체적으로 더 강해지고 정신적으로 더 총명해지는 길에 들어설 수 있다.

Chapter 5

목적의식, 학습,
발견의 힘

그냥 사는 것만으로는 충분하지 않다. 삶의 목표를 정
해야 한다.

_ 레오 버스카글리아 박사

인생에서 가장 중요한 날은 태어난 날과 태어난 이유
를 이해하게 되는 날이다.

_ 마크 트웨인

나는 될 수 있는 한 은퇴를 미루고 싶다. 솔직히 말하자면 스스로에게
은퇴를 설득할 자신이 없다. 조기에 은퇴한 사람들은 치매에 걸릴 위
험이 증가한다. 또한 우울증을 비롯해 치매 위험을 증가시키는 다른
질병들로 고통받을 가능성도 커진다. 한 연구에 따르면, 은퇴하지 않
고 일하는 시간이 1년 늘어날수록 치매에 걸릴 위험이 3.2% 감소하는

것으로 나타났다. 50만 명에 달하는 사람들이 참여한 프랑스의 이 연구는 65세에 은퇴한 사람이 60세에 은퇴한 사람에 비해 치매에 걸릴 위험이 다른 요인들을 감안한 후에도 약 15% 낮다는 사실을 보여줬다. (프랑스 전 대통령 니콜라 사르코지가 알츠하이머병 치료를 강조했기 때문에 이와 같은 세계 최고의 연구 성과를 내놓을 수 있었다. 프랑스 정부는 공공 의료 보장 시스템에 보험료를 지불하는 자영업자들의 상세한 건강 기록을 보유하고 있어 많은 데이터를 얻을 수 있었고 이것이 연구진의 성과로 이어졌다.)

이 연구의 결론은 매우 합리적이다. 특히 만족스러운 직업에 종사하는 사람들은 신체적으로 활동적이고, 사회적으로 연결되고, 정신적으로 도전하는 일을 지속하는 경향이 있다. 그리고 이 모든 것이 인지 능력을 건강하게 유지하도록 해준다. 몇 년 전 나는 장수의 비결을 찾는 취재 프로젝트차 일본 오키나와에서 많은 시간을 보낸 적이 있다. 오키나와에는 은퇴라는 단어가 없다. 이곳 사람들은 나이가 들면 다른 일을 하는데 결코 사소하지 않다. 또한 이들은 존경의 표시이자 경험에 대한 인정으로서 나이가 들수록 더 많은 명예를 얻고 공동체의 일원으로 활발히 활동한다. 나는 수년간 오키나와를 방문했던 경험에서 깊은 감명을 받았고 이들의 접근 방식이 내가 추구하는 노년기에 부합한다는 확신을 가지게 되었다.

은퇴 시점을 가능한 한 늦춰라. 그리고 은퇴하더라도 가만히 앉아 있지 마라. 즐겁고 자극적인 활동을 찾고, 사회 활동을 계속해라. 끊임없이 학습하고 발견하고 복잡한 작업을 수행하면 목적의식을 유지할 수 있는 힘이 생긴다. 목적의식은 삶에 의미, 방향 감각, 목표를 제시한다. 이게 바로 활동적으로 나이를 먹는 삶이다.

뇌 가소성을
유지해라

활동적인 노화는 몸을 움직이는 것 이상의 의미를 갖는다. 뇌를 건강하게 유지하려면 뇌를 운동시키고 움직이게 할 필요가 있다. 운동으로 근육을 단련해 전반적인 건강을 증진시키듯 뇌를 활발하게 사용함으로써 전반적인 뇌 건강을 향상시켜야 하는 것이다. 뇌를 단련하는 데는 올바른 방법과 잘못된 방법이 있다. 당연히 올바른 길을 선택해야 뇌의 '가소성'을 강화하는 데 도움이 된다. 뇌 가소성은 뇌가 스스로를 재배선하고 네트워크를 강화할 수 있는 능력이다.

연구를 위해 서로 다른 사람들의 뇌를 부검하고 비교하는 것은 매우 경이로운 일이다. 나는 다른 사람의 뇌를 부검하는 일에 참여하면서 큰 깨달음을 얻었다. 뇌를 부검하면 살아 있을 때는 보지 못했던 방법으로 이 신비로운 장기를 깊이 들여다볼 수 있다. 무엇보다 중요한 사실은 어떤 뇌들은 거의 동일한 병리학적 내용을 공유하지만, 그들의 주인은 살아 있을 때 매우 다르게 행동했다는 점이다. 알츠하이머병의 아밀로이드판이나 신경원섬유 매듭으로 인해, 그리고 뇌혈관 질환의 징후로 인해 부검에서 심하게 병든 것처럼 보이는 두 뇌는 그들의 주인이 살아온 삶까지 동일하게 반영하지는 않는다. 한 사람은 인지 장애나 기능 저하 같은 그 어떤 증상도 보이지 않았지만, 다른 사람은 몇 년 동안 기억이 희미해져서 삶의 마지막 순간에 가족들의 얼굴도 알아보지 못했다. 나는 외관상 병든 뇌를 가진 사람이 어떻게 해서 인지 능력 저하를 피할 수 있었는지에 대해 늘 의문을 가져왔다. 이에 대한 대답은 '인지 예비력', 또는 과학자들이 소위 말하는 '뇌 회복 탄력성brain resiliency'이다. 인지 예비력이나 회복 탄력성을 구축하는 일은 사회 활동을 통해 가능한 한 많이 삶에 몰입하고 인지 능력을 자극하는 활동에 참여하는 것과 관련되어 있다. 다른 사람들과의 교류의 중요성에 대해서는 Chapter 8에서 다루겠다. 지금은 주로 인지 예비력이라는 개념에 초점을 맞추도록 한다. 인지 예비력을 교육이나 직업 같은 풍부한 삶의 경험을 축적하는 뇌의 커다란 백업 시스템이라고 생각하자. 인지 예비력은 잘못된 식습관 같은 다른 뇌 건강 위험 요소들의 영향을 상쇄시키는 데 도움을 줄 수 있다.

뇌와 인지 예비력

인지 예비력, 즉 뇌의 회복 탄력성에 대한 전체적인 아이디어는 여전히 논란의 여지가 있다. 인지 예비력의 정확한 작동 원리를 알지 못하는 데에다 한마디로 정의 내리기도 어렵기 때문이다. 실용적인 관점에서 인지 예비력은 뇌 활동을 방해하는 장애물을 즉각적으로 처리하고 우회하는 능력이다. 자동차는 도로를 주행하고 장애물이나 예상치 못한 회전과 같은 상황에 대처하기 위해 브레이크와 가속 시스템을 갖추고 있다. 이를 통해 사고를 방지하고 목적지로 가기 위해 재빨리 방향을 바꿀 수 있다. 마찬가지로 인간의 뇌는 대체 경로를 찾기 위해 작동 방식을 바꾸거나 건강 및 기능에 해를 입힐 가능성이 있는 문제에 대응할 수 있다. 뇌의 네트워크를 도로라고 가정해보자. 가능한 한 많은 네트워크를 가지고 있을수록 한 도로가 막히면 방향을 바꾸고 다른 경로를 통해 목적지에 도착할 수 있다. 이는 뇌를 다소 단순하게 바라보는 시각이기는 하지만, 어쨌든 여기서 말하는 네트워크나 도로가 바로 인지 예비력이며, 이러한 인지 예비력은 교육, 학습, 호기심을 통해 시간이 흐르면서 발전한다. 평생 동안 많은 경로를 발견할수록 뇌는 직면하는 잠재적인 문제나 인지 능력 저하를 잘 관리하기 위해 더 많은 네트워크를 형성해낸다.

인지 예비력은 1980년대 후반에 등장한 비교적 새로운 개념이다. 당시 UC 샌디에이고 신경 과학부의 한 과학자 집단이 요양 시설의 노인들을 조사한 결과, 뚜렷한 치매 증상이 없었음에도 불구하고 부검에서 심화된 알츠하이머병과 외형적으로 일치하는 뇌를 발견했다. 이들은 〈신경학 저널〉에 논문을 발표했고, 여기서 '예비력'이라는 용어를 처음으로 사용했다. 이 노인들은 손상을 상쇄하고 계속 평상시처럼 기능할 수 있을 만큼 충분한 뇌 용량을 가지고 있었다. 한편, 연구자들은 치매 증상을 나타내지 않은 사람들이 더 많은 중량의 뇌와 더 많은 개수의 신경 세포를 가지고 있다는 사실도 확인했다.

이러한 혁명적인 발견 이후에 이루어진 연구들은 인지 예비력을 더 많이 가진 사람들이 치매, 파킨슨병, 다발성 경화증, 뇌졸중 등 다른 뇌 질환과 관련된 퇴행성 뇌 변화를 피할 가능성이 더 높다는 사실을 지속적으로 보여줬다. 과학자들은 만성 스트레스, 외과 수술, 환경 독소를 포함해 뇌에 영향을 줄 수 있는 예기치 않은 요인에 노출될 경우에 대응하는 데 강력한 인지 예비력이 도움이 될 수 있다고 말한다. 자동차가 가파른 언덕을 오르기 위해 다른 장비를 필요로 하듯 어려운 외부 상황은 뇌에 추가적인 힘을 요구한다. 인지 예비력은 종종 신경 예비와 신경 보상이라는 2가지 형태로서 논의된다. 신경 예비는 더 효율적이거나 더 큰 용량을 가진 뇌 네트워크가 방해물에 덜 취약할 수 있다는 의미이고, 신경 보상은 대체 네트워크가 기존 네트워크의 장애를 상쇄하거나 균형을 유지할 수 있다는 의미다.

결론적으로 중요한 목표는 인지 예비력을 만들고 유지하는 것이다. 이 목표는 뇌에 생각을 유지하고, 전략을 세우고, 학습하고, 문제를 해결하도록 지속적으로 요구함으로써 도달할 수 있다. 물론 이런 일들은 하루아침에 가능한 게 아니다. 인지 예비력은 교육, 일, 다른 활동을 통해 수년간 뇌에 얼마나 많은 자극을 가해왔는지를 반영한다. 인지 예비력은 높은 지능 지수, 교육, 직업적 성취, 직무와 관련 없는 취미나 스포츠, 여가 활동에 참여하는 사람들이 알츠하이머병에 걸릴 위험이 줄어든다는 의학적 증거들을 뒷받침한다. 이러한 생활 방식은 뇌가 궁극적으로 새로운 네트워크를 구축하고 기존의 네트워크를 강화하는 방법으로 끊임없이 지식을 습득하며 이 지식을 활용하도록 도와준다. 동물 실험에서도 인지적 자극이 신경 세포, 시냅스, 가지 돌기의 밀도를 증가시킨다는 사실이 밝혀졌다. 좀 더 쉽게 말해, 인지적 자극은 질병에 대한 뇌의 내성을 키워준다.

한편, 높은 지능 지수와 학위가 치매로부터 우리를 보호하는 데 도움이 된다는 것이 더 똑똑하거나 더 높은 학위가 있다고 해서 질병을 예방할 수 있다는 의미는 아니다. 실제로 2019년 〈신경학 저널〉에 게재된 연구 결과에 따르면, 대학 교육으로 노년의 치매를 예방할 수 있다는 오래된 이론은 틀렸음이 밝혀졌다. 이 연구에 참여한 3,000명가량의 참가자들의 당시 나이는 78세 정도였다. 이들은 평균 16.3년의 교육을 받았고 8년 동안 추적 관찰을 받았다. 연구가 진행되는 동안 약 700명의 참가자들이 치매에 걸렸고, 이 중 405명은 치매로 사망했으며 752명은 사망 후 뇌 부검을 받았다.

연구자들은 참가자들을 3가지 교육 수준으로 나눴다. 대학 학위를 받은 지 수십 년이 지났음에도 더 많은 교육을 받은 사람들은 연구 초기에 실시한 사고력 및 기억력 검사에서 더 높은 점수를 받았다. 그러나 고등 교육과 인지 능력 저하가 늦춰지는 효과 사이의 연관성은 발견하지 못했고, 고등 교육이 치매의 발병을 지연시킨다는 사실도 증명되지 않았다. 연구 저자인 러시 대학교 의료 센터의 인지 신경 과학과장 로버트 윌슨은 이렇게 설명했다. "이 연구는 높은 교육 수준과 사고력 및 기억력 저하 속도 사이의 관계를 보여주지 못했습니다. 오히려 치매가 시작됨에 따라 높은 교육 수준을 가진 사람들의 뇌가 더 빠르게 쇠퇴하기도 합니다."

고등 교육이 인지 예비력에 큰 영향을 미치지 못하는 이유는 치매 증세가 시작되기 수십 년 전에 학교 교육을 받기 때문이다. 다시 말해, 독서, 학습, 사회 활동 등의 형태로 '지속적인 교육'을 따라가지 않으면 대학이나 대학원 학위가 뇌를 건강하게 해줄 거라고 기대할 수 없다. 기억력과 노화에는 '사용하거나 잊어버리거나' 개념이 적용된다. 이런 면에서 이 연구는 많은 사람들에게 희망적인 메시지를 준다. 미국 은퇴자 협회의 국제 뇌 건강 위원회 이사인 사라 렌즈 록에 따르면, 누구나 이전의 교육 수준에 관계없이 어떤 나이에도 인지 예비력을 향상시킬 수 있다. 뇌는 평생 유연하게 유지되고 성인기 후반에도 새로운 뇌세포의 성장이 가능하다는 점을 명심하자.

다만 이 연구를 받아들이기 위해서는 더 넓은 맥락의 사고가 필요하다. 평생 교육이 치매에 매우 효과적이더라도 상황에 따라서 경제적 지위가 높고 사회적 상호 작용이 활발한 사람들만의 전유물이 될 수도 있기 때문이다. 어쨌든 현재로서는 평생 교육에 최대한 집중하라는 게 지침이다. 이것이 뇌의 회복 탄력성을 계속해서 구축하고 유지하는 방법이다. 새로운 것을 배우고 판단력과 계산 능력에 도전하는 방식으로 뇌를 자극하지 못하더라도 최소한 뇌가 망가지도록 내버려 두지는 말아야 한다. 도서관에서 책을 읽는 행위도 교육의 한 형태로서 효과가 있다는 게 입증되었다. 이 말인즉슨 특별한 목적이 없다면 굳이 박사 학위까지 딸 필요는 없다는 뜻이다.

인지적으로
자극적인 활동

안타깝게도 대부분의 사람들은 인지적으로 자극적인 활동의 의미를 오해하고 있다. 50세 이상의 미국인 중 대부분(92%)은 게임과 퍼즐에 도전하는 일이 뇌 건강을 유지하거나 향상시키는 데 중요하다고 생각한다. 또한 상당수(66%)는 뇌 건강을 위해 고안된 온라인 게임을 하는 것이 뇌 건강을 유지하는 좋은 방법이라고 믿는다. 그러나 이를 뒷받침하는 증거는 어디에도 존재하지 않는다. '두뇌 게임'을 통해 얻을 수 있는 효과에 대한 상업적 주장은 도처에 널려 있지만 과장된 경우가 많고 오히려 인지적으로 자극적인 활동에 참여하는 것을 방해할 수 있다. 그러니 특정 제품이 인지 능력 저하를 줄이거나 되돌릴 수 있다고 광고하더라도 주의해야 한다. 최근 몇 년 동안 미 연방 통상 위원회 Federal Trade Commission는 자사의 두뇌 트레이닝 프로그램이 치매나 나이와 관련된 인지 능력 저하를 막아줄 수 있다고 주장하는 기업들의 기만적인 광고를 적극적으로 단속해왔다.

퍼즐이나 십자말풀이 같은 두뇌 트레이닝 비디오와 게임은 작업 기억력을 향상시킬 수 있다. 작업 기억력이란 산만한 환경에서 정보를 기억하고 검색하는 능력을 뜻한다. 하지만 연구 결과에 따르면, 이런 게임들은 뇌가 특정 활동을 잘 수행하도록 도울 수는 있으나 그 효과가 추론이나 문제 해결 같은 다른 뇌 기능으로 확장되지는 않는다. 참고로, 추론이나 문제 해결 모두 인지 예비력을 구성하는 데 핵심적인

175

요소다. 두뇌 트레이닝 프로그램은 오프라인 수업의 영향을 넘어서기 힘들다. 대면 수업은 뇌 건강에 장기적이고 다양한 효과를 발휘한다. 시각적 이해, 단기 및 장기 기억, 세세한 것에 대한 관심, 나아가 수학과 기술 같은 인지 능력을 향상시킨다. 뿐만 아니라 학생들이 교실이라는 오프라인 환경에서 다른 친구들과 교류하고 소통하는 것처럼 동료들과의 사회적 교류도 수반한다.

그렇다고 해서 수업을 듣기 위해 정규 교육 기관에 등록하거나 학위를 취득할 필요는 없다. 외국어, 요리, 미술, 악기 같은 새로운 기술을 배우는 것으로도 충분하다. 컴퓨터 코딩이나 살사 댄스를 배우거나 소설 작법을 공부할 수도 있다. 무엇이 되었든지 간에 세상 밖으로 나와서 새로운 지식과 능력을 습득할 수 있으면 된다. 각자가 좋아하는 분야를 택하면 되는 것이다. 남북 전쟁사 수업이 전혀 흥미롭지 않다면 굳이 수강할 이유가 없으며, 현재 관심 있는 것이나 전에 탐구하고 싶었던 분야를 배우는 기회로 삼아보자.

연구에 따르면, 새로운 지식은 무엇이든 성과를 낸다. 2014년 〈신경학회보〉 6월호에 실린 한 연구에서는 모국어를 배운 후 몇 년 혹은 수십 년 후에 제2의 언어를 배우더라도 2개 이상의 언어를 구사하는 자체로서 노화와 관련된 인지 능력 저하를 늦출 수 있다는 사실을 발견했다. 이러한 사실은 캐나다 요크 대학교 심리학과의 저명한 연구 교수이자 인지 신경 과학자인 엘렌 비알리스톡 등 여러 학자들에 의해 확인되었다. 그녀는 알츠하이머병이 인지 기능에 영향을 미치기 시작했더라도 2개 국어를 사용하는 것이 노인들의 뇌를 보호할 수 있다는 사실을 밝혀냈다. 이는 제2외국어의 복잡성이 쇠퇴 증상으로부터 뇌를 보호하는 인지 예비력의 일부로서 작용하기 때문인 듯하다. 여기서 핵심은 새로운 기술의 복잡성이다. 수업에 소극적으로 참여하면 안 된다. 편안한 상황에서 벗어나 장기적인 기억력을 요구하는 방식으로 뇌를 자극해야 한다.

비디오를 기반으로 하는 두뇌 게임은 지나치게 과장되어 논란이 되기는 했으나, 특정 유형은 가능성을 보여주고 있기에 여전히 추가적인 연구와 개발이 이루어지고 있다. 최근 가장 주목받는 유형은 속도 훈련이다. 어렸을 때 펀치 버기 게임을 해본 적이 있다면 이미 가벼운 형태의 속도 훈련을 경험한 셈이다. 펀치 버기는 내가 어렸을 때 인기 있는 게임이었고, 아이들이 차에서 자주 즐기던 게임이었다(디지털 스크린이 승용차에 도입되기 훨씬 이전의 일이다). 게임의 목표는 간단하다. 폭스바겐 비틀을 발견하면 동승자(보통 형제자매)에게 꿀밤을 날리고 득점을 한다. 비틀을 가장 많이 발견한 사람이 이긴다. 매우 단순하고 유치한 규칙이지만 이 게임은 도로 반대쪽을 주시하면서 비틀을 발견하고 제일 먼저 소리치기 위해 모든 상황을 빠르게 판단해야 한다. 이런 방식의 정신적 운동은 시각 정보를 집중적이고 신속하게 처리할 것을 요구하므로 치매를 늦출 수 있는 효과가 있는 것으로 보인다. 속도 훈련 게임은 이후로 훨씬 정교해지고 디지털화되었기 때문에 진지하게 연구할 가치가 충분히 있다.

2016년 미국 국립 보건원National Institutes of Health이 후원한 10년간의 원 연구를 2차 분석한 결과에 따르면, 치매 발생 위험 감소에 미치는 잠재적 영향 측면에서 속도 훈련이 기억력 및 추론 훈련보다 효과적이었다(이러한 결과는 그해 토론토에서 개최된 알츠하이머병 협회 국제 회의Alzheimer's Association International Conference에서 처음 발표되었고 2017년에 정식으로 출판되었다). 연구 결과 총 11~14시간의 속도 훈련이 치매 위험을 29%까지 잠재적으로 감소시키는 것으로 입증되었다. 최초의 1차 연구는 '활력적 노년기를 위한 고급 인지 훈련ACTIVE: Advanced Cognitive Training in Vital Elderly'으로 불리며, 노화 연구소와 전국 6개 연구 대학교의 연구진이 주도했다. 원래의 연구는 인지 기능과 일상생활의 기본적인 활동을 유지하는 능력을 측정하기 위해 시작되었다. 건강한 노인 2,802명(연구 시작 당시 평균 연령 74세)을 선정해 제어 그룹 또는 3가지 개입 그룹 중 하나에 무작위로 배정했다. 3가지 개입 그룹은 '(1) 추론 전략에 대한 훈련 교육을 받은 그룹, (2) 기억 전략에 대한 교육을 받은 그룹, (3) 연구 목적을 위해 특별히 고안된 컴퓨터 비디오 게임의 도움으로 속도 훈련을 받은 그룹'이었다. 게임은 집중력 높은 시각 판단과 방해물이 있어도 특정 작업을 수행할 수 있는 능력을 필요로 한다. 예를 들어, 이중 결정 게임에서 참가자는 점점 복잡해지고 시각적으로 산만한 환경에서 하드톱과 컨버터블이라는 2가지 파란색 자동차를 구별해야 했다. 또한 참가자는 66번 국도 표지판 같은 다른 시각 자료를 찾아내는 과제를 부여받기도 했다. 참가자가 정답을 맞히면 게임은 더욱 복잡해지고 더 많은 방해물과 함께 정신적으로 힘들어지며 목표를 식별하는 게 더 어려워졌다. 동시에 게임 속도도 한 단계 빨라졌다.

속도 훈련 그룹에게는 연구의 첫 6주 동안 10회의 게임 시간(회당

65~75분)이 주어졌다. 모든 그룹은 연구를 시작할 때 일련의 인지 및 기능 검사를 통해 기능 저하를 평가받았고, 10년 동안 정기적으로 재평가받았다. 어떤 사람들은 연구 시작 1년 혹은 3년 차에 '촉진' 훈련을 받기도 했다. 결과적으로 속도 훈련 그룹이 가장 큰 효과를 거뒀고 그 효과는 '교육 시간과의 관련성'에 있었다. 즉, 더 많은 훈련을 완수한 사람들이 더 큰 효과를 거뒀다.

2차 분석은 한계가 있었고, 연구진은 그들이 발견한 치매 위험 감소 효과가 역의 인과 관계에 기인한 것일 수도 있다는 점을 인정했다. 이는 속도 훈련과 치매 위험 감소 사이에 결정적이고 직접적인 인과 관계가 존재하지 않을 수도 있다는 뜻이기도 하다. 그럼에도 불구하고 나는 이러한 시도가 많은 가능성을 지니고 있다고 생각한다. 캐시 라스키라는 70대 여성의 사례를 예로 들어본다. 그녀는 몇 년 전 제약회사에서 은퇴를 하려 했지만 몇 달 후 은퇴는 자신을 위한 선택이 아니었다는 판단을 내렸다. 나는 2017년 샌디에이고에서 내가 진행하던 프로그램인 '활력 징후Vital Signs'를 위해 캐시 라스키와 인터뷰를 했다. 그녀는 이렇게 말했다. "대낮에 텔레비전을 보면 빨리 늙어요." 캐시는 신체적으로 아주 건강했지만 은퇴 후 정신이 멍해지기 시작했다. 우울증에 빠지거나 치매에 걸릴까 봐 걱정된 그녀는 직장으로 돌아갔고 속도 훈련을 할 수 있는 활력적 노년기를 위한 고급 인지 훈련 연구에 등록했다. 일과 정신적 놀이라는 2가지 힘은 그녀에게 변화를 일으켰다. 캐시는 여전히 활기차게 일하면서 비디오 게임을 이용한 속도 훈련에 참여 중이다. 그녀는 두뇌 트레이닝을 '정신을 위한 핫소스'라고 부른다. 게임 세계에서 그녀의 경험은 머지않아 뇌 의학 패러다임의 변화에 반영될 것이다. 연구자들은 비디오 게임이 올바르게 개발된다면 뇌를 더 빠르고 더 강하고 더 총명하게 훈련시킬 수 있는 잠재력을 충분히 지닐 수 있다고 말한다.

신경 과학자, 발명가인 애덤 개절레이 박사는 뇌 건강과 기능을 향상시키기 위해 뇌를 자극하는 일이 무엇을 의미하는지 잘 알고 있다. 그는 UC 샌프란시스코의 연구 센터인 뉴로스케이프의 설립자이자 상임 이사다. 뉴로스케이프는 뇌 기능을 최적화할 수 있도록 뇌 과학을 실용적인 해결책, 기술, 치료법에 응용한다. 개절레이 박사는 동 대학의 신경학, 생리학, 정신 의학 교수이며, 주의력 결핍 과잉 행동 장애 ADHD; Attention Deficit Hyperactivity Disorder, 자폐증, 우울증, 다발성 경화증, 파킨슨병, 알츠하이머병 등 뇌 질환 치료를 지원하기 위해 치료용 비디오 게임을 개발하는 회사인 아킬리 인터랙티브 랩스의 공동 창업자이자 수석 과학 고문이다. 또한 그는 인간의 능력을 향상시키기 위해 경험적 기술에 투자하는 벤처 캐피털 회사의 수석 과학자다. 개절레이 박사의 꿈은 의사들이 노화된 뇌를 젊은 뇌로 되돌리기 위해 알약 대신 미국 식품 의약국의 승인을 받은 비디오 게임을 처방하는 것이다.

|오해| 비디오 게임은 정신 건강에 좋지 않은 영향을 끼친다.

|진실| 평균적으로 비디오 게임을 하는 사람들은 일반인들보다 많은 것을 볼 수 있다. 듀크 대학교의 연구자들이 입증한 바와 같이

게이머들은 시각적 입력을 더 효율적이고 더 빠르게 사용한다. 뇌 건강과 기능을 향상시키기 위해 게임을 활용하는 방법에 대한 이해가 깊어질수록 비디오 게임 산업은 더욱 성장할 것이다.

개절레이 박사는 두뇌 최적화와 디지털 의학의 선구자다. 그는 뇌 기능을 향상시키고 잠재적인 쇠퇴를 피하는 데 실질적인 효과가 있는 방법과 그 효과가 다소 과장된 것 사이의 차이를 잘 인지하고 있다. 그는 정신 능력을 자극하는 프로그램의 힘을 높이 평가한다. 개절레이 박사는 뇌 기능을 실시간으로 시각화하는 3차원 fMRI, 뇌파도 같은 최신 기술을 사용해 다양한 방식으로 자극되는 뇌의 변화를 관찰하고 분석할 수 있다. 특히 집중력, 손과 눈의 조정, 산만함 방지를 요구하는 비디오 기반 두뇌 게임에 의해 자극되는 뇌를 관찰한다. 그는 자발적인 참가자들을 첨단 두뇌 시각화 기술에 연결시키고 게임 통제권을 넘겨준 다음 이들이 직접 게임을 하게 한다. 그다음 참가자들의 두뇌 활동을 포착하고, 어떤 부분이 빛을 발하고 전기 신호를 증가시키는지 분석한다. 이런 유형의 실험은 불과 몇 년 전만 해도 전례가 없었다.

UC 샌프란시스코 통합 신경 과학 센터의 연구실에서 개절레이 박사를 만났을 때 나는 그가 만든 혁신적인 뇌 모형인 글라스 브레인에 연결된 개개인들과 함께 실시간으로 그의 연구에 참여하는 기회를 얻었다. 글라스 브레인은 어떤 사람의 뇌가 게임을 하면서 정신적으로 때로는 육체적으로 자극받는 순간을 정확하게 포착하는 컴퓨터 두뇌 시뮬레이션이다. 이 시뮬레이션은 시시각각 발생하는 모든 신호들을 실시간으로 생생하게 보여준다. 이를 통해 뇌의 어디에서 얼마나 강한 신호가 발산되는지, 이런 뇌의 활동이 신경학적으로 무엇을 의미하는지에 대해 정보를 얻어낼 수 있다. 개절레이 박사는 이렇게 말한다. "우리는 제한된 자원을 원하는 장소와 시간에 어떻게 배정할 것인가를 다루는 판단 과정에 초점을 맞춥니다. 이러한 판단 능력이 감소하면 주의력 결핍 과잉 행동 장애, 우울증, 자폐증, 심지어 알츠하이머병에 이르기까지 모든 종류의 질병이 발생하게 됩니다." 개절레이 박사는 지난 몇 년간 글라스 브레인을 개발하면서 어떻게 하면 뇌를 적절한 방식으로 자극할 수 있는지 알아냈다. 비공개가 원칙이고 보안이 매우 철저한 그의 연구실 내부로 들어가는 것은 개인적으로 놀라운 경험이었다. 나는 획기적인 뇌 의학의 신기원을 보고 있다는 느낌이 들었다. 어쩌면 가까운 미래에 비디오 게임이 의료 기기가 될 수도 있겠다는 생각이 들었다. 개절레이 박사의 연구실을 다녀온 후 나는 완전히 다른 관점에서 비디오 게임을 바라보게 되었다.

개절레이 박사는 또 이렇게 말한다. "경험은 뇌 가소성을 촉진합니다. 신경 가소성이라는 개념을 바탕으로 우리는 뇌 기능을 개선하고 보호하기 위해 뇌에 의미 있는 변화를 일으킬 수 있을 만큼 충분히 목표 지향적이고 강력한 경험을 만들 수 있습니다." 개절레이 박사의 연구는 별다른 주목을 받지 않다가 2013년 〈네이처〉에 처음 실리게 되었다. 그는 자신의 연구를 통해 게임이 인지 능력 결함(이 경우에는 노인들의 멀티태스킹)을 해결하기 위해 설계된다면 매우 효과적일 수 있음을 보여줬다. 놀라운 사실은 참가자들이 1달 동안 일주일에 3번 뉴로레이서 게임을 즐긴 후 20살 청년 수준 이상으로 멀티태스킹 능력을 향상시켰다는 것이다. 그리고 이 상태는 이렇다 할 훈련 없이 6개월 후에도 지속되었다. 개절레이 박사의 연구 팀은 훈련 전후 참가자들을 대상으로 일련의 인지 능력 검사를 실시했다. 그 결과 게임의 목표가 아니었던 작업 기억력, 지속적 관심 능력 같은 특정 인지 능력이 향상되었다. 이러한 능력은 우편물이나 청구서 처리, 식단 계획이나 요리 등 일상적인 업무를 수행하는 데 도움이 된다.

하지만 인지 능력을 향상시키는 게임의 힘을 과신해서는 안 된다. 비디오 게임은 결코 만병통치약이 아니며, 과장 광고를 하면서 비디오 게임을 판매하는 부도덕한 장사꾼은 계속 존재할 것이다. 내가 개절레이 박사에게 뇌 기능을 보존하고 신경 퇴행성 질환을 막기 위해 실천할 수 있는 딱 한 가지를 꼽으라면 어떤 게 있을지 물었을 때 그는 다음과 같은 조언을 해줬다. "풍부하고 활발하고 역동적이고 복잡한 인생을 살면 됩니다." 개절레이 박사는 엄격한 임상 시험 과정을 거치면서 여러 가지 게임을 개발 중이다. 그는 미국 식품 의약국이 승인한 치매 치료용 게임이 언젠가 시장에 출시될 것이고, 여타의 의약품과 마찬가지로 게임 또한 중요한 자리를 차지할 거라고 기대한다.

강한
목적의식

나의 어머니 다미얀티 여사는 명실공히 나의 영웅이다. 어머니는 항상 목표 의식을 가지고 살아왔고 나와 동생에게 목표 의식의 중요성을 일깨워주기 위해 최선을 다했다. 어머니의 의지는 불행을 극복하는 것에서부터 시작되었다. 어머니는 5살 때 현재 파키스탄의 영토인 지역에서 탈출을 감행해야 했다. 당시 인도 아대륙은 피비린내 나는 분쟁 중이었다. 어머니는 가족과 함께 역사상 가장 큰 인류 이동 중 하나에 합류했다. 인도에 도착한 후 어머니는 생존을 위해 고군분투하며 몇 년 동안 난민의 신분으로 살아야 했다. 난민 수용소에 있는 사람들에게는 희망, 꿈, 미래에 대해 생각하는 게 사치나 다름없었다. 그러나 정규 교육이라고는 초등학교 4학년까지밖에 받지 못한 할머니 고피바이 힌고라니 여사는 딸에게만은 반드시 교육을 받게 할 것이라 다짐했다.

할머니는 이 약속을 지킴으로써 처음으로 어머니에게 목적의식의 중요성을 일깨워줬다. 어머니는 인도에서 공대를 졸업하고 최초의 여성 엔지니어로 역사에 기록되었다. 이렇게 남성 중심 사회에서 어머니의 인생 제2막이 시작되었다. 어머니는 헨리 포드의 전기를 읽고 포드에서 일하고 싶다는 꿈을 꿨다. 1965년 어머니는 조부모님의 지원을 받아 미국으로 건너왔다. 24살의 어머니는 포드 자동차에서도 첫 번째 여성 엔지니어로 고용되었다.

현재 부모님 두 분 모두 은퇴했지만 여전히 활발한 활동을 하고, 게임과 노래방을 즐기고, 여행을 다닌다. 어머니는 5명의 손녀들과 많은 시간을 보내면서 목적의식을 가지고 사는 삶의 가치를 설파한다. 나는 부모님 덕분에 의학적 관점에서 목적의식의 객관적 가치를 연구하기 시작했다. 지난 20년간 삶의 목적의식을 가진 노인들은 경도 인지 장애, 알츠하이머병, 장애, 심장 마비, 뇌졸중에 이르기까지 다양한 질병에 걸릴 확률이 낮다는 연구 결과가 수십 건 등장했다. 그리고 이 노인들은 강한 의지가 없는 사람들보다 더 오래 살 가능성도 높다. 현재의 삶에 목적의식을 가지고 있는 사람들은 미래에 치매에 걸릴 위험을 20%나 줄일 수 있다. 이러한 연구 중 일부는 괄목할 만하다. 2017년 〈미국 내과학회지〉에 발표된 하버드 대학교의 연구 결과는 목적의식이 높은 노인들이 건강한 악력과 빠른 보행 속도를 유지하는 능력이 있음을 보여줬다. 다소 이상한 능력을 측정하는 것처럼 보일지 모르지만 이러한 특징들은 오래전부터 사람들이 얼마나 빨리 노화되는지를 보여주는 지표가 되어왔다. 빨리 걸을 수 있는 능력과 노화 속도는 놀라울 정도로 정확하게 반비례 관계에 놓여 있다. 건강에 대한 또다른 훌륭한 예측 변수는 몸을 지탱하기 위해 손을 사용하지 않고도 바닥에서 일어날 수 있는지 여부다.

목적의식의 힘에 대한 설명은 충분히 합리적이다. 목적의식을 가지게 되면 신체 활동을 유지하고 건강을 더 잘 관리하려는 동기가 생긴다. 그리고 스트레스를 현명하게 관리하고 위험한 염증에 덜 걸리도록 도와준다. 한편, 80대 노인을 대상으로 한 부검을 통해서 삶에 의미가 있다고 느낀 사람들이 미세 경색을 훨씬 덜 겪었다는 사실을 알게 되었다. 미세 경색은 혈류 막힘으로 인해 발생하는 괴사 조직의 작은 영역으로 뇌졸중과 치매의 위험을 높인다.

목적의식을 갖는 것은 뇌를 유연하게 유지하고 인지 예비력을 보존하는 데 도움을 준다. 목적의식이 있으면 인생의 모든 경험에 대해 긍정적인 태도를 가지게 된다. 또한 목적의식은 우울증도 줄여준다. 우울증은 노년층에서 흔히 볼 수 있고 기억력 저하, 뇌졸중, 치매 등에 큰 위험 요인이 된다. 목적의식과 함께 '존재 이유'에 대해서도 강조하고 싶다. 존재 이유는 아침마다 우리를 침대에서 활기차게 일어날 수 있게 해주는 원동력이다. 우리는 매일의 삶 속에서 목적의식을 일깨워주는 각자의 존재 이유에 대해 정의를 내릴 필요가 있다. 더불어 목적의식과 낙관주의는 떼려야 뗄 수 없는 관계라는 사실을 잊으면 안 된다. 2018년 세계 뇌 건강 위원회의 보고서는 낙관주의가 자긍심, 활력, 긍정적인 관계와 함께 정신적인 행복의 중요한 요소 중 하나라고 강조했다.

몰입 속에
존재해라

목적의식을 지니고 유지하는 방법에는 여러 가지가 있다. 반드시 정규 직업을 가질 필요는 없다. 새로운 것을 배우고, 자원봉사를 하고, 학생을 가르치고, 도서관 카드를 갱신하고, 취미 활동을 하고, 이웃들에게 좋은 친구가 되고, 정원을 즐겁고 의미 있게 가꾸기 위해 수업에 등록하는 것도 바람직한 방법이다. 또한 '몰입flow'에 자연스럽게 스며들 수 있는 일을 찾는 것도 중요하다. 사회 이론가 미하이 칙센트미하이는 40년 이상 긍정적인 심리학 연구의 기둥이 된 몰입이라는 개념을 연구해왔다.

우리는 누구나 '순간 속에, 리듬 속에, 열정 속에' 있는 듯한 경험을 한다. 몰입이란 이런 현상을 설명하는 데 사용되는 단어로, 산만함이나 동요됨이 없이 어떤 활동에 정신적으로 완전히 파고든다는 것을 의미한다. 이와 같은 활동에 몰입하면 강렬한 에너지를 느끼면서 집중하게 된다. 몰입을 하는 동안에는 스트레스도 없다. 오히려 도전을 받거나 '압박 속에' 있는 동안 행복할 정도로 편안함을 느낄 수 있다. 몰입의 개념은 직업 치료, 예술, 스포츠계를 포함한 많은 분야에서 인정되어 왔다. 몰입이란 개념은 미하이 칙센트미하이에 의해 현대 사회의 대중적인 용어로 정착했지만, 몰입은 몇몇 동양 종교에서 수천 년 동안 다른 모습으로 이미 존재해왔다.

명확한 목적의식 없이는 진정한 몰입 속에 존재할 수 없다. 자신이 마지막으로 몰입 속에 있었을 때가 언제인지 떠올려보자. 그때 무엇을 하고 있었는가? 그 시간 이후로 얼마나 지났는가? 누구와 함께 있었는가? 이러한 경험들을 글로 적어보자. 이 경험은 새로운 길을 찾아주고 오늘의 몰입 속에 존재할 수 있는 영감을 준다.

Chapter 6

수면과
휴식

영혼은 잠든 후에도 열심히 일하고 세상에 도움이
된다.

_ 헤라클레이토스

어젯밤에 얼마나 잘 잤는가? 무슨 꿈을 꿨는지 기억하는가? 잠에서
깨지 않고 푹 잤는가? 잠에서 깨기 위해 알람에 의존하는가? 설사 제
대로 된 숙면을 취하지 못하는 것 같더라도 혼자만의 문제는 아니다.
복잡한 현대 사회를 살아가는 사람들의 2/3는 만성적인 수면 부족
을 겪고 있다. 셀 수 없을 만큼 수많은 사람들이 수면 문제를 경험하

는 것이다. 어리석게도 나는 수면의 가치를 너무 오랫동안 과소평가했고, 지금부터라도 잃어버린 그 모든 시간들(아마도 몇 년은 되지 않을까)을 되찾고 싶다. 이를 위해 현재 나는 적절한 수면 시간을 최우선 순위에 두고 있다.

수면이라는 주제를 눌러싼 해로운 정보들이 많다. 4시간만 자고도 버틸 수 있다고 자신하는 사람들은 본인이 무슨 말을 하고 있는지조차 모른다.* 게다가 잠을 이렇게까지 적게 자면 건강상의 문제를 일으킬 위험이 크게 증가한다. 만성적인 수면 부족은 치매, 우울증 및 기분 장애, 학습 및 기억력 문제, 심장병, 고혈압, 체중 증가와 비만, 당뇨병, 낙상 관련 부상, 암 등의 위험을 높인다. 또한 행동에 대한 편견을 유발해 결정을 내릴 때 부적절한 정보에 집중하게 만들 수도 있다. 수면 부족은 열정이나 성실함의 표상이 아니다. 자정에 잠자리에 든 후 새벽 4시에 일어나는 것이 성공의 지름길이 될 것이라고 믿고 있다면 다시 생각해보기를 바란다. 많은 유명인이나 기업인이 새벽에 일찍 일어나는 미덕을 극찬하지만 성공한 사람들이 잠을 덜 잔다는 사실을 보여주는 과학적인 데이터는 없다. 우리는 생체 시계를 속일 수 없다. 수면이 삶에서 얼마나 중요한지 알고 나면 나처럼 수면을 최우선에 놓게 될 것이다. 인체는 밤에 7~8시간의 수면을 필요로 하지만 미국인들의 평균적인 수면 시간은 하루 7시간이 채 되지 않는다. 100

* 아주 적은 비율의 사람들은 짧은 수면 유전자라는 것을 가지고 있다. 이 유전자는 수면 욕구를 감소시키는 희귀한 돌연변이다. 이런 사람들은 4~6시간 정도만 자도 정상적인 활동이 가능하다. 하지만 아직 이 현상에 대한 장기적인 데이터가 없다. 대부분의 사람들은 일찍 일어나는 '훈련'을 하더라도 유전적으로 짧은 수면을 지속하기 힘들다.

년 전과 비교해 2시간 정도 잠을 적게 자는 셈이다. UC 버클리의 신경 과학과 심리학 교수인 매슈 워커 박사는 수면의 힘을 연구하는 데 앞장선 연구자 중 한 명이다. 워커 박사는 수면을 식생활, 운동과 함께 건강의 3가지 기둥이라고 말한다. 최근 그는 수면이 뇌와 신경계를 회복시켜주는 방법에 관한 연구 결과를 발표했다. 워커 박사는 수면은 건강 수명을 늘려줄 뿐만 아니라 뇌와 몸을 리셋하는 데 가장 효과적인 활동이라고 강조한다. 인생의 대략 25년을 차지하는 수면을 가볍게 여겨서는 안 된다.

일반적인 통념과 달리 수면은 신체 기능이 중단된 상태가 아니다. 수면은 뇌, 심장, 면역 체계, 신진대사 등 몸의 모든 내적 작용에 영향을 미치면서 에너지를 재충전하는 핵심적 상태다. 나이가 들면서 수면 시간이 변하는 것은 정상이나 수면의 질이 떨어지는 것은 정상이 아니다. 수면 무호흡증이나 너무 이른 시간에 깨는 등의 수면 장애는 나이가 들수록 보편화되는데, 수면의 질은 간단한 생활 습관 변화로 충분히 개선시킬 수 있다.

수백만 명의 사람들에게 영향을 주는 수면 무호흡증은 수면 중 기도가 막히면서 발생한다. 목뒤 근육이 기도를 열지 못하면 호흡이 자주 중단되고 숙면을 이루지 못한다. 꿈을 꾸지 않는 수면을 취하거나 크게 코를 고는 소리는 이런 상태를 말해주는 징후다. 수면 무호흡증은 보통 수면 중에 착용하는 지속성 기도 양압기로 치료할 수 있다. 과체중은 수면 무호흡증을 악화시킬 수 있는데, 체중이 줄어들면 안심하고 지속성 기도 양압기의 사용을 중단해도 괜찮은 경우가 있다.

|오해| 몸은 잠자는 동안 작동을 멈춘다. 잠을 조금 자는 것은 큰 문제가 아니며 주말에 보충하면 된다.
|진실| 수면은 결코 시간 낭비가 아니다. 수면 중에 신체는 조직을 치유하고 기억력을 강화하며 심지어 성장하기도 한다. 적은 수면은 건강에 단기적, 장기적인 영향을 미치며, 주말에 늦잠을 자거나 길게 휴식을 취하는 식으로 추후에 보충할 수 없다.

수면
의학

수면이라는 주제 자체와 수면이 존재하는 이유는 지난 몇 십 년 동안 수수께끼로 남아 있었다. 수면 의학은 몇 세대 전에는 존재하지 않았지만 오늘날에는 신체 및 정신 건강과의 관계 속에서 수면의 효과를 알려주는 매우 중요한 연구 분야다. 수면이 중요하지 않다면 수많은 생물들이 잠을 자지 않을 것이다. 곤충이나 벌레 같은 아주 단순한 생물들도 잠을 자야 한다. 인간을 비롯한 포유류는 특히 수면에 의존하는 경향을 보인다. 쥐를 억지로 잠을 자지 못하게 하면 1달, 극단적인 경우에는 며칠 내로 죽는다.

수면의 질과 양은 우리에게 무지막지한 영향을 끼친다. 인체는 잠을 자는 동안 일시 정지를 하는 게 아니다. 오히려 수면은 재충전의 필수 단계이기 때문에 리셋에 가깝다. 잠을 자는 동안 세포 수준에서 수십억 개의 분자가 활동해 다음 날 활기차게 생활할 수 있도록 해준다. 충분한 수면은 창의력과 집중력을 향상시키고 정보를 신속하게 처리할 수 있도록 해준다. 그동안의 연구들은 수면 습관이 궁극적으로 우리의 모든 활동을 지배한다는 사실을 여실히 증명했다. 수면은 식욕이 얼마나 큰지, 신진대사가 얼마나 빠른지, 면역 체계가 얼마나 강한지, 얼마나 통찰력이 있는지, 스트레스에 얼마나 잘 대처하는지, 얼마나 학습에 능숙한지, 두뇌 경험을 얼마나 잘 통합하고 사물을 잘 기억하는지를 결정한다. 하루 6시간 또는 그 이하의 수면을 취하게 되면 낮 동안의 집중력이 1/3가량 줄어들 수 있으며, 자동차 같은 기계 조작 능력이 손상을 입을 수도 있다.

몇 년 전 나는 스탠퍼드 대학교 의과 대학에 소속된 수면 연구 센터에서 윌리엄 디멘트 박사를 만났다. 디멘트 박사는 수면 과학의 아버지로 널리 알려져 있다. 그는 자그마치 1950년대부터 수면을 연구하기 시작했다. 그러나 당시 사람들은 수면에 관한 연구거리가 얼마나 많은지 인지하지 못했다. 디멘트 박사는 수면은 매우 복잡한 현상으로 아직 밝혀지지 않은 비밀이 무궁무진하다는 사실을 일찌감치 깨달았다. 1970년 여름 그는 세계 최초의 수면 장애 클리닉과 수면 실험실을 개설해 수면을 연구하면서 폐쇄성 수면 무호흡증OSA: Obstructive Sleep Apnea을 치료했다. 폐쇄성 수면 무호흡증은 목뒤의 조직이 손상되어 기도를 막을 때 생기는 증상이며, 과체중, 편도선 비대, 목의 구조가 원인이 되어 발생한다. 수면 무호흡증이 있는 사람은 10초에서 1분 이상 호흡이 멈추면서 혈액의 산소 농도가 낮아지고 심장에 부담이 간다. 이러한 미시적 자각은 하룻밤에 수백 번 반복되기도 하는데, 그 결과로 수면이 조각나고 회복 수면, 즉 숙면을 비롯한 일련의 수면 주기를 경험하지 못하게 된다. 오늘날 폐쇄성 수면 무호흡증은 흔하디흔한 질병으로 약 20%의 미국 성인에게 영향을 주고 있다. 하지만 미국 수면 의학회American Academy of Sleep Medicine에 따르면, 환자 10명 중 9명은 진단을 받지 않은 상태라고 한다. 수면 무호흡증은 50세 이상의 남성들에게 잘 나타나며(여성은 9%, 남성은 24%다) 심장병, 당뇨병, 뇌졸중, 암 발병 위험을 높이기도 한다. 또한 수면 무호흡증을 겪는 사람들은 낮 동안 피로를 느끼기 쉽고 에너지가 부족해지기 때문에 교통사고 위험이 증가할 가능성이 있고, 전반적인 삶의 질도 낮아질 수 있다. 수면 무호흡증은 치료가 가능하니 증상을 자각하면 반드시 전문가의 진단을 받도록 한다.

디멘트 박사는 수면 부족의 심각성, 위험성 등 수면의 모든 측면을 연구해왔다. 그의 연구는 잠을 잘 때 뇌에서 실제로 일어나는 활동을 파악할 수 있는 현대 수면 의학의 기반을 닦는 데 커다란 공헌을 했다. 수면이 하는 일 중 하나는 호르몬의 순환을 조절하는 것으로 지금까지는 이 역할이 제대로 주목받지 못했다. 하지만 이와 같은 수면의 역할은 실질적으로 웰빙에 지대한 영향을 미친다. 사람들은 각자 자신만의 생체 리듬을 가지고 있으며, 생체 리듬에는 수면 각성 주기, 호르몬의 증감, 낮 동안 체온의 변동 등이 반영된다. 생체 리듬은 대략 24시간마다 반복되는데, 생체 리듬이 낮 시간과 제대로 된 동기화가 이루어지지 않으면 100%의 컨디션을 유지할 수 없다. 다른 나라를 여행하며 시차 문제를 겪으면 생체 리듬이 깨진 게 어떤 느낌인지 알 수 있다.

생체 리듬은 수면 습관을 중심으로 회전한다. 건강한 생체 리듬은 배고픔 신호와 관련된 것에서부터 스트레스, 세포 회복과 관련된 것에 이르기까지 정상적인 호르몬 분비 패턴을 지시한다. 예를 들어, 주요 식욕 호르몬인 렙틴과 그렐린은 식생활 패턴의 중단과 이동을 조정한다. 그렐린은 음식을 먹으라고 하고 렙틴은 충분히 먹었다고 한다. 잠자리에 들기 직전에 갑자기 배고픔을 느껴본 적이 있는가? 사실 잠에 들려고 하는데 허기를 느끼는 것은 생물학적으로 말이 되지 않는다. 이는 아마도 생체 리듬이 맞지 않기 때문일 것이다. 최근 과학은 소화 호르몬에 관심을 집중하고 있다. 덕분에 수면 부족이 렙틴과 그렐린의 불균형을 유발한다는 사실을 증명해주는 데이터를 가지게 되었다. 이런 불균형은 배고픔과 식욕에 악영향을 미친다. 한 연구에 따르면, 이틀 연속으로 밤에 4시간만 잔 사람들은 배고픔이 24% 증가했고 주로 고칼로리 음식, 짠 과자, 녹말 음식을 찾았다. 신체는 수면 부족에서 비롯되는 부족한 에너지를 되도록 빨리 충전하기를 원하는데, 아마도 정제된 탄수화물 가공식품이 이 요구 조건에 부합하기 때문인 듯하다. 우리는 탄수화물 가공식품을 많이 섭취하면 어떤 문제가 생기는지 잘 알고 있다. 바로 체중 증가다. 그리고 과체중은 신진대사를 방해하고 뇌 쇠퇴의 위험을 증가시킨다.

수면의 가치에 대해 이야기하는 책은 많지만, 이 책에서는 수면이 뇌 건강과 기능에 미치는 중요성에 대해 특히 강조하고자 한다.

|오해| 나이가 들수록 잠이 줄어든다.

|진실| 나이가 들면서 수면 패턴이 변하기 때문에 어렸을 때보다 잠들기가 힘들고 잠이 든 상태를 지속시키는 데 어려움을 겪는 경향이 있기는 하다. 그러나 수면 욕구는 성인기 내내 일정하게 유지된다.

잘 쉰 뇌가
건강하다

초창기 수면 연구는 수면이 기억력에 미치는 영향을 조사하는 데서 시작되었다. 20세기 초 코넬 대학교의 심리학자 존 젠킨스와 칼 댈런배치는 기억력을 향상시키는 데 있어서 수면의 역할에 대해 실험하고 기록한 최초의 과학자들이었다. 당시에는 수면과 기억력의 상관관계에 대한 정보가 전무후무했지만, 선견지명이 있었던 이 연구자들은 수면과 인간의 기억법의 관계를 실험하고 정량화하기 시작했다. 이들은 실험을 위해 '아무것도 모르는' 학생들을 모집했고, 학생들에게 의미 없는 음절로 이루어진 단어 목록을 건네주며 아침에 또는 잠자리에 들기 직전에 암기할 것을 주문했다. '아무것도 모르는'이라는 표현을 쓴 이유는 말 그대로 실험에 참여한 학생들이 실험의 목표와 질문이 무엇인지 전혀 몰랐기 때문이다. 학생들은 1시간, 2시간, 4시간, 8시간 후에 단어 목록에 대한 기억력 검사를 받았다. 단어 목록을 밤에 받은 학생들은 단어를 암기하고 검사를 받는 시간 사이에 잠을 잤고 나머지 학생들은 잠을 자지 않았다. 과연 어떤 학생들이 단어를 잘 기억했을까? 예상했겠지만 답은 잠을 잔 학생 그룹이다. 정확히 말하면, 단어를 잊어버리는 속도가 더 느렸다. 이 연구는 여러 해 동안 다양한 방식으로 반복되었다. 1924년 〈미국 심리학회 저널〉에 실린 젠킨스와 댈런배치의 논문은 오늘날까지 이어지는 수면 연구의 토대가 되었다.

과학자들은 수면 부족이 마치 안개가 낀 것처럼 중요한 사실을 기억하거나 집중하기 어렵게 만드는 상태를 의미하는 '브레인 포그brain fog'를 유발하는 방식에 대한 몇 가지 경로를 제시했다. 기억과 수면에 대한 최근 이론에 따르면, 잠을 자는 동안 뇌는 사건을 부호화하고 중요한 기억을 분류한다. 수면은 기억을 통합하고 나중에 기억하기 위해 정리하는 필수적인 과정이다. 수면 방추라 불리는 숙면 중 짧고 격렬한 뇌 활동이 그날 배운 것을 포함한 최근의 기억을 해마의 단기 저장 공간에서 신피질의 '하드 드라이브'로 효과적으로 이동시킨다는 연구 결과가 나왔다. 다시 말해, 수면은 해마를 정리해 새로운 정보를 받아들이고 처리할 수 있도록 해준다. 따라서 잠을 자지 않으면 기억 조직이 제대로 작동할 수 없다. 수면 부족은 기억력에 영향을 미칠 뿐만 아니라 일반적인 정보 처리 또한 방해한다. 때문에 잠이 부족하면 기억 능력이 부족해지고, 정보를 해석하거나 정보를 불러와 판단하는 일이 힘들어진다.

수면 부족이 기억력에 돌이킬 수 없는 문제를 일으킬 수 있을까? 이는 중요한 질문이며, 최신 과학이 주목하고 있는 연구 분야이기도 하다. 2013년 한 연구에서 수면 문제를 경험한 노인들이 알츠하이머병에 걸리기 쉽다는 놀라운 사실이 밝혀졌다. 또한 인지 능력의 쇠퇴 속도도 일상적으로 숙면을 취하는 사람들보다 심각했다. 만성적인 수면 문제가 치매 같은 신경 퇴행성 질환과 어느 정도 연관되어 있다는 사실을 알고는 있었으나, 최근의 데이터는 이 문제가 치매를 진단받기 몇 년 전부터 발생할 수 있다는 사실을 보여준다. 즉, 수면 문제는 조기 경고 신호일 수 있다. 바꿔 말하면, 지금부터라도 충분한 수면을 취하면 미래에 치매를 예방할 수 있는 가능성을 높일 수 있다.

수면 부족은 많은 문제를 야기한다. 2017년 미국 심장 협회가 발표한 논문에 따르면, (심장 동맥의 혈전이나 아밀로이드판 파열로 인해) 심장의 혈류가 갑자기 감소하거나 막히는 증상을 겪은 사람들이 6시간 미만으로 수면을 취할 경우 다른 주요 관상 동맥 문제가 발생할 위험이 29% 높아진다. 2017년의 또 다른 연구에서는 당뇨 증상을 가진 사람이 하루 6시간 이하의 수면을 취하면 심각한 당뇨병에 걸릴 위험이 44% 증가하고, 하루 5시간 이하로 수면을 취하면 그 위험성이 68%

증가한다는 사실이 밝혀졌다.

이는 당뇨병과 뇌 건강 사이의 관계를 보여주는 매우 중요한 정보다. 제2형 당뇨병을 앓고 있는 사람들은 그렇지 않은 사람들(정상 혈당을 유지하는 사람들 포함)보다 훨씬 심각한 인지 능력 저하가 나타날 수 있다. 그래서 몇몇 과학자들은 알츠하이머병을 당뇨병의 한 종류로 보기도 한다. 인슐린 시스템이 깨지고 특히 신경 세포가 신진대사를 촉진하는 데 인슐린을 제대로 사용하지 못하면 인체는 쇠퇴의 길을 걷게 된다.

마지막으로 만성 염증도 수면과 연관이 있다. 다만 수면과 염증의 관련성은 앞으로 많은 연구가 필요하다. 그럼에도 수면 부족이 염증 수치를 높인다는 확실한 증거는 이미 존재한다. 이런 현상은 24시간 동안 잠을 전혀 자지 못하는 심각한 수면 부족과 부분적인 수면 부족(밤에 경험하는 반복적인 불충분한 수면)에서 나타났다. 수면 불충분을 단 하룻밤만 겪어도 아직 밝혀지지 않은 이유들로 인해 염증 작용이 활성화될 수 있으며, 특히 여성의 몸에서 이런 현상이 두드러진다.

하룻밤의 수면 부족은 대수롭지 않게 여기고 넘길 수도 있지만 안타깝게도 수면 부족은 단발성으로 나타나지 않으며 반복적, 주기적으로 발생하기 쉽고, 여기에 염증 증상들이 더해져 심각한 질병이 생기기도 한다. 2017년 존스 홉킨스 의과 대학, 베일러 대학교, 미네소타 대학교, 메이오 클리닉 등 여러 기관의 대규모 연구진이 신체 염증과 신경 퇴화의 관련성을 조사하는 장기 연구를 수행했다. 이 연구는 1987년에 시작되어 현재 진행 중인 '죽상 동맥 경화증 지역 사회 연구ARIC:

Atherosclerosis Risk in Communities'를 기초로 한다. 연구자들은 수십 년간 4개 지역 사회에서 15,000명 이상의 주민들을 대상으로 죽상 동맥 경화 증에 대한 위험 요인을 조사해왔다. 2017년 조사를 시작했을 당시 연구자들은 평균 나이가 53세인 1,633명의 참가자 집단에서 염증의 생물학적 표지를 측정했다. 그리고 24년간 참가자들을 추적하면서 시간의 경과에 따른 기억력과 뇌 용량을 평가했다. 그 결과 처음에 신체의 염증 수치가 가장 높았던 사람들은 뇌 수축 위험이 증가했다. 실제로 이들의 기억 중추는 처음에 염증 수치가 낮았던 사람들에 비해 5% 더 작았다. 5% 하면 작게 느껴질 수 있으나 이 수치를 2차원적으로 받아들여서는 안 된다. 작은 비율의 뇌 용량 감소도 사고력과 기억력에 상당한 영향을 미친다. 뇌 부피가 줄어든 사람들의 경우 단어를 기억하는 능력이 뇌 부피를 유지한 사람들보다 현저히 떨어지는 것으로 나타났다. 이와 같은 발견은 젊은 층에게 많은 것을 시사하며 설득력 있는 메시지를 제공한다. 수면 습관이 장기적으로 뇌를 보존하는 능력에 어떻게 영향을 미칠 수 있는지 생생하게 보여주기 때문이다. 강조하건대 매일 밤 숙면을 취하는 것은 매우 중요하다.

|오해| 수면제 복용은 문제가 되지 않는다. 오히려 빨리 잠들 수 있도록 도와주고 충분한 수면을 취하게 해준다.

|진실| 처방전이 필요한 수면제이든 그렇지 않은 수면제든 상관없이 모든 수면제는 빨리 잠드는 데 어느 정도의 도움은 주겠지만

자연적인 수면만큼 편안한 수면을 경험하게 해주지는 못한다. 심지어 일부 수면제는 뇌의 쇠퇴와 치매의 위험을 증가시키는 것으로 나타났다. 불안이나 불면증에 자주 처방되는 벤조디아제핀(바리움, 재낵스)은 습관성 의약품으로 치매 발병과 관련이 있다. 앰비엔과 루네스타 같은 진정제는 임상 시험에서 판단 능력과 균형 감각을 손상시키는 것으로 드러났다. 그리고 처방전 없이 살 수 있는 항콜린제 약물(베나드릴, 나이킬, 나이트 포뮬러)은 알츠하이머병 발병 위험을 높인다. 이러한 약물은 뇌에서 기억과 학습을 처리하는 데 필수적인 신경 전달 물질인 아세틸콜린을 차단하는 화학적 성질을 가지고 있으며, 알츠하이머병 환자의 집중력과 기능 모두를 떨어뜨린다. 실제로 알츠하이머병 약물인 도네페질(아리셉트)은 아세틸콜린 분해 효소를 억제하는 콜린에스테라아제 억제제다.

수면의 정화 작용

최근 수면이 뇌를 깨끗하게 만들어준다는 흥미로운 연구 결과가 발표되었다. 신체는 림프계를 통해 조직의 노폐물과 체액을 제거한다. 림프는 독성 폐기물과 세포 파편을 운반하는 특수 용기에 담긴 무색 액체다. 이 화합물은 림프절을 통과하면서 여과되고 림프 자체는 혈류로 돌아간다. 오랜 시간 동안 과학자들은 뇌가 림프계를 가지고 있지 않기 때문에 뇌 조직에서 뇌척수액으로 노폐물을 서서히 확산시킨다고 생각해왔다. 그런데 이런 생각을 뒤집는 논문이 발표되었다.

2012년 오리건 보건 대학교의 제프리 일리프 박사 연구 팀은 노폐물을 제거하는 뇌의 자정 작용에 대한 논문을 발표했다. 현재 이들의 연구는 뇌의 노폐물 배출 통로인 글림프 시스템이라고 불리는 새로운 배수 경로 탐구에 불을 붙였다. 1년 후 일리프 박사는 로체스터 대학교 신경외과의 루루 시에 박사, 마이켄 네더가드 박사와 함께 글림프 시스템이 밤에 작동을 시작한다는 논문을 발표했다. 이는 수면이 뇌 속 노폐물을 처리하고 뇌를 정화하기 위한 일종의 세팅 기능을 한다는 사실을 시사하며, 뇌 속 쓰레기를 제대로 제거하지 못하게 되면 치매에 걸릴 위험이 높아질 수 있다. 하룻밤의 수면 부족이 염증 수치를 급증시킬 수 있듯이, 하룻밤의 질 나쁜 수면은 알츠하이머병과 관련된 뇌 단백질인 베타아밀로이드의 축적과 상관관계가 있을 수 있다. 뿐만 아니라 최근의 데이터는 뇌 아밀로이드와 우울증 발병률 사이에 높은 수준의 관련이 있음을 보여주며, 특히 어떤 치료에도 반응하지 않는 심각한 우울증을 가진 사람들이 이 경우에 해당된다. 로체스터 대학교 연구 팀은 쥐가 잠을 잘 때만 뇌척수액이 뇌를 통해 솟구친다는 사실을 밝혀냈다. 뇌와 척수에서 발견되는 이 액체는 중추 신경계를 정화시키고 보호하며 노폐물을 제거한다. 연구 팀은 뇌척수액의 흐름이 신체의 림프계처럼 기능할 수 있다는 가설을 세웠는데, 뇌척수액의 흐름이 노폐물의 최종 처리를 위해 세포 파괴 생성물 및 폐

기물 조직을 배출한다는 것이다. 같은 방식으로 수면은 기억의 중추인 해마를 정리해주고 뇌에서 신진대사 노폐물을 씻어낸다. 즉, 수면은 잡동사니를 정리하고 여기서 나온 쓰레기를 내다 버리는 이중 임무를 수행하는 셈이다.

이와 같은 중요한 발견 이후 또 다른 연구자들은 실제로 뇌가 아밀로이드판을 유발하는 끈적끈적한 단백질을 포함한 신진대사의 쓰레기 파편과 노폐물을 씻어내는 '정화 작용 시스템'을 가지고 있다는 사실을 밝혀냈다. 이쯤에서 워싱턴 의과 대학의 신경과 의사인 데이비드 홀츠먼 박사가 실시한 획기적인 실험을 하나 소개한다. 그는 쥐의 뇌가 베타아밀로이드를 제거하기 시작하는 시점에서 쥐의 수면을 의도적으로 방해했다. 잠이 부족한 쥐는 잠을 잘 잔 쥐에 비해 약 1달 동안 2배 이상의 아밀로이드판을 생성했다. 또한 홀츠먼 박사의 연구 팀은 깊이 잠든 쥐와 깨어 있는 쥐의 뇌 아밀로이드 수치가 25% 정도의 차이를 보인다는 사실을 발견했다. 다시 말해, 시간이 지남에 따라 이 단백질들이 모여서 아밀로이드판을 형성할 가능성이 있다는 것이다. 아밀로이드판을 시궁창 속의 쓰레기라고 생각하면 이해가 쉽다. 이 쓰레기들은 결국 염증과 타우 단백질의 축적에 불을 붙여 신경 세포를 파괴하고 알츠하이머병을 향한 행진을 부추길 수도 있다.

나이가 들면서 뇌의 자정 능력과 신체의 수면 능력 사이에 악순환이 일어날 수 있다. 혈당계의 작동 방식을 조사한 2014년의 논문은 나이 든 쥐가 어린 쥐에 비해 노폐물 처리 비율이 40% 정도 떨어진다는 사실을 보여줬다. 노화의 자연적 진행을 막을 수는 없지만 이 정보는 시사하는 바가 크다. 수면 장애는 노인들에게 흔히 나타나는 문제임에도 무시되거나 간과되기 때문이다. 노년기 수면 장애의 원인은 무엇일까? 수면 무호흡증이나 관절염 같은 의학적인 문제일까? 아니면 약의 부작용일까? 어쩌면 나이 든 사람으로 하여금 젊었을 때보다 더 일찍 졸음을 느끼게 하는 생물학적 생체 리듬의 변화 때문일지도 모른다.

크리스틴 야페 박사는 UC 샌프란시스코의 정신 의학, 신경학, 전염병학 교수이며 뇌 건강 센터의 소장직을 역임하고 있다. 야페 박사는 인지 노화와 치매 연구의 세계적인 권위자이자 세계 뇌 건강 위원회의 집행 위원이다. 그녀는 기억 장애 클리닉을 운영하며 밤에 잠드는 것과 숙면을 취하는 것에 어려움을 겪는 환자들을 치료한다. 이 환자들은 하루 종일 피곤함을 느끼고 낮에 조는 일이 많다. 야페 교수는 5년간 75세 이상의 성인 1,300명을 대상으로 일련의 연구를 진행했고, 수면 문제가 있는 사람들이 몇 년 후 치매에 걸릴 위험이 2배 이상 증가했음을 발견했다. 연구 참가자 대부분은 수면 중 호흡 곤란이나 수면 무호흡증을 가지고 있거나, 생체 리듬이 심각하게 깨진 상태이거나, 만성적으로 야간 수면 부족을 겪는 등 수면에 악영향을 미치는 질환이 있었다.

한편, 또 하나의 문제는 알츠하이머병 자체가 수면을 방해한다는 사실이다. 여기서 악순환이 비롯된다. 잠을 제대로 자지 못하면 뇌가 노폐물을 처리하지 못하게 되고 여분의 아밀로이드가 축적되면서 알츠하이머병을 유발한다. 알츠하이머병은 뇌의 신경 세포를 죽이고 다시 수면을 어렵게 만든다. 수면 부족은 생물학적 생체 리듬을 방해해 신진대사 및 숙면을 돕는 멜라토닌 호르몬 수치에 나쁜 영향을 미친다. 이러한 신진대사와 숙면 관련 호르몬의 교란이 또다시 수면 장애를 유발하면서 끊임없는 악순환이 발생한다. 이 악순환이 개선되지 않으면 문제는 점점 심각해진다.

지금까지 소개한 모든 연구들은 수면 부족과 인지 기능 저하의 위험 사이의 양방향 관련성을 분명히 보여주고 있다. 치매는 수면을 힘들게 할 뿐만 아니라 잠을 제대로 자지 못하면 뇌의 쇠퇴가 가속화할 수 있다. 아직 더 많은 연구가 요구되지만 '수면이 보약이다'라는 사실을 반드시 염두에 둬야 한다. 수면은 낮에 활동하고 밤에 재충전하는 데 필수다. 밤에 숙면을 취하기 위한 몇 가지 전략에 대해 알아보자.

숙면을 위한
10가지 비법

1. 일정을 지키고 긴 낮잠을 피해라

주말과 공휴일을 포함해 매일 같은 시간에 일어나자. 많은 사람들이 주중에 쌓인 수면 부족을 보충하기 위해 주말에 몰아서 잠을 자는데, 이는 건강한 생물학적 생체 리듬을 깨뜨리는 지름길이다. 금요일이나 토요일 밤늦게까지 친구들을 만나고 다음 날 늦잠을 자면 이른바 '사회적 시차'에 시달리게 된다. 이렇게 불규칙한 수면 패턴은 당연히 건강에 해롭다. 노인의 뇌 건강에 낮잠이 유익한지 여부는 여전히 불분명하다. 낮잠이 필요하다면 이른 오후에 30분으로 제한해라. 낮잠을 오래 자면 야간 수면을 방해할 수 있다. 2019년 〈알츠하이머병과 치매 저널〉에 낮잠이 알츠하이머병의 조기 경고 신호일 수 있다는 연구 결과가 발표되었다. 물론 낮잠이 알츠하이머병을 유발하지는 않는다. 그럼에도 낮에 꾸벅꾸벅 조는 것은 우리를 깨어 있게 해야 할 뇌의 특정 네트워크가 손상되었다는 의미일 수 있다. 특히 타우 단백질 축적으로 인해 깨어 있는 상태를 촉진하는 뇌 부위가 퇴화하는 현상이 일찍부터 서서히 생기는 것일 수 있다. 이러한 연구가 지속되면 알츠하이머병에 걸린 사람들의 기억력이 쇠퇴하고 있음을 보여주는 전형적인 징후들인 건망증이나 혼란 등을 겪기 전에 과도한 낮잠을 자는 경향을 보이는 이유가 설명될 수 있을지도 모른다.

2. 올빼미처럼 밤샘하지 마라

자정이 되기 전 가장 졸릴 때가 가장 좋은 취침 시간이다. 비렘(非REM)수면은 야간의 초반 수면 주기를 지배하는 경향이 있다. 그러다 밤에서 새벽으로 가면서 꿈을 꾸는 렘수면이 자리를 잡기 시작한다. 이 두 수면은 모두 중요하며 각각의 장점을 가지고 있지만, 파동이 느린 비렘수면은 렘수면보다 깊고 회복력이 뛰어나다. 바람직한 수면 시간은 나이가 들면서 바뀔 수 있다. 나이가 들수록 잠자리에 드는 시간이 빨라지고 자연스럽게 일찍 일어나게 되지만, 그렇다 하더라도 전반적인 수면 시간이 달라져서는 안 된다.

3. 아침 일찍 일어나라

아침에 일어나 가장 먼저 해야 할 일은 햇빛에 눈을 노출시켜 생체 시계를 맞추는 것이다. 인류의 진화 생물학과 신경 과학은 아침의 중요성에 대해 강조한다. 즉, 인류는 일찍 일어나서 떠오르는 태양의 빛을 흡수하도록 진화해왔다.

4. 일어나서 움직여라

규칙적인 신체 활동은 질 좋은 수면을 촉진한다. 또한 이상적인 체중을 유지하는 데 도움을 줄 수 있고, 이것은 다시 수면의 질을 높여 줄 수 있다.

5. 먹고 마시는 것에 유의해라

점심 식사 후 카페인을 피하고(오후 2시 이후에는 절대 안 된다), 화장실을 가기 위해 잠에서 깨지 않도록 잠들기 3시간 전부터는 음식을 먹거나 마시지 마라. 저녁 식사를 잘 시간이 다 되어서 과도하게 하는 것 또한 문제가 될 수 있다. 알코올 섭취에도 유의해라. 알코올이 잠이 오게 할 수는 있지만, 알코올은 정상적인 수면 주기를 방해하고 특히 비렘수면을 방해한다.

6. 약물을 조심해라

처방전이 필요한 것이든 아니든 의약품은 수면에 영향을 미치는 성분을 포함할 수 있다. 예를 들어, 대부분의 두통약에는 카페인이 들어 있다. 일부 감기약에는 슈도에페드린 같은 자극적인 충혈 제거제가 들어 있을 수도 있다. 또한 항우울제, 스테로이드, 베타 차단제, 파킨슨병 치료제 등 일반적으로 사용되는 약에서 나타나는 부작용이 수면에 영향을 미칠 수 있다. 복용 중인 약이 어떤 것인지 파악하고, 자신에게 꼭 필요한 약이라면 수면에 미치는 영향이 적은 낮에 되도록 일찍 복용하는 것이 바람직하다.

7. 수면 환경을 시원하고 조용하고 어둡게 만들어라

이상적인 수면 온도는 17~20도 사이다. 어두운 곳에서 잠을 자고, 전자 기기의 불빛 같은 잠자리 근처의 광원을 최소화해라. 조명을 차단할 수 없는 경우에는 수면용 안대를 착용해도 좋다. 도시에 거주 중이라면 거리의 소음을 차단하기 위해 음향 기기나 백색 소음 발생기를 사용해본다. 혹시 반려동물이 있다면 침실에 들어오지 못하게 한다. 특히 반려동물이 야간에 돌아다니거나 소리를 내면서 수면을 방해하지 않게 한다.

8. 전자 제품을 멀리해라

잠자리에서는 스마트폰을 비롯해 어떤 종류의 스크린도 보지 마라. 자연광이든 형광등, 텔레비전 화면, 컴퓨터, 스마트폰에서 나오는 인공 광선이든 간에 대부분의 빛은 수면에 필요한 호르몬인 멜라토닌을 강력하게 억제하는 파란색 파장을 포함하고 있으며 뇌의 경계 중추들을 자극한다. 2015년 신경 과학자 앤-마리 챙과 동료들은 전자책의 발광 장치가 졸음을 감소시키고, 수면 유도 호르몬인 멜라토닌 분비를 낮추고, 생체 리듬을 교란시켜 잠들기까지의 시간이 길어지게 만든다는 사실을 확인했다. 자기 전에 전자책을 읽은 사람들은 종이책을 읽은 사람들보다 다음 날 아침 주의력이 떨어졌다. 텔레비전, 스마트폰, 태블릿, 컴퓨터 등에 사용되는 발광 다이오드LED는 파란색 파장을 상당히 많이 방출한다. 최적의 멜라토닌 생성을 위해 취침 전 몇 시간 동안은 파란색 빛을 피하자. 그리고 가정용 조명에 따뜻한 파장을 사용한다 (2,700~3,000K가 좋다). 잠드는 데 계속 문제를 겪는다면 파란색 빛을 걸러내는 안경을 쓰는 것도 좋다. 시계나 야간 조명에 파란색이나 녹색 대신 빨간색 또는 '따뜻한 빛'을 내는 장치를 사용한다. 빨간색 빛은 생체 리듬을 바꾸고 멜라토닌을 억제하는 효과가 가장 적다. 특히 침대에서 전자책을 즐겨 본다면 파란색 빛을 피해 화면 색을 바꿔본다.

9. 수면 의식을 확립해라

잠들기 전 적어도 30분~1시간 동안 휴식을 취하고 몸이 수면 준비에 들어갈 수 있도록 해줘야 한다. 자극적인 일(회사 업무, 컴퓨터나 스마트폰 사용 등)을 피하고 따뜻한 물로 씻기, 독서하기, 허브차 마시기, 편안한 음악 듣기 등 심신이 차분해지는 활동을 한다. 스트레칭을 하거나 긴장을 푸는 일을 하는 것도 도움이 된다. 양말을 신으면 발이 따뜻해서 잠들기가 한결 수월할 수 있다. 어려운 대화를 피하고 잠자기 전에는 모든 상태를 평화롭게 유지한다. 즉, 논쟁을 하거나 심각한 주제에 대한 토론을 피한다(어떤 문제든 내일 더 나아질 것이다).

10. 경고 신호를 인지해라

다음에 나열하는 증상이 반복적으로 나타날 경우에는 치료가 필요한 심각한 수면 장애일 수 있다.

- 최근 3달간 일주일에 3회 이상 잠드는 데 어려움을 겪었다.
- 코골이가 심하다.
- 낮에 계속 졸리다.
- 잠들기 전 다리에 불편감이 느껴진다.
- 자는 동안 꿈을 행동으로 표현한다.
- 이갈이, 두통, 턱관절 통증 때문에 잠에서 깬다.

모든 방법을 시도해봤지만 여전히 숙면을 취하지 못하거나 주기적으로 수면 보조 제품에 의존하고 있다면 수면에 대해 의사와 상의하는 게 좋다. 의사는 수면 무호흡증 같은 문제를 진단하기 위해 수면 다원 검사를 권할 수도 있다. 수면 다원 검사 시 수면 상태를 관찰하고 기록할 수 있는 수면 실험실에서 밤을 보내야 하는데, 이런 시설이 갖춰진 병원들은 생각보다 많으며 크고 작은 많은 병원들이 수면과 관련한 전문 의료 서비스를 제공한다.

휴식과 이완의
시간

수면은 우리 몸이 요구하는 원기 회복 활동이지만 수면과 휴식에는 차이가 있다. 맑은 정신을 유지하려면 깨어 있을 때 휴식 및 긴장 완화 활동들을 해야 한다. 휴식과 긴장 완화는 정신적인 행복에 큰 역할을 하며, 정신적인 행복은 치매 위험을 줄여준다. 반대로 불안이나 우울증 같은 질환들은 인지 능력 저하와 알츠하이머병의 경고 신호일 수 있다. 그러니 스트레스를 줄이고 정신적인 회복 탄력성을 키워 이런 질환들을 치유하는 게 중요하다.

나는 명상의 적극적인 지지자이며, 분석적 명상법으로 매일 명상을 실천하고 있다. 몇 년 전 인도의 드레풍 사원에서 달라이 라마와 시간을 보낸 후 명상 습관을 들이게 되었다. 처음에는 별로 내키지 않았고 겁도 났다. 성인(聖人)과 명상을 한다는 생각만으로도 마음이 조마

조마했다. 하지만 달라이 라마와 명상할 기회를 마다하기란 쉽지 않았다. 나는 아침 일찍 달라이 라마의 사저에서 그와 합류하기로 했다.

달라이 라마와 함께 책상다리를 하고 앉아 눈을 감고 호흡에 집중하자 불안감이 사라지기 시작했다. 몇 분 후 달라이 라마가 중저음의 목소리로 말했다. "질문은 없습니까?"

나는 고개를 들어 그의 웃는 얼굴을 쳐다봤다.

"이런 자세로 있으니 힘듭니다." 내가 말했다.

"나도 그렇습니다! 60년 동안 매일 하는데도 여전히 어려워요."

그의 말을 들은 나는 처음에는 놀랐고 그다음에는 안심이 되었다. 티베트의 승려이자 정신적 지도자인 달라이 라마도 명상에 어려움을 겪는다니 말이다.

"당신에게는 분석적 명상법이 잘 맞을 것 같습니다." 그가 내게 말했다. 그는 선택된 사물에 초점을 맞추는 단순한 명상 대신 내가 해결하려고 했던 문제, 최근에 읽었던 논문의 주제, 또는 이전 논의에서 나온 철학 영역 중 하나에 대해 생각해보라고 제안했다. 그는 나로 하여금 이러한 문제나 이슈를 투명한 비눗방울 속에 집어넣어 다른 모든 것들로부터 분리하기를 원했다. 나는 눈을 감고 나를 괴롭히는 문제, 즉 잘 해결되지 않는 문제를 떠올렸다. 내가 이 문제의 물리적 구현체를 비눗방울에 넣었을 때 몇 가지 일련의 일들이 자연스럽게 일어나기 시작했다.

문제는 내 앞에 무중력 상태로 떠 있었다. 나는 마음속으로 그 문제를 회전시키거나 돌리거나 뒤집을 수 있었다. 이는 몰입을 키우기 위한 연습이었다. 비눗방울이 둥둥 떠오르면서 문제는 주관적인 감정 같은 다른 집착으로부터 스스로를 분리시키고 있었다. 문제가 분리되어 명확하게 시야에 들어오자 나는 문제를 시각화할 수 있었다.

문제와 상관없는 감정적 요소들이 현명하고 실용적인 문제 해결책을 찾는 일을 방해하는 경우가 많다. 이런 감정적 요소들은 우리에게 실망이나 좌절감을 안겨주기도 한다. 달라이 라마는 다음과 같이 말했다. "분석적 명상법을 통해 논리와 이성을 사용하면 당면한 문제를 보다 분명하게 파악하고, 무관한 사항과 분리해 의심을 지우고, 해답을 명쾌하게 찾아낼 수 있습니다." 이 얼마나 간단하고 합리적인가. 분석적 명상법은 분명히 효과가 있었다.

나는 신경 과학자로서 추론과 비판적 사고를 통합하는 법을 불교 승려에게서 배우리라고는 전혀 예상하지 못했다. 어쨌든 결과적으로 그렇게 되었고 이 경험 덕에 나에게 변화가 찾아왔다. 나는 매일 분석적 명상법을 수행하고 있다. 생각의 비눗방울을 만들어 눈앞에 떠오르게 하는 처음 2분은 여전히 어렵다. 그다음 20~30분은 본질적인 흐름의 상태로서 순식간에 지나간다. 확신하건대 아무리 극단적인 회의론자라 하더라도 분석적 명상법으로 성공을 거둘 수 있다.

나는 가족과 친구들에게 달라이 라마의 가르침을 전하고 분석적 명상법의 기본 원리를 알려주기 위해 많은 시간을 들여왔다. 이제는 이 책을 읽는 사람들과도 분석적 명상법의 효과를 나누고자 한다. 요컨대 명상은 하루 동안 쌓인 피로를 풀 수 있는 중요한 시간으로 수면과는 또 다른 성격의 휴식이다.

정신을 수양하는 사람들이 증가하고 있다. 2018년 미국 질병 통제 예방 센터는 2012~2017년에 요가 참여 비율이 9.5%에서 14.3%로 50% 증가했으며 명상 참여 비율은 4.1%에서 14.2%로 3배 이상 증가했다는 보고서를 발표했다. 이러한 정신 수양의 공통적인 목표는 현재 우리의 존재와 우리의 삶에서 일어나는 일들을 관조하는 것이다. 명상으로 스트레스를 이겨낼 수 있다는 사실은 의학 논문으로 입증되었다. 명상은 군대에까지 확대되고 있다. 2014년 해병대의 한 집단을 대상으로 마음 챙김 기술을 기반으로 한 트레이닝을 실시했다. 그런 다음 높은 스트레스를 유발하는 군사 활동 시뮬레이션에 노출시켰는데, 심혈관 및 폐 기능이 오히려 향상된 것으로 밝혀졌다.

물론 명상 훈련의 효과를 얻기 위해 군인이 될 필요는 없다. 내가 말하고자 하는 것은 명상의 주체가 누구이든 간에 명상으로 얻을 수 있는 대표적인 효과는 스트레스 호르몬인 코티솔의 수치를 낮출 수 있다는 점이다. 명상 연구 분야에서 가장 포괄적이면서도 많이 인용된 연구 중 하나인 〈미국 의학 협회 저널〉에 게재된 메타 분석은 명상에 대한 모든 관련 실험을 검토했으며, 정신 수양이 불안, 우울, 고통을 현저하게 감소시킨다는 사실을 발견했다. 또 다른 메타 분석은 16개 연구에 걸쳐 1,295명의 사람들에게서 만트라 사용을 포함한 정신 수양의 일종인 초월적 명상의 효과를 살펴봤다. 이 역시 명상 훈련이 불안을 현저하게 감소시켜준다는 사실을 발견했고, 높은 수준의 명상을 시작하는 사람들에게 그 효과가 더욱 두드러졌다.

명상은 기나긴 역사를 가지고 있지만 최근에서야 과학적 타당성을 인정받았다. 마침내 명상이 노화 과정에 어떤 영향을 미칠 수 있는지 분석하기 시작한 것이다. 2005년 하버드 대학교의 매사추세츠 종합 병원은 명상을 자주 하는 사람일수록 전전두엽을 포함한 대뇌 피질의 특정 부위가 두껍다는 영상 연구 결과를 발표했다. 이후 전 세계의 수많은 후속 연구들은 '두꺼운 뇌'를 가진 사람들이 더욱 총명하고 기억력도 더 좋은 경향이 있다는 사실을 입증했다. 참고로, 대뇌 피질 영역은 주의력 및 감각 처리를 돕고 복잡한 인지 행동을 관할한다.

명상으로 얻어지는 이른바 이완 반응은 요가, 태극권, 호흡 훈련, 점진적 근육 이완, 유도 이미지, 반복적인 기도 등을 통해서도 얻을 수 있다. 일례로, 깊은 심호흡이 효과적인 이유는 부교감 신경 반응을 유발하기 때문이다. 부교감 신경은 스트레스와 불안에 민감한 교감 신경과 반대로 작용한다. 스트레스를 인지하면 교감 신경계가 작동하고 이로 인해 스트레스 호르몬인 코티솔과 아드레날린이 급증한다. 반면에 부교감 신경계는 이완 반응을 일으키며, 심호흡은 이 반응에 도달하는 가장 빠른 방법이다. 아주 편안한 상태에서 심호흡을 하면 심장 박동이 안정되고 혈압이 낮아진다.

깊은 심호흡은 언제, 어디서나 할 수 있다. 단 한 번도 명상을 해본 적이 없더라도 매일 2번씩 심호흡 훈련을 하면 이후에 높은 수준의 명상법을 시도할 수 있게 해주는 기반이 될 것이다. 방법은 아주 간단하다. 의자나 바닥에 편안히 앉아 눈을 감고 몸이 편안함을 느끼는지 확인한다. 목, 팔다리, 등의 긴장을 풀어주면서 말이다. 가능한 한 오랫동안 코를 통해 숨을 들이마시고 복부가 부풀어오를 때 횡격막이 넓어지는 것을 느껴보자. 폐가 가득 찬 느낌이 들더라도 공기를 조금 더 들이마셔본다. 그런 다음 천천히 숨을 내쉬며 폐 안의 모든 공기를 밀어낸다. 이 과정을 적어도 5회 이상 반복한다.

명상 수행은 다양한 방식으로 시도해볼 수 있다. 15분간의 심호흡 훈련을 안내하는 스마트폰 앱을 사용해도 좋고, 원기 회복에 도움이 되는 요가 수련에 참여해도 좋다. 삼림욕도 아주 좋다. 최근 삼림욕은 심장 박동 수와 혈압을 낮추고 스트레스 호르몬 생성을 줄이는 활동으로서 인기를 끌고 있다. 삼림욕을 하고 '숲의 아로마'에서 호흡을 하면 곤충 같은 스트레스 요인으로부터 나무를 보호하는 피톤치드라는 물질을 흡수하게 된다. 지난 10년간 다양한 연구를 통해 피톤치드가 자연적인 면역 세포를 증가시키고 코티솔 수치를 감소시킴으로써 인체를 보호해준다는 결과를 얻었다. 자연이나 녹색 공간에서 시간을 보내는 활동이 정신적인 행복을 증진시키는 것으로 오랫동안 권장되어 왔지만, 이제는 숲의 향기가 몸과 뇌에 어떤 역할을 하는지 과학적으로도 이해하게 된 것이다. 굳이 멀리 떨어진 숲까지 가지 않아도 좋다. 집 근처에서 흙을 밟거나 동네 공원에서도 충분한 효과를 거둘 수 있다. 몇몇 연구는 자연 속에서 걷는 것이 스트레스를 관리하고, 조급함을 가라앉히고, 감정을 조절하는 데 도움을 줄 수 있다는 사실을 발견했다. 뿐만 아니라 많은 연구들이 도시의 녹지 공간과 공원이 정신 건강에 유익하다는 사실을 입증했다. 나는 직업상 밀폐된 수술실에서 많은 시간을 보내기 때문에 야외를 거닐며 자연의 공기를 흡수할 수 있는 시간을 소중하게 생각한다.

이 밖에 정신적 행복을 위한 휴식과 이완 방법은 다음과 같다. 다음의 전략들은 생산적이고 회복 탄력성 있는 뇌를 만드는 데 도움이 된다.

지역 사회에서 정기적인 자원봉사를 해라

자원봉사를 하는 사람들은 목적의식을 가지고 있을 뿐만 아니라 불안, 우울, 외로움, 사회적 고립감을 덜 느끼는 경향이 있다. 2018년 미국 은퇴자 협회의 조사에 따르면, 1년에 1번 이상 자원봉사를 하는 50세 이상의 성인은 그렇지 않은 성인보다 정신 건강 점수가 높은 것으로 나타났다.

감사를 표현해라

감사의 대상을 생각하면서 하루를 시작하거나 마무리한다. 감사 일기를 쓰는 것도 고려해보자. 감사의 마음은 우울증과 불안을 감소시키고 스트레스를 낮추며 행복감과 공감 능력을 증가시킨다. 감사하는 마음을 실천하면 화를 내거나 괴로워하는 상황이 줄어든다. 적극적인 감사 표현은 뇌에 휴식 시간을 주는 데 큰 역할을 한다. 그리고 감사하는 마음은 뇌의 리셋 버튼과 같은 역할을 하고 사소한 문제(불균형한 뇌 소모)가 사라지게 한다. 가능한 한 매일 스스로와 가족에게 감사의 마음을 표현해본다.

용서하는 기술을 연마해라

긍정 심리학 연구에 따르면, 자신과 다른 사람들을 용서하는 행위는 삶의 만족과 자존감을 높여준다.

재미있는 영화, 책, 온라인 동영상 등 자신을 웃게 만드는 것들을 찾아보자. 웃음은 엔도르핀, 도파민, 세로토닌 등 '기분 좋은' 호르몬 분비를 촉발해 스트레스를 해소하고, 긴장과 불안감을 줄여주고, 심지어 고통까지도 줄여준다.

메일과 SNS에서 벗어나 휴식을 취해라

알림을 꺼라. 스마트폰을 다른 방에 놓고 소리를 끄면 한 가지 작업에 집중할 수 있다. 정해진 시간에만 SNS를 확인하고 식사 시간이나 가족과 보내는 시간에는 스마트폰을 끄도록 노력한다. 그리고 아침에 제일 먼저 하는 일이 메일 확인이 되지 않게 한다. 황금 같은 아침 시간을 틀에 박힌 일이 아닌 창조적인 일에 활용하도록 노력하자.

최소 일주일에 1번 숨겨진 1시간을 찾아내라

주어진 하루에서 1시간을 더 '창조'해내려면 화면(컴퓨터, 스마트폰, 텔레비전, 태블릿)을 보는 데 소요되는 시간을 엄격하게 제한해야 한다. 일주일에 하루를 스크린 없는 시간으로 정하면 원하는 일을 할 수 있는 최소한의 1시간을 확보할 수 있다.

보상 체계를 구축해라

뇌와 신체는 보상을 좋아한다. 보상을 기대하는 심리는 도파민 증가를 유발할 수 있다. 이러한 측면에서 포모도로 기법은 효과적이라 할 수 있다. 포모도로 기법은 업무 수행 시간 사이에 보상으로 최소 휴식 시간을 집어넣음으로써 시간을 최대한 효율적으로 사용하는 검증된 전략이다. 게다가 아주 쉽게 실천할 수 있다. 일과 중에 가장 중요한 작업을 선택하고 타이머를 25분으로 설정하기만 하면 된다. 그러고는 타이머가 울릴 때까지 방해받지 말고 오직 그 일에만 집중한다. 그 다음 5분간 휴식을 취한다. 각자의 필요에 따라 이 과정을 반복한다.

멀티태스킹을 하지 마라

우리는 동시에 여러 가지 일을 처리하려고 애쓰지만 뇌는 그렇게 하는 것을 좋아하지 않는다. 점심을 소화시키면서 길을 걷고 말을 할 수 있지만, 사실 뇌는 의식적인 노력, 사고, 이해, 기술을 요하는 2가지 활동을 동시에 집중해서 수행할 수 없다. 의사가 수술을 하는 동안 메일을 쓰고 전화를 받는 상황을 가정해보면 쉽게 이해가 된다. 뇌는 순차적으로 작업을 처리하지만 작업 사이에 매우 빠르게 주의를 전환할 수 있어 사람들로 하여금 여러 작업을 동시에 수행하는 일이 가능하다는 환상을 가지게 한다. 적은 노력을 들여 많은 일을 해내고 싶다면 주의를 집중해야 한다. 한번에 하나의 작업에만 집중하고 산만함을 피하자. 이는 내가 수술실에 있을 때마다 경험하는 일이기도 하다. 수술실에서는 절대 산만함이 허용되지 않는다. 손을 씻고 눈앞의 수술에 완전히 집중된 상태로 돌입하며 당연히 스마트폰 확인도 절대 불가하다. 멀티태스킹은 터보 엔진을 가진 뇌를 복잡한 도로로 가져가서 망가뜨리는 것과 같다. 이 경우 우리의 뇌는 교통 체증에 갇혀 아무리 열심히 일해도 원하는 결과를 내지 못한다. 뇌를 자유롭게 돌아다닐 수 있게 하자. 그러면 생각했던 것보다 많은 일을 수행할 수 있을 뿐만 아니라 성취감도 크다. 멀티태스킹을 시도하면 생각이 느려지고 결과적으로 작업도 길어진다. 뇌는 동시성보다 연속성의 리듬을 선호한다. 연속성을 가지고 작업을 수행하면 정신 집중에도 도움이 된다.

중요한 일을 구분하고 이에 따라 계획을 수립해라

항아리에 구슬과 모래를 가득 채운다고 할 때 무엇부터 넣는 게 좋을까? 답은 구슬이다. 그다음 모래로 사이의 공간을 채우면 된다. 하루를 계획하고 시간을 극대화할 때도 마찬가지다. 구슬을 하루의 중요한 일(약속, 업무, 프로젝트, 운동 및 수면을 포함한 중요한 활동)로, 모래를 나머지 모든 일(메일 확인, 전화 회신, 긴급하지 않은 일 처리)로 여기고 모래 같은 일에 집착하지 않도록 한다. 매주 일요일 밤 30분을 할애해 스스로에게 다음과 같은 질문을 던지고 계획을 세워보자. "성공적인 한 주를 보내기 위해 앞으로 7일간 달성해야 할 목표는 무엇인가?"

인생의 잡동사니를 털어내라

집 안 곳곳을 청소한다. 입지 않는 헌 옷이나 읽지 않는 책을 기부하고 오래된 잡지와 카탈로그를 버린다. 날짜가 지난 청구서나 편지를 정리하는 것도 좋다. 자신과 관련 없는 물건을 처분하고 생산적인 가치를 창출하는 습관을 들임으로써 자신의 주변을 둘러싼 전체적인 환경을 관리한다. 혼란, 산만함, 엉망진창은 스트레스를 쌓이게 만든다.

매일 15분씩 자신을 위해 명상해라

이 시간에 명상 같은 스트레스 해소 활동을 하면 좋다. 몇 분 동안 조용히 앉아 깊고 고요한 호흡에 집중하는 방식으로 간단히 명상을 수행하면 된다. 명상에 도움이 되는 스마트폰 앱과 웹 페이지는 아주 많다. 이 시간을 일기 쓰기에 활용해도 좋다. SNS를 스크롤하거나 온라인 쇼핑을 하는 등 자극적이거나 산만한 일은 무조건 피한다. 이 시간은 스스로에 대해 진정으로 알아가는 데에 써야 한다. 많은 사람들이 자기 인식을 하는 데 서툴다. 자신을 건강한 삶으로 이끄는 주체는 바로 당신 자신임을 잊지 않도록 한다.

공상을 즐겨라

마음을 하루 종일 고속 기어에만 둘 수는 없다. 우리는 생각들이 스스로 움직이도록 내버려두지 않고 우리의 지시를 따르도록 뇌에 강요하는 경향이 있다. 공상은 뇌를 쉬게 하고 정신적 리셋 버튼의 역할을 한다.

전문가에게 도움을 요청해라

자신의 정신 건강이 걱정된다면 주저하지 말고 건강 전문가에게 도움을 요청하자. 불안, 우울증 등의 질환은 매우 흔하며 충분히 치료가 가능하다.

인생의

전환점

누구나 인생의 각 단계에서 다양한 도전에 직면한다. 자녀의 출생, 사랑하는 사람의 죽음, 결혼 생활의 변화, 재정적 변화, 은퇴, 사고, 질병, 운전 능력 상실 등 나이가 들어감에 따라 다양한 변화를 겪는다. 이러한 삶의 환경과 경험의 변화에 잘 적응하면 좀 더 빠르게 정신적 행복 상태를 회복할 수 있다. 장기간의 슬픔이나 가족의 죽음에서 헤어나오지 못하는 것은 변화에 대한 정상적인 반응이 아니며 인지 장애의 위험을 증가시킨다.

물론 나이가 들면서 상실감을 자주 느끼게 되지만, 나이를 먹는다고 해서 반드시 덜 행복해지는 것은 아니다. 오히려 대부분의 사람들은 평균적으로 50대 중반을 지나 인생의 후반기로 가면서 더욱 큰 정신적 행복을 느낀다고 한다. 18~21세에 높은 수준의 기쁨과 행복을 느끼다가 청년기와 중년기를 거치면서 약화되고 50세 전후부터 다시 현저한 증가를 보인다는 것이다. 이를 나이에 따른 행복의 U자 곡선이라 부른다. 요컨대 인간은 젊었을 때 아니면 늙었을 때 더 행복해지는 경향이 있고 중년기에는 행복이 줄어든다. 일반적인 예상과 달리 많은 연구에서 노화의 긍정적 효과가 발견되었다. 노인들은 부정적인 정보보다 긍정적인 정보를 더 많이 기억하고 긍정적인 정보에 더 많은 관심을 기울이는 경향이 있다.

그렇다면 왜 35~55세의 중년이 가장 우울할까? 행복한 U자 곡선 이론에 따르면, 이 연령대에 이르러 스트레스 요인이 최고조에 달한다고 한다. 직업을 유지하면서 은퇴를 대비해 저축을 해야 하고 동시에 노령의 부모와 자녀들을 부양하는 책임도 감당해야 하기 때문이다. 물론 나이에 따른 행복의 U자 곡선을 비판적으로 바라보는 시선도 존재한다. 게다가 각양각색인 사람들의 인생에서 행복을 일반화하는 것은 쉬운 일이 아니다. 그럼에도 짚고 넘어가는 이유는 건강을 논함에 있어서 행복이라는 요소를 빼놓을 수 없어서다.

중요한 것은 정신적 행복을 추구하기 위해 할 수 있는 일을 실천하고 스트레스가 위험 수준에 도달하면 적극적으로 도움을 청하는 것이다. 과학자들은 중년의 우울증이 이후에 반드시 치매로 연결된다고는 생각하지 않지만, 이 분야는 여전히 연구 중에 있다. 바꿔 말해, 우울증은 치매의 위험 요인이지만 이들 사이에 인과 관계가 있는 것인지 아니면 다른 방식으로 상관관계가 있는지는 알 수 없다. 말년에 우울증을 겪는 사람들(50세 이상)은 그렇지 않은 사람들보다 혈관성 치매에 걸릴 확률이 2배 이상 높고 알츠하이머병에 걸릴 확률은 65% 높다. 그리고 치매에 걸리고 동시에 우울증 병력이 있는 사람들은 치매가 뚜렷해지기 약 10년 전에 새로운 증상이 나타난다.

2019년 내가 제작에 참여한 HBO의 특집 다큐멘터리 '미국, 스트레스에 잠식되다One Nation Under Stress'가 방송되었다. 나는 자살과 약물 과다 복용으로 인한 '절망스러운 죽음'이 늘어나는 이유를 파헤치기 위해 2년간 미국 전역을 돌아다니고 이 다큐멘터리를 제작하게 되었다. 너무 많은 사람들이 심각한 우울증을 가속화시키는 이른바 독성 스트레스로 고통받고 있었다. 내가 다큐멘터리를 만든 이유는 삶의 문제들에 대응하는 데에 더 나은 방법을 요구하는 사회의 목소리에 관심을 기울이기 위해서였다. 이 다큐멘터리는 미국인들에게 정신 건강 문제에 대한 경각심을 불러일으켰다는 평가를 받았다.

적절한 수면과 낮 동안의 스트레스를 줄이는 활동은 우리의 몸과 뇌에 놀라운 효과를 주기는 하지만, 육체적, 정신적 건강을 유지하기 위해 필요한 습관은 이뿐만이 아니다. 이제 곧 알게 되겠지만 우리의 식탁에 올라오는 음식에도 엄청난 힘이 있다.

Chapter 7

뇌에 좋은
음식

건강을 유지하려면 먹고 싶지 않은 걸 먹고, 마시고
싶지 않은 걸 마시고, 하고 싶지 않은 일을 하면 된다.

_ 마크 트웨인

마크 트웨인의 유머는 시대를 초월한다. 건강에 대한 그의 재담은 한 세기 이상이 지난 오늘날에도 부분적으로 사실일 수 있다. 그런데 마크 트웨인의 재치 있는 관찰에는 유머 그 이상의 진실이 숨겨져 있다. 건강을 위해 무엇을 먹어야 하는지 판단하는 일은 현대적인 기준으로도 혼란스러울 수 있다. 매년 나오는 식이 요법 서적과 관련 자료들은 새해가 될 때마다 '새로운 나'를 만들어보라고 홍보한다. 이처럼 우리 몸에 연료를 공급하는 이상적인 방법에 대해서는 끝없는 혼란이 존재한다. 목표가 (손쉬운) 체중 감량, 심장병 예방, 뇌 기능 강화, 혹은 완전히 다른 무엇이든 말이다.

잠시 각자의 경험을 되돌아보자. 당신은 식단에 대해 얼마나 알고 있는가? 팔레오, 케토, 글루텐 프리, 저탄수화물, 저콜레스테롤, 페스코, 저지방, 비건? 이들은 지난 몇 년간 미국 내에 홍보된 식이 요법의 일부에 불과하다. 다시 한번 각자의 경험을 되짚어보자. 의사가 당신의 식단을 검토하고 과학적으로 뒷받침되는 제안을 한 적이 있는가? 안타깝게도 의사들이 환자들과 영양에 대해 논의하는 경우는 매우 드물다. 또한 2017년 〈미국 내과학회지〉에 게재된 논문에서 존스 홉킨스 대학교의 스콧 칸 박사와 하버드 대학교의 조앤 맨슨 박사는 영양 같은 중요한 주제가 병원에서 이루어지는 대화에서 제외되는 문제에 대해 다뤘다. 의사가 환자의 식생활에 무관심한 경우가 많기 때문에 환자들은 대부분의 영양 정보를 의사가 아닌 다른 출처로부터, 심지어 신뢰할 수 없는 출처로부터 얻는 경우가 많다. 논문에 따르면, 내원 환자의 12%만이 식단에 대한 상담을 할 수 있었다. 만약 의사와 식단에 대해 대화를 나눈 기억이 있다면 스스로를 행운아라고 여겨도 좋다.

1년을 주기로 한번씩 의심스러운 가설을 토대로 최고를 선별했다고 주장하면서 관심 몰이를 하는 새로운 식이 요법이 등장한다. 더불어 우리는 모순되는 내용을 담은 건강 식이 요법에 관한 기사를 수없이 접한다. 오늘은 레드 와인, 커피, 치즈가 우리를 치매(그리고 심장 질환과 암)로부터 보호해주는 것으로 밝혀졌다가 내일은 또 다른 연구가 이에 반기를 들고 나타난다. 이제 처음의 질문으로 돌아가보자. 뇌에 가장 좋은 식단은 무엇일까? 아니 그런 게 존재하기는 할까? 그리고 존재할 수 있을까? 과연 마크 트웨인은 21세기에서 살기를 원한 것일까?

이 문제의 핵심을 파악하기 위해 나는 전국의 전문가들과 수많은 시간을 보내고 방대한 양의 정보를 취합해야 했다. 왜냐하면 질문의 답변에 대한 공감대가 형성되기 힘들었기 때문이다. 결론을 하나로 못 박는 일은 어설픈 솜씨로 다트를 던져 움직이는 표적을 맞추려는 것과 같다. 솔직히 말하면, 식생활에 대한 논쟁이 이렇게까지 격해질 수 있는지에 대해 (그리고 죽음die이라는 단어가 식단diet이라는 단어 안에 들어 있다는 역설적인 사실에 대해) 놀랐다. 최고의 뇌 전문가 중 상당수는 내가 생각하기에 간단하고 논쟁의 여지가 없는 기본적인 질문에 대한 답에도 쉽게 동의하지 않았다. 글루텐은 뇌에 해로울까? 케톤 생성 식단은 과장된 것일까? 뇌를 위한 '슈퍼 푸드'가 정말로 존재할까(그리고 무엇이 슈퍼 푸드로서의 자격을 갖게 하는 것일까)? 식생활 문제를 보완해준다는 건강 보조제와 비타민은 얼마나 효과적일까? 작고한 대니얼 패트릭 모이니한 상원 의원의 말마따나 '누구나 의견을 가질 자격이 있지만 모든 의견이 사실과 부합하는 것은 아니다'. 그의 말은 틀에 박힌 논쟁에 경종을 울린다. 문제는 우리가 모든 진실을 알 수는 없다는 점이다. 전문가들마저도 의견과 진실의 차이에 대해 구분하지 못한다.

우선 나는 이렇게 말하고 싶다. 현재 우리는 영양분을 섭취하는 방식이 뇌를 보호하는 데 큰 도움이 될 수 있다는 증거를 가지고 있다.

언뜻 간단해 보이지만 이 결론은 수십 년간의 연구에 근거해 내려진 것이다. 맨슨 박사는 다음과 같이 말했다. "저는 영양과 생활 습관이 미국인의 주요 만성 질환인 제2형 당뇨병, 심혈관 질환, 암, 치매의 위험을 낮춰준다는 설득력 있는 증거에 감명을 받았습니다. 이에 대한 증거는 매우 확실합니다." 맨슨 박사는 단순한 질병 관리가 아닌 만성 질환의 위험 요인을 해결하기 위해 노력하고 인구 보건과 예방 연구에 초점을 맞춰 임상 시험을 이끌었다.

나는 특정한 유명 식단을 따르라고 말하지 않겠다. 대신 일반적인 지침과 식습관에 대해 이야기하려고 한다. 식습관은 단기적, 장기적인 측면에서 건강에 가장 큰 차이를 만드는 것으로 보인다. 보스턴에 위치한 브리검 여성 병원의 심장 전문의이자 영양학자인 사라 세이델만은 전 세계 44만7,000명이 넘는 사람들의 식습관을 살펴봤다. 그 결과 사람들은 살고 있는 곳이나 매일 먹는 식단과 상관없이 자신이 원하는 방식으로 음식 자체를 피하거나 특정 음식을 제한한다는 사실을 발견했다. 하지만 이런 방식으로 건강을 향한 자신만의 길을 개척할 수 있다고 생각하는 것은 바람직하지 않다. 일시적으로는 효과가 있을지 모르지만 오히려 역효과를 내고 죽음을 재촉할 수 있다. 2018년 사라 세이델만은 〈랜싯〉에 기고한 글에서 특별히 근사해 보이지 않는 오래된 조언, 즉 모든 음식을 적절히 골고루 먹으라는 조언을 한다. 여기에 다른 주의 사항도 덧붙여보면, 우리는 모두 다르고 한 사람에게 이상적인 식단이 다른 사람에게는 조금 (혹은 많이) 다를 수 있다. 따라서 소화 문제나 음식 알레르기가 없는 선에서 자신이 정말로 끌리는 식단을 알아내는 게 중요하다. 먹지 말아야 할 음식 대신 먹어야 할 음식에 집중하면 결국 좋은 칼로리를 섭취하게 되고 나쁜 칼로리는 자연스럽게 피하게 된다.

비현실적이고 의지력의 한계에 도전하는 엄격한 식단 규칙을 따르는 일에 작별을 고해라. 나는 Chapter 7의 제목을 '뇌에 좋은 음식'이라고 붙였다. 뇌 건강을 증진시키는 길을 추구하면서 개인의 기호에 맞는 식단을 짜는 데 활용할 수 있는 일반적인 원칙을 제시하기 위해서다. '올바른 식단'에 대해 과하게 걱정한다면 불안감이 커져서 뇌 건강에 위험만 더할 뿐이다. 음식은 영양의 원천이 되어야 마땅하나 동시에 즐거움의 원천이 되어야 한다. 나는 정해둔 식단 규칙을 벗어날 때도 있지만 절대 죄책감을 느끼지 않는다. 죄책감은 뇌에 해롭다. 지나친 죄책감은 뇌의 총명함을 바래게 한다.

영양과 관련된 의학이 매우 까다롭고 논란이 많은 이유는 영양학 연구가 제한되어 있기 때문이다. 무작위적이고 통제된 방식을 사용해 식단에 대한 연구를 수행하는 일이 아예 불가능한 것은 아니지만 매우 어렵다. 영양학 연구는 약학 연구와 견줄 수 없다. 그도 그럴 것이 필수 영양소를 연구하는 데 위약을 사용할 수는 없는 노릇 아닌가. 연구를 위해서 사람들이 살아가는 데 필요한 특정 영양분을 임의로 빼앗을 수는 없다. 게다가 음식에는 엄청난 수의 생체 분자가 포함되어 있다. 설사 특정한 유형의 음식과 건강 효과 사이의 개연성을 발견하더라도 원하는 효과를 내는 정확한 분자를 분리하는 일은 아주 어렵거나 불가능하다. 음식의 복잡한 구성과 영양소 사이의 잠재적인 상호 작용 때문이다. 이뿐만이 아니다. 개개인이 스스로 고려해야 할 유전적 요소들은 또 어떠한가. 생활 습관을 조절하는 것(지난주에 몇 번이나 운동을 했는가? 담배를 피웠는가? 피웠다면 얼마나 많이 피웠는가?)뿐만 아니라 섭취한 음식에 대한 솔직한 기억(지난 화요일 저녁으로 뭘 먹었는지 기억하는가? 어젯밤에 유혹을 이기지 못하고 먹어버린 초콜릿 디저트에 대해 이실직고할 것인가?)을 바탕으로 영양학 연구를 해야 하는 실제적인 문제도 있다. 이러한 모든 변수들이 식단 방정식에 영향을 미칠 수 있다.

2013년 저명한 〈뉴잉글랜드 의학 저널〉에 지중해식 식단을 권장하는 주요 연구 결과가 발표되었다가 위에서 언급한 영양학 연구의 복잡성으로 인해 2018년에 철회되기도 했다. 지중해식 식단의 유익함에 대해서는 익히 들어봤을 것이다. 올리브유, 견과류, 식물성 단백질, 생선, 통곡물, 과일, 채소, 식사에 곁들이는 와인을 주요 골자로 하는 지중해식 식단에 긍정적인 힘을 싣기 위한 초창기 연구 가운데, 2000년대 중반 스페인에서 수행된 '지중해식 식단을 통한 예방' 연구 프로젝트가 〈미국 내과학회지〉에 발표되었다. 이 연구는 지중해식 식단이 심혈관 위험 요인을 낮출 수 있다는 결론을 내렸다. 2013년의 연구는 지중해식 식단을 섭취한 55~80세의 사람들이 일반적인 저지방 식단을 했던 사람들에 비해 심장병과 뇌졸중 위험이 30%가량 낮다는 사실을 보여줬다. 2013년 연구의 저자들은 이들이 사용한 방법론에 대한 외부 비판에 따라 데이터를 재분석하고 2018년 동일한 학회지에 다시 발표했다. 앞서 언급한 대로 통제력에 한계가 있다는 분야적 특성 때문에 이들의 원 연구에 결함이 있었던 것이다. 단, 재발표한 연구에서도 전반적인 결론은 그대로였다. 이외에도 나이가 들수록 지중해식 식단을 유지하는 사람들은 그렇지 않은 사람들에 비해 뇌 부피가 크다는 사실을 보여줬다.

러시 대학교의 전염병학 교수이자 러시 건강 노화 연구소 소장인 마사 클레어 모리스 박사는 세계 뇌 건강 위원회의 창립 멤버였다. 그녀는 2020년 사망하기 전까지 알츠하이머병을 예방하는 효과적인 식생활 규칙을 찾기 위한 선구적인 작업에 매진했다. 그러다 2015년 영양, 노화, 알츠하이머병에 대한 수년간의 연구를 바탕으로 건강한 뇌를 위한 마인드MIND 식단을 발표했고 후에《마인드 다이어트》를 집필했다. 그녀의 연구는 영양학 연구의 본질적인 한계를 극복하고 가능한 한 과학적 방법에 부응할 수 있는 부분에 초점을 맞추고 있다. 2018년 그녀는 나와 대화를 나누면서 자신의 연구가 식생활이 뇌에 미치는 영향을 가장 먼저 보여준 연구 중 하나임에 자부심을 느낀다는 사실을 숨기지 않았다. 모리스 박사는 영양학 연구의 한계를 인정하면서도 머지않아 무엇을 먹어야 하는지에 대해 데이터가 뒷받침된 제안을 할 수 있게 될 것이라고 믿었다.

이후에 마인드 다이어트는 지중해식 식단과 대시DASH; Dietary Approaches to Stop Hypertension 식단(고혈압 예방 식단)이라는 2가지 인기 식이 요법의 기본을 취하고, 뇌 건강을 향상시키는 과학적 식단을 통합시킬 수 있도록 수정되었다. 이 식단에는 특별히 놀라울 게 없다. 채소(주로 녹색 잎채소), 견과류, 베리류, 콩류, 통곡물, 생선, 가금류, 올리브유, 그리고 관심을 보이는 사람들에 한해 와인을 권장하기도 한다. 붉은 고기, 버터와 마가린, 치즈, 페이스트리, 단것, 튀긴 요리, 패스트푸드는 권장하지 않는다. 과연 이 식단은 얼마나 효과가 좋을까? 그녀는 10년에 걸쳐 1,000명에 달하는 사람들을 대상으로 한 합리적으로 통제된 연구에서 마인드 다이어트가 인지력 저하를 상당한 수준으로 예방하고 알츠하이머병의 위험까지 줄여준다는 사실을 보여줬다. 마인드 다이어트 점수가 하위 1/3로 낮은 사람들(즉, 식단 규칙을 잘 따르지 않은 사람들)은 인지력 감소율이 가장 빨랐다. 점수가 상위 1/3로 높았던 사람들은 가장 낮은 인지력 감소율을 보였다. 인지력 저하에서 가장 높은 1/3과 가장 낮은 1/3의 차이는 약 7년 반의 노화와 맞먹는 수준이었다. 나를 잘 따라온다면 이 책을 읽는 당신도 7년 반 동안의 노화를 충분히 되돌릴 수 있다. 마인드 다이어트 점수가 가장 높았던 사람들은 알츠하이머병에 걸릴 위험이 53% 감소했고 중간인 사람들은 알츠하이머병 발병 위험이 35% 감소한 것으로 나타났다.

영양학 연구 수행의 한계에도 불구하고 우리는 영양이 뇌에 직접적으로 미치는 영향을 보여주는 데이터를 확보했고, 이를 바탕으로 영양을 섭취하는 최선의 방법에 접근하고 있다. 또 인체 임상 시험, 실험용 쥐 모델, 역학 연구의 결과 사이에 충분한 증거도 가지고 있다. 그리고 굳이 알려주지 않아도 매일 달디단 빵과 시럽 폭탄 커피로 아침을 대신하면 원하는 목표에 도달하지 못할 확률이 높다는 것 정도는 알 수 있다. 즉, 식단은 가치 판단이 개입될 수 있는 만큼 혼란을 야기할 수 있지만 구체적인 식품은 그렇지 않다.

|오해| 케일, 시금치, 견과류, 씨앗류 같은 슈퍼 푸드는 뇌를 보호해준다.

|진실| 슈퍼 푸드라는 용어는 의학적으로 아무 의미가 없다. 이 말은 식품이 건강상의 이점을 제공한다는 사실을 암시하기는 하지만, 식품 업계가 더 많은 제품을 판매하기 위해 사용하는 마케팅 용어일 뿐이다. 신선한 블루베리나 오메가3가 풍부한 마카다미아처럼 슈퍼 푸드라는 후광을 받은 몇몇 식품들이 몸에는 좋을 수 있지만, 이들이 뇌에 특별한 역할을 한다는 주장에는 주의를 기울일 필요가 있다. 게다가 시판되는 이른바 '슈퍼 푸드'는 진정한 슈퍼 푸드가 아니다. 100% 과일 주스는 어마어마한 설탕을 함유하고 있으며, 심지어 과일을 슈퍼 푸드가 되게 해주는 섬유질을 벗겨내 가공한 것이다.

심장에 좋은 것은
뇌에도 좋다

내가 의사 생활을 하는 동안 식생활과 뇌 건강 사이의 관계를 바라보는 방식은 엄청난 변화를 거듭했다. 과학이 말하고 의사들이 귀를 기울이자 '심장에 좋은 것은 뇌에도 좋다'라는 말까지 생겼다. 이 말이

이 책이 전하고자 하는 전체적인 그림을 그려주지는 않지만 설명을 위한 시작점으로서 나쁘지는 않다. 고혈압, 콜레스테롤, 당뇨병 등 식생활에 의해 영향을 받는 질환들은 심혈관 건강과 인지 능력 모두에 해롭다. 그리고 이런 사실을 확장시키면 심장 건강에 좋은 식단은 뇌 건강에도 좋은 식단이라는 데 이를 수 있다.

수십 년 이상 대규모 인구 집단의 치매 발생률을 조사한 최근 연구에서 심혈관 건강의 향상과 치매의 감소가 동시에 발생한다는 사실이 밝혀졌다. 또한 2018년 초 발표된 2017년 미국 은퇴자 협회 뇌 건강 및 영양 조사에서도 심장 질환이 없는 50세 이상 성인의 뇌 건강이 심장 질환자에 비해 '우수' 또는 '매우 우수'로 평가되는 사례가 크게 증가한 것으로 나타났다. 심장과 뇌의 관련성은 뇌가 심장에서 혈액을 공급받는다는 사실을 훨씬 뛰어넘는 것이다. 사실 뇌는 독특하게 기능하는 기관이며 가끔은 신체의 다른 부분들과 분리되어 기능하기도 한다. 뇌에는 혈뇌 장벽이라는 출입문처럼 작용하는 장벽이 있는데, 이 혈뇌 장벽을 통해 신경 기능에 중요한 특정 분자만이 혈액으로부터 뇌로 들어올 수 있다. 즉, 혈뇌 장벽은 뇌를 신체로부터 어느 정도 독립시키는 역할을 하는 것이다.

나는 식생활과 뇌 건강에 대한 더욱 깊은 통찰력을 구하고자 신경학 박사를 찾았다. 리처드 아이작슨 박사는 웨일 코넬 의과 대학 알츠하이머병 예방 클리닉의 책임자다. 아이작슨 박사가 몸담고 있는 이곳은 뇌 건강 의학 분야의 최첨단에 있는 획기적인 예방 클리닉이다. 그는 또한《알츠하이머병 예방 및 치료법》의 공동 저자이기도 하다. 처음에 웨일 코넬 의과 대학의 학장은 알츠하이머병은 예방이 불가능하다는 입장이었기에 아이작슨 박사가 '예방' 클리닉을 설립하는 일을 탐탁지 않아 했다. 그러나 시대가 변했고 생각도 달라졌다. 지금 이 시간에도 인지력 저하와 치매 위험이 높은 사람들을 보호해줄 수 있는 생활 습관을 연구하기 위한 임상 시험이 전 세계적으로 확산되는 중이다. 2014년 국제 뇌 보건 위원회의 창립 멤버인 미아 키비펠토 박사가 이끄는 '핀란드 노인성 인지 손상 및 장애 예방을 위한 연구'가 완료되었으며, 건강한 식단과 운동을 목표로 하는 2년간의 결합 요법을 통해 이러한 전략이 인지 보존에 실질적인 도움이 된다는 사실을 발견했다고 보고했다. 미국에서는 알츠하이머병 협회가 2년간의 임상 시험이 포함된 '위험을 줄이기 위한 생활 방식 개입을 통한 뇌 건강 보호 연구'를 이끌고 있다. 이렇게 아이작슨 박사는 과거에 미지의 바다나 다름없었던 분야를 꾸준히 파고듦으로써 자신만의 명성을 쌓아나가고 있다.

웨일 코넬 의과 대학의 학장은 아이작슨 박사의 다소 젊은 나이(클리닉을 위해 연구를 간청했을 때 그는 겨우 30살이었다)에도 불구하고 놀라운 연구 성과를 이루어낸 것에 감명받아 그가 원하는 연구를 지속할 수 있도록 지원을 아끼지 않았다. 최근 아이작슨 박사는 응용 프로그램을 만들고 연구 프로그램을 도와서 새로운 인지 검사 방법을 개발하는 팀을 감독하고 있다. 2018년 말 그의 연구는 해당 분야에서 가장 권위 있는 저널 중 하나이자 알츠하이머병 협회의 대표 저널인 〈알츠하이머병과 치매〉의 표지를 장식했다. 이듬해 그의 연구가 알츠하이머병 협회의 연례 회의에서 발표되었고 같은 저널에 게재되었다. 이 연구는 주요 헤드라인을 장식하기에 충분히 타당했다. 아이작슨 박사는 설사 알츠하이머병 가족력이 있다 하더라도 간단한 생활 방식의 교정을 통해 노화로 인한 인지 기능 저하의 진행을 평균 2~3년 정도 늦출 수 있다는 사실을 보여줬다. 그는 다음과 같이 강조했다.

"알츠하이머병은 기억력 저하 같은 첫 증상이 나타나기 수십 년 전부터 뇌에서 이미 시작되고 있습니다. 이 말인즉슨 알츠하이머병의 위험에 처했다 하더라도 뇌를 건강하게 만들 수 있는 충분한 시간이 있다는 의미입니다. 제 연구는 인지 기능 향상뿐만 아니라 알츠하이머병과 심혈관 질환 위험을 줄이기 위해 의사와 환자가 능동적으로 협력할 수 있다는 사실을 보여줬습니다. 연구에 참여한 사람들은 개인별로 맞춤화된 21가지의 식단을 추천받았습니다. 모든 규칙을 제대로 실천하면 알츠하이머병 환자 3명 중 1명꼴로 예방이 가능해집니다. 개인 맞춤형 관리야말로 알츠하이머병 퇴치에서 우리가 나아가야 할 가장 전도유망한 길이라고 생각합니다."

아이작슨 박사의 방법은 뇌 의학계에 혁명을 일으키고 있다. 뇌 건강에 있어서 식생활의 효과를 고려하지 않았던 이전 전문가들과 달리 아이작슨 박사는 영양이 중요하다는 사실을 정확히 인지하고 환자들에게 특정 음식을 '처방'한다. 그다음 환자들의 결과에서 차이를 살펴본다. 또한 그는 운동, 수면, 스트레스 관리 같은 다른 기본적인 생활 전략에도 처방을 내리는데, 이 전략들은 Part 2의 마지막 부분에서 자세히 설명할 예정이다. 아이작슨 박사의 연구 초기 단계에 경도 인지 장애 진단을 받고 연구가 진행되는 동안 권고 사항의 최소 60% 이상을 따랐던 환자들은 눈에 띄게 인지 능력이 향상되었다.

아이작슨 박사는 전통적인 질병 관리 방법에 대한 새로운 접근법을 취하고, 자신의 접근법을 고혈압이나 당뇨병 같은 만성 질환을 예방하고 치료하는 방법에 견줄 만하다고 자부한다. 치매 예방과 치료는 단한 명의 환자도 동일하지 않기 때문에 각 개인에 대한 맞춤형 계획이 반드시 필요하다. 증상이라든가 병리학적 측면에서는 비슷해 보일 수도 있지만 질병을 이끄는 원인이나 개별적인 위험 요인은 매우 다를 수 있으므로 한 사람에게 효과적인 방법이 다른 사람에게는 전혀 도움이 되지 않을 수 있다. 아이작슨 박사는 미래의 의학은 개개인에게 유용해야 한다는 철학을 가지고 있다. 정밀 의학은 각자의 생리학과 필요에 맞춘 구체적, 포괄적인 식생활 규칙과 처방전을 제공한다. 맞춤형 치료는 유전자, 환경, 생활 습관을 바탕으로 한다. 아이작슨 박사는 치매의 징후가 겉으로 드러나기 수십 년 전부터 치매가 진행된다는 사실을 바탕으로 예방에 집중적인 노력을 가하고 있다. 그는 대중(그리고 의사)에게 뇌 건강에 대한 다양한 정보를 제공하기 위해 뇌 건강 연구 자료 및 번역본에 대해 알아볼 수 있는 무료 온라인 강좌를 AlzU.com에서 개설했다. Part 3에서 아이작슨 박사의 놀라운 연구 결과에 대해 더욱 자세히 다룰 것이다. 그는 인지 능력 저하의 위험과 증상 감소에 대한 생활 습관의 유익한 영향을 기록한 최초의 과학자들 중 한 명이다. 무엇보다 그는 자신의 프로그램을 환자들에게 적용한 지 불과 18개월 만에 괄목할 만한 성과를 보여줬다. 흥미로운 점은 프로그램에 참여한 일부 환자는 명백한 인지 장애의 징후는 없지만 나이가 들어도 완전히 치매를 피할 수 있기를 바라는 사람들이었다는 것이다.

아이작슨 박사는 의학적 위험을 줄이는 데 집중해왔다(그와 형 둘 다 가족의 영향을 받아 신경과 의사가 되었다). 아이작슨 박사를 의사의 길로 인도한 사람은 삼촌이었다. 그가 3살 때 이모 집의 수영장에 빠졌었는데 당시 해군이었던 삼촌이 수영장으로 뛰어들어 바닥으로 가라앉던 그를 구조했다고 한다. 시간이 흘러 고등학생이 된 아이작슨 박사가 의료 프로그램에 지원했을 때 삼촌은 70세였고 알츠하이머병 진단을 받았다. 그는 어린 시절 자신의 목숨을 구해준 삼촌을 도울 수 있는 치료법을 개발하기 위해 줄곧 고민을 멈추지 않았다. 이때부터 이미 인생의 사명이 정해졌던 것이다.

딘 오니시의 사명도 아이작슨 박사와 크게 다르지 않다. 그는 샌프란시스코에 있는 예방 의학 연구소에서 UC 샌프란시스코의 기억 및 노화 센터 소장인 브루스 밀러 박사를 위시한 다른 동료들과 무작위적이고 통제된 임상 시험을 하는 중이다. 이 임상 시험은 알츠하이머병 초기부터 중간까지의 진행이 약물, 장치, 수술을 포함하지 않는 포괄적인 생활 의학 프로그램에 의해 완화될 수 있는지 알아내는 데 목적이 있다. 오니시 박사의 식생활 규칙은 누구나 실천할 수 있는 기본적인(개인의 자유를 침해하지 않으면서도 저렴한) 변화를 꾀한다는 데 핵심이 있다. 그는 오랫동안 관상 동맥 심장병, 제2형 당뇨병, 초기 전립선암, 고혈압, 콜레스테롤 수치 상승, 비만 같은 광범위한 만성 질환들을 치료하고 이전 상태로 되돌리기 위해 식생활 개입을 지지해왔다. 근간

《우리 몸 되돌리기》를 포함한 다수의 베스트셀러 저자인 그는 생활 의학 분야의 선구자로 현재 알츠하이머병을 치료하는 데 매진하고 있다. 오니시 박사는 치매가 40년 전의 관상 동맥 심장 질환과 아주 유사한 과학적 증거의 단계에 있다고 믿는다. 역학 데이터, 경험적 임상 증거, 동물 연구 등을 볼 때 알츠하이머병은 생활 습관을 총체적으로 바꿈으로써 예방하거나 느려질 수 있다는 사실을 알 수 있다.

알츠하이머병 예방 및 진단 후 증상을 완화시키는 일련의 아이디어는 21세기 들어 발전된 것이다. 나는 이 책의 집필을 위해 전 세계의 연구자들로부터 다양한 의견을 들었고, 알츠하이머병을 정복하는 일이 머지않아 가능해지리라 믿는다. 알츠하이머병 정복의 첫걸음은 우리 몸에 건강한 식단을 공급하는 일에서부터 시작된다. 우리가 먹는 음식은 현재와 미래의 뇌 건강에 효과적인 영향을 줄 것이다. 나아가 매일 먹는 음식에 몸이 반응하는 방식은 궁극적으로 뇌를 포함한 전체 생리학에 영향을 미치게 될 것이다.

한 가지 음식이 뇌 건강을 여는 열쇠는 아니지만 건강한 음식의 조합은 뇌를 위험으로부터 보호하는 데 도움이 된다. 그러니 지금 당장 건강한 식단을 시작해야 한다. 우리가 먹는 음식이 노년기에 뇌를 보호하기 위한 토대가 될 수 있다고 생각하면 하루라도 빨리 식단을 바꾸지 않을 수가 없다.

소금, 설탕, 초고칼로리, 포화 지방이 많은 전형적인 서구식 식단은 결코 뇌 친화적이지 않다. 연구 결과가 보여주듯 다양하고 신선한 과일과 채소, 특히 베리류와 녹색 잎채소로 구성된 식단이 더 나은 뇌 건강과 밀접한 관련이 있다. 물론 이런 말은 귀에 인이 박이도록 들어왔고, 때문에 많은 사람들이 이런 조언에 무감각해져 있는 것 또한 사실이다. 나도 마찬가지다. 그럼에도 나는 환자와 상담을 할 때마다 몇 가지 간단한 통계 결과를 공유한다. "과일 섭취를 하루에 1회만 늘려도 심장 혈관 질환으로 사망할 위험이 8%까지 감소할 것으로 추정됩니다. 이는 매년 미국에서 6만 명의 사망자가 줄어들고 전 세계적으로는 160만 명이 줄어드는 것과 맞먹는 수치입니다."

다행히 매우 작은 변화로도 엄청나게 큰 효과를 얻을 수 있다는 좋은 소식이 있다. 과즙이 풍부한 사과나 달콤한 블루베리 한 줌을 먹는 일에 대해 불만을 늘어놓는 사람은 많지 않을 것이다.

미국인 중 10%만이 하루 권장량을 충족하는 만큼의 과일과 채소를 섭취한다고 한다. 2018년 미국인의 1/3 이상이 매일 패스트푸드를 먹는 것으로 보고되었다. 적어도 하루 한 끼는 피자나 햄버거로 때우는 셈이다. 한 가지 더 놀라운 사실이 있다. 그건 바로 소득이 늘어날수록 패스트푸드의 섭취가 증가한다는 점이다.

잘 먹는다는 것은 약과 건강 보조제를 복용한다는 게 아니라 제대로 된 진짜 음식을 먹는다는 것을 의미한다. 영양소를 한번에 깔끔하게 포장한 알약이 편리하기는 하나 약물을 통한 영양 섭취는 효과적이지 않고 실제로 가능하지도 않다. 라벨에 브로콜리가 붙어 있는 약병에는 실제 브로콜리가 들어 있지 않다. 연구 결과에 따르면, 비타민과 미네랄 같은 미세 영양소들은 균형 잡힌 식단의 일부로 섭취될 때 가장 큰 효과를 제공한다. 건강한 음식이 지닌 다양한 요소들은 미세 영양소들이 잘 흡수될 수 있게 해줄 뿐만 아니라 이 영양소들이 각자의 역할을 수행하는 데도 영향을 주기 때문이다. 이를 '동반 효과'라고 부른다. 쉽게 말해, 달걀에서 비타민B를 섭취하고 생선으로부터 지방산을 섭취하는 것이 비타민과 건강 보조제를 섭취하는 것보다 더 낫다.

뇌를 최적화하기 위해 식단을 바꾸기까지는 시간이 좀 걸린다. 기본적으로 무엇이 자신의 건강에 좋은지, 자신이 무엇을 좋아하고 싫어하는지 파악해야 하기 때문이다. 나는 몇 년 전부터 나에게 가장 잘 맞는 것이 무엇인지 확인하기 위해 식단 일기를 쓰기 시작했다. 그러면 현재의 식단 현황이 대략적으로라도 파악된다. 각자에게 맞는 음식을 찾아서 일상생활의 일부로 만들어라. Chapter 9에서는 식단 계획을 짜는 데 도움이 될 만한 아이디어를 제시할 것이다. 이를 통해 하루 동안 어떤 올바른 음식을 먹을지 결정하는 방법을 알게 되고, 개인 맞춤형 식단 계획으로 발전시킬 수도 있다. 일단 한 가지 아이디어를 공유한다. 그것은 바로 매일 다른 7가지 색깔의 음식(색색의 젤리가 아닌 진짜 식품) 먹기를 목표로 하는 것이다. 이 방법은 우리에게 필요한 음식을 미시적, 거시적 영양소로 제공하는 효과가 있다. 7가지 색깔 음식 먹기는 생각보다 어렵다. 지금 당장 7가지 색깔 음식을 나열해보라고 하면 쉽게 답하기 힘들 것이다.

올바른 식습관을 기르기 위해 식료품 쇼핑법을 배우고 예산에 맞춰 신선한 식재료를 찾아내는 노력을 해야 한다. 하지만 그전에 당장 해야 할 일이 있다. 바로 뇌에 해로운 음식을 차단하는 것이다. 설탕, 인공 감미료 음료, 패스트푸드, 가공육, 매우 짠 음식, 매우 단 음식 섭취를 줄이는 일은 더 이상 제안이 아닌 의무 사항으로 받아들여야 한다. 본래 식재료의 형체를 알아볼 수 없는 음식은 그만 먹어야 한다. 감자 칩과 가공 치즈 딥을 견과류나 당근, 후무스로 대체하면 만족스러운 간식을 먹으면서 트랜스 지방과 포화 지방을 낮출 수 있다. 수없이 강조했듯 이와 같은 식단의 작은 변화는 뇌에 엄청나게 도움이 된다.

2017년 미국 은퇴자 협회 뇌 건강 및 영양 조사에 따르면, 평소에 하루 권장량에 준하는 과일과 채소를 섭취한 50세 이상 성인은 그렇지 않은 성인에 비해 뇌 건강이 크게 좋아졌다. 이 조사는 성별과 상관없이 더 많은 과일과 채소를 섭취할수록 뇌 건강 점수가 더 높다는 사실을 밝혀냈다. 여담으로, 채소를 전혀 먹지 않는다고 응답한 사람들의 49%는 자신들의 뇌 건강이 '훌륭하다' 또는 '매우 좋다'고 생각했다.

무엇이
좋은 식단인가

전 세계가 서로 다양한 문화를 교류하면서 접근 가능한 식생활 선택지가 많아지고 있다. 나와 내 가족들은 입맛이 다르고 먹는 음식도 제각각이지만 최소한 포장 음식 대신 '진짜' 음식을 먹으려고 노력한다. 슈퍼 푸드라는 후광을 받은 식품조차도 뇌 건강을 개선하거나 유지하는 데 특효약으로 작용하지 않는다. 건강상의 효과를 결정하는 것은 음식과 영양분이 조합된 균형 식단(동반 효과)이라는 사실을 명심하자.

나는 가능한 한 쉽고 기억에 남을 수 있도록 각 가이드라인의 머리글
자를 따서 뇌에 좋은 'SHARP 식단'을 만들었다.

S | 당분을 줄여라(Slash the sugar)

인정해라. 조금만 노력해도 설탕 섭취를 상당히 줄일 수 있다. 설탕
을 적게 먹는 것은 건강에 좋은 음식을 늘리고 가공식품이나 정크 푸
드의 양을 제한하는 가장 쉬운 방법이다. 미국인들은 평균적으로 하루
에 163g의 당분(652칼로리)을 섭취하는데, 이 중 약 76g(302칼로리)은
옥수수 시럽을 가공 처리한 형태의 과당이다. 우리가 섭취하는 설탕의
많은 부분이 탄산음료, 에너지 드링크, 주스, 차 등 액체 형태로 혹은
가공식품에서 나온다. 나는 설탕이 몸에 얼마나 해로운지에 대한 내용
을 다룬 '60분60 Minutes'이라는 프로그램을 제작하면서 식단에서 당분
을 제거했다. 물론 처음에는 힘들었지만 지금은 원래부터 당분을 좋아
하지 않았던 것처럼 당이 가득 든 음식을 피하는 것은 일도 아니다. 당
분을 제거한 일은 건강의 모든 면에서 승리를 의미했다. 그다지 활동
적이지 않은 시기에도 체중이 안정적으로 유지되며, 당분 프리 식단은
인지 능력이 충만한 상태로 하루를 보내는 데에도 커다란 영향을 미친
다. 아무리 몸에 좋은 음식을 많이 먹는다 해도 당을 함께 먹는 한 몸
속에서 필연적인 충돌이 발생하기 때문에 생산성을 유지하기 힘들다.

당분 섭취는 매우 다양한 방식으로 뇌 건강과 관련이 있다. 너무 많
아서 깊이 들어가면 지루할 정도다. 그럼에도 불구하고 왜 과도한 당

이 뇌에 그토록 독성을 유발하는지 몇 가지 이유를 짚고 넘어가지 않을 수 없다. 이는 혈당 조절이라는 문제로도 귀결된다.

Part 1에서 알츠하이머병이 제3형 당뇨병으로 간주되는 이유와 알츠하이머병에 걸리면 뇌가 정상적으로 인슐린을 사용할 수 없는 이유에 대해 다뤘다. 또한 혈당을 조절하는 것은 뇌 건강을 유지하는 것과 같다고도 강조했다. 우리는 다양한 연구를 통해 혈당이 높은 사람들이 정상 혈당인 사람들보다 인지 능력 저하가 빠르다는 사실을 확인했다. 이들의 혈당 수치가 당뇨병으로 인정받았든 아니든 말이다. 고혈당은 정상 체중인 사람들에게는 잠재적인 문제일 수 있지만 비만인 사람들에게는 사실상 당연한 일이다. 지방 과다는 인슐린 저항성을 초래할 뿐만 아니라 지방 자체가 호르몬과 사이토카인을 분비해 염증 증가로 이어지며 몸과 뇌에 서서히 염증을 유발하고 인지 능력 쇠퇴를 악화시킨다.

ABC(이에 대해서는 잠시 후에 설명하겠다)를 따라 하면 자동적으로 당 섭취를 줄이고 혈당 불균형, 인슐린 저항성, 치매에 대한 위험을 줄일 수 있게 된다. 당을 완벽하게 끊으로고 요구하는 게 아니다. 인생을 살면서 약간의 단맛은 피할 수 없는 유혹과 같다. 하지만 당의 양을 줄이고 당분 공급원에 대해 더 많은 선택권을 가질 필요는 있다. 밀크 초콜릿이나 과일 주스에서 나오는 당은 다크 초콜릿이나 멜론에서 나오는 당과 같지 않다. 단맛이 당기면 스테비아 1방울, 꿀 1방울, 천연 메이플 시럽 1스푼을 넣어보자.

인공 감미료는 어떨까? 안타깝게도 이는 좋은 대체 식품이 아니다. 우리는 정제 설탕을 아스파탐, 사카린, 수크로스 같은 절반은 자연적인 제품으로 대체함으로써 건강을 위해 노력하고 있다고 착각하지만 이들은 바람직한 물질이 아니다. 인체는 이 물질들을 제대로 소화하지 못하기 때문에 칼로리가 없더라도 여전히 위장을 통과해야 한다는 과제가 남아 있다. 우리는 오랫동안 인공 감미료의 대부분이 인체의 생리 작용에 영향을 미치지 않는 불활성 성분이라고 여겨왔다. 그러나 2014년에 획기적인 논문이 〈네이처〉지에 발표되었고 이후로 널리 언급되고 있다. 이 논문은 인공 감미료가 장내 미생물 군집에 영향을 끼쳐서 인슐린 저항성이나 당뇨병 같은 대사 장애를 초래한다는 사실을 증명하고 있다. 몸에 해롭지 않은 설탕 대체품으로 광고되던 것들이 사실상 과체중이나 비만에 기여했던 셈이다. 그리고 과체중이나 비만은 뇌 쇠퇴와 심각한 기능 장애의 위험을 증가시킨다. 답은 하나다. 설탕 대용 식품들과 이별해라. 정제 밀가루와 정제 설탕을 줄여야 한다. 이는 칩, 쿠키, 페이스트리, 머핀, 구운 디저트, 사탕, 시리얼, 베이글을 차단하거나 엄격하게 제한한다는 것을 의미한다. 또한 '다이어트, 라이트, 슈가 프리' 같은 수식어가 붙은 제품을 조심해야 한다. 이들은 대개 인공적으로 단맛을 냈다는 것을 의미하기 때문이다. 마트의 식재료 코너에 있는 과일, 채소 같은 훌륭한 식품에는 인공적인 영양 성분표나 건강을 주장하는 문구가 붙어 있지 않다는 사실을 명심한다.

이제 ABC로 넘어가보자. ABC는 최고 품질 식품인 A 목록을 우리가 포함해야 할 것(B 목록) 또는 제한해야 할 것(C 목록)과 구별하는 방법이다. 2019년 세계 뇌 건강 위원회는 '브레인 푸드 : 뇌에 영양을 공급하기 위한 세계 뇌 건강 위원회의 권고안'을 발표해 뇌 건강에 가장 좋은 식단을 설명하고 음식을 선택하는 데 유용한 기준을 제시했다. 뒷부분에서 ABC가 실제로 어떻게 적용되는지 파악할 수 있도록 식단 구성에 대한 몇 가지 아이디어를 제시할 예정이다. 참고로, 이는 지중해식 식단과 비슷하다.

- A − 규칙적으로 섭취해야 할 식품 : 신선한 채소(특히 시금치, 근대, 케일, 루꼴라, 갓, 상추, 순무 같은 잎채소), 베리류(주스 제외), 생선과 해산물, 건강한 지방(엑스트라 버진 올리브유, 아보카도, 달걀), 견과류와 씨앗류
- B − 포함시켜야 할 식품 : 콩류, 과일, 저당·저지방 유제품(플레인 요거트, 코티지 치즈), 가금류, 통곡물
- C − 제한해야 할 식품 : 튀김, 페이스트리와 단 음식, 가공식품, 붉은 고기(소고기, 돼지고기, 오리고기, 양고기), 붉은 육류 가공품(베이컨), 치즈, 버터 등 포화 지방 함량이 높은 지방 유제품 *, 소금

---

* 지금까지 포화 지방에 대한 많은 논쟁이 있어왔다. 포화 지방과 당분 중에서 어떤 것이 심장병을 유발하는 데 기여할까? 포화 지방, 특히 동물성 식품은 유해하다. 기름진 고기, 버터, 치즈를 많이 먹으면 포화 지방 과다 섭취로 치매를 포함한 모든 조기 사망 원인의 위험성을 증가시킬 수 있다. 그리고 연구를 통해 버터, 치즈, 붉은 고기를 고도로 정제된 탄수화물(밀가루, 흰쌀 등)로 대체해도 심장병 위험이 감소하지 않는다는 사실을 밝혀냈다. 말하자면, 버펄로 윙을 블루 치즈 드레싱이나 칠리 치즈 프라이에 찍어 먹으려다가 건강을 생각해 통곡물 빵과 크래커에 수제 치즈를 곁들여 먹는 것은 그리 똑똑한 대안이 아니다.

H | 똑똑하게 수분을 섭취해라(Hydrate smartly)

나이가 들면 갈증을 인식하는 능력이 떨어진다. 이는 노인에게 탈수가 흔한 이유를 설명해주며, 탈수는 노인들이 응급실과 병원을 찾는 주요 원인이기도 하다. 갈증이 느껴진다면 이미 너무 오래 기다렸다는 것이다(그리고 같은 의미에서 포만감을 느끼면 이미 너무 많이 먹었다는 것이다).

나의 신조 중 하나는 '먹지 말고 마셔라'다. 우리는 종종 갈증을 배고픔으로 착각한다. 낮은 수준의 탈수 증상도 에너지와 두뇌 리듬을 손상시킬 수 있다. 뇌는 갈증과 배고픔을 구별하는 일에 그다지 능숙하지 않아서 갈증을 느꼈을 때 주변에 음식이 있으면 갈증을 배고픔으로 착각하고 음식을 먹는다. 결과적으로 탈수 증상은 해결되지 않고 배만 꽉 차서 만성 탈수증으로 이어진다.

수화 상태, 인지 능력, 기분 사이의 연관성은 익히 알려져 있다. 탈수증은 노인의 인지 장애로 이어지는 경우가 많은데, 단기 기억력, 연산 능력, 정신 운동 기능, 지속적인 주의력 등을 검사해 평가할 수 있다. 심지어 가벼운 탈수증과 혼란, 방향 감각 상실, 인지력 저하가 관련 있다는 사실이 밝혀지기도 했다. 탈수의 심각도에 따라 사고력이 영향을 받는 정도는 달라진다. 인지 능력 및 이와 관련한 신경 활동이 수분 재충전 작용으로 회복될 수 있는 정도에 대한 연구가 현재 진행 중이다. 교훈은 한 가지다. 수분을 유지하고, 수분을 유지하는 데 가장 좋은 방법은 물을 마시는 것이다. 또한 모닝 커피나 차를 마실 수도 있다.

대부분의 사람들은 카페인에서 항산화 효과를 얻는다. 몇몇 연구들은 커피나 차를 마시는 것과 인지 기능 저하 및 치매 위험 감소 사이의 연관성을 발견했다. 왜 이런 연관성이 나타나는지는 아직 정확히 알지 못한다. 카페인은 단기적으로 경각심과 인지 능력(및 운동 경기력)을 향상시키는 데에 효과가 있다고 알려져 있지만, 장기적인 효과에 대해서는 이해가 부족한 상황이다. 일부 연구에 따르면, 커피를 덜 마시는 사람들보다 커피를 많이 마시는 사람들이 시간이 지남에 따라 인지 기능이 더 좋아진다고 한다. 하지만 이런 향상성의 원인이 커피와 차에 함유된 카페인이나 화합물이 아닐 가능성이 있다. 차나 커피를 마시는 사람들은 교육 수준이나 좋은 건강 정보에의 접근성이 높으며, 이것이 인지 능력 향상 및 치매 위험 감소와 관련이 있을 수도 있기 때문이다. 좋은 소식은 커피와 많은 양의 카페인이 함유된 에너지 드링크를 함께 마시지 않으면 커피나 차를 마시더라도 뇌에는 해를 끼치지 않는다는 것이다(커피와 에너지 드링크는 절대 한꺼번에 섭취하면 안 된다). 다만 카페인 섭취가 수면에 방해가 되지 않도록 유의할 필요는 있다. 되도록 오후에는 카페인 섭취량을 줄이고, 특히 오후 2시 이후에는 카페인 섭취를 금하는 것이 대부분의 사람들에게 바람직하다.

음주는 수분을 공급해주는 원천으로 간주되지는 않지만 건강한 식단의 일부가 될 수 있다. 우리는 가끔 뉴스에서 음주의 이점(또는 위험성)에 대한 상충되는 메시지를 접한다. 적당한 음주는 심장 건강을 보호하고 인지적 이점을 준다는 실질적인 증거가 있기는 하지만, 일부연구는 술이 뇌에 악영향을 미친다는 사실을 보여준다. 술을 적당량섭취한다 해도 일부 사람들에게는 뇌 건강에 부정적인 결과를 불러일으킨다. 여기서 차이점은 어떤 사람들에게는 그럴 수도 있다는 것이다. 즉, 매일 1잔씩 마시는 와인이 당신에게는 심장과 뇌가 더 잘 기능하도록 도울 수 있지만, 당신의 가족이나 친구에게는 그 반대일 수도 있다. 다만 술을 마시다 보면 과도한 음주에 둔감해지고 심지어 알코올 중독으로 이어질 수 있다는 문제가 있다. 과음은 학습 및 기억력 문제를 비롯해 단기, 장기 위험을 모두 안고 있다. 술을 과하게 섭취하면 신체의 모든 기관에 부정적인 영향이 간다. 게다가 나이가 들수록 몸에 들어간 술을 처리하는 능력이 떨어진다. 2017년 〈미국 내과학회지〉에 발표된 보고서는 노인 사이에서 알코올 남용이 증가하고 있다는 우려스러운 경향을 보여줬다. 연구자들은 이에 대한 원인이 노년기에 일반적으로 증가하는 불안감부터 젊은 시절의 음주 습관을 늙어서도 지속할 수 있다고 생각하는 경향에 이르기까지 아주 다양하다고 예측했다.

술에 대한 위험 편익 분석과 관련 연구에 대한 논쟁은 계속될 것이 분명하지만, 나는 다음과 같이 제안한다. 현재 술을 마시지 않는다면 뇌 건강을 위해 앞으로도 쭉 술을 마시지 마라. 그리고 술을 마시고 있다면 과음하지 마라. 뇌 건강에 유익한 음주 수준이 어느 정도인지 불분명하기 때문이다. 남성의 경우 적당량은 하루에 2잔이고 여성은 1잔이다. 여성이 신체적으로 더 작아서이기도 하지만 음주는 여성들의 유방암 유발 위험을 높인다. 가능하면 와인을 마시는 게 바람직한데, 와인에는 항산화제 역할을 하는 폴리페놀이라는 영양소가 포함되어 있기 때문이다. 일반적으로 양주나 맥주에는 폴리페놀이 들어 있지 않다.

A | 오메가3 지방산을 늘려라(Add more omega-3 fatty acids)

뇌 영양에 좋다는 오메가3 지방산의 이점에 대해 귀에 못이 박히도록 들어왔을 것이다. 오메가3 지방산은 주로 해산물과 견과류에 함유되어 있다. 미국인들의 식단은 가공하고 튀기고 굽는 음식에 주로 사용되는 옥수수 기름과 식물성 기름에 풍부한 오메가6 지방산의 비율이 매우 높다. 그 결과 오메가6 지방산을 과도하게 섭취하고 있다. 인류학 연구에 따르면, 수렵 채집 생활을 했던 원시인들은 오메가6 지방산과 오메가3 지방산을 약 1:1의 비율로 섭취했다고 한다. 오늘날 미국인들은 오메가6 지방산과 오메가3 지방산을 12:1에서 25:1까지 매우 불균형적인 비율로 섭취하고 있다. 오메가6 지방산을 너무 많이 먹고, 동시에 뇌를 활성화시키는 데 도움되는 건강한 오메가3 지방산의 섭취가 진화 단계에서 급격히 감소했기 때문이다.

지방이 많은 생선(연어, 고등어, 정어리)은 오메가3 지방산의 훌륭한 공급원이며, 소고기, 양고기 등에도 건강한 지방이 들어 있다. 식물성 오메가3 지방산으로는 식물에서 유래된 기름(올리브유, 카놀라유, 아마씨유, 콩유), 견과류, 씨앗류(아마씨, 치아씨, 호박씨, 해바라기씨)가 있다. 오메가3 지방산은 건강 보조제가 아닌 음식을 통해 얻는 게 가장 좋다. 사실 생선 기름으로 만든 건강 보조제는 최근 연구에서 엇갈린 결과로 인해 논란이 되고 있다. 생선 기름 건강 보조제가 심장을 보호하고 염증을 낮추며 정신 건강을 개선해준다는 대대적인 홍보가 있었지만 이에 비해 그 증거가 확정적이거나 설득력이 크지 않다.

2019년 하버드 대학교 연구진은 〈뉴잉글랜드 의학 저널〉에 다음과 같이 보고했다. "마린 n-3로도 알려진 오메가3 지방산 건강 보조제는 심혈관 질환에 대한 위험 요인이 전혀 없는 여성뿐만 아니라 50세 이상의 남성에게도 심장 마비 가능성을 줄이는 데 아무런 도움이 되지 않았다." 다른 연구에서도 생선 기름으로 만든 건강 보조제를 너무 많이 섭취하면 혈당치가 높아지고, 혈액 응고에 미치는 영향으로 출혈 위험이 높아지며, 설사나 산성 역류(속 쓰림) 등 상당한 부작용이 생길 수 있는 것으로 나타났다. 특정 결핍이 없다면 건강 보조제가 아닌 음식으로 오메가3 지방산을 섭취할 것을 권한다. 과다 복용은 걱정하지 않아도 된다. 생선과 호두는 과다 복용하는 게 오히려 힘들다. 무엇보다 오메가3 지방산을 뇌 건강과 연관시키는 거의 모든 연구는 건강 보조제가 아닌 식품 공급원을 바탕으로 이루어졌다는 사실을 기억하자.

오메가3 지방산이 뇌에 미치는 영향은 광범위하게 연구되어왔으며, 그만큼 오메가3 지방산과 건강한 뇌 노화의 연관성에 대한 정보 또한 풍부하다. 오메가3 지방산의 역할을 조사하는 연구는 EPA, ALA, DHA 같은 특정 유형의 오메가3 지방산을 개별적으로 살펴보기보다는 전체적으로 고려했다. DHA는 뇌에서 가장 널리 사용되는 오메가3 지방산으로서 신경막 유지에 중요한 역할을 하는 것으로 나타났으며, 조류는 물론 어류에도 풍부하게 함유되어 있다. 따라서 많은 연구에서 매주 생선이나 다른 해산물을 먹는 사람들이 생선이나 해산물을 전혀 먹지 않는 사람들보다 뇌 건강 상태가 좋다고 밝혀진 것은 그리 놀랄 만한 일이 아니다.

생선은 많이 먹을수록 모두에게 좋다고 해도 무방하다. 게다가 일부 지역에서는 생선이 고기보다 저렴할 수 있다. 단, 생선의 원산지는 꼭 확인한다. 오염된 바다나 수은 함량이 높은 지역에서 잡은 물고기를 피하기 위해서다. 수은은 뇌에 해를 끼칠 수 있는 중금속으로 몸속에서 쉽게 제거되지 않는다.

|오해| 종합 비타민, 오메가3, 비타민D 보충제를 먹어라. 이들은 식생활의 결함을 보완하는 데 도움이 될 것이다.

|진실| 건강 보조제는 진짜 음식을 대신할 수 없으며, 어떤 건강 보조제는 오히려 건강에 해로울 수도 있다. 건강 보조제는 반드시 의사와 상의한 후에 개인적 상황에 맞춰서 섭취해야 한다.

생선 기름에서 나아가 건강 보조제에 대해 좀 더 폭넓게 이야기해보자. 제대로 된 음식을 먹는다면 건강 보조제가 필요 없다는 것이 기본 원칙이다. 종합 비타민을 매일 복용하는 것이 플라시보 효과(복용하는 약이 실제로 도움이 되거나 어떤 방법으로든 영양 결손을 보충해준다고 믿는 것이다)를 줄 수도 있지만, 실제로 특별한 영양 결핍이 없다면 질병이나 뇌의 쇠퇴를 예방하는 데 별다른 도움이 되지 않을 것이다. 서구 세계

에서 영양 결핍은 극히 드물지만 일부 신경학자들은 환자의 개별 상황과 생물학에 기초한 특정 건강 보조제를 추천하기도 한다. 심지어 강화 식품이란 것도 있다. 예를 들어, 신선한 버섯에 비타민D를 쏘아서 '강화'시키는 것이다. 하버드 대학교의 피터 코헨을 비롯한 연구자들은 이와 같은 강화 식품 덕분에 표준적이고 일반적인 식단을 유지해도 비타민이 크게 부족하지는 않다고 강조했다. 문제는 부족이 아니라 섭취량이다.

나는 건강 보조제 산업에 관한 프로그램을 제작하면서 이 산업에 관한 규제가 얼마나 느슨한지 깨닫게 되었다. 지금까지 미국 식품 의약국은 알츠하이머병이나 기타 중증 질환의 예방, 치료, 치유 등을 주장하며 58가지 식이 보조제를 불법으로 홍보하던 업체에 12건의 경고장을 발송했다. 미국의 건강 보조제 제약 업체는 제품을 시장에 출시하기 전에 제품이 안전하거나 효과적이라는 사실을 입증할 의무가 거의 없다. 그리고 《죽을 때까지 치매 없이 사는 법》의 저자이자 로마 린다 대학교 교수인 딘 세르자이 박사가 설명하듯, 음식에서 '좋은' 성분을 추출해서 알약 형태로 만드는 일은 생각보다 어렵다. 물론 활성 성분을 분리해서 합성할 수도 있지만 진짜 식품은 수많은 분자로 이루어져 있다. 현재의 과학은 이것들이 하는 일을 정의하는 데 있어서 표면을 긁어내기 시작했을 뿐이다. 외견상 몇몇 불활성 분자는 자동차 역할을 함으로써 몸속에서 활성 성분이 이동하는 일을 돕는다. 다른 분자들은 수용기를 열어서 분자들이 그들의 목표물을 활성화시킬 수 있도록 돕기도 한다. 앞서 언급했듯 이를 동반 효과라고 부르며 왜 진짜 식품이 건강 보조제보다 나은 선택이 되는지를 설명해준다.

건강 보조제의 효용성을 살펴보는 대부분의 연구는 사용법과 증상에 대한 자가 보고에 의존한다는 사실을 명심해야 한다. 이는 해석과 편견의 여지를 많이 남길 수밖에 없다. 끊임없이 상충되는 연구 결과가 나오는 이유도 이 때문이다. 우리는 특정 건강 보조제가 하루는 구세주였다가 다음 날에는 무용지물이 되는 장면을 수없이 목도했다. 건강 보조제 섭취를 고려하고 있다면 의사의 조언을 듣고 나서 선택하는 게 좋다. 건강 보조제 영역은 개인별 맞춤식으로 설정되어야 한다.

|오해| 뇌 건강을 증진시키기 위해 시판되는 은행나뭇잎 추출물, 코엔자임 Q10, 아푸에쿠오린(해파리 단백질) 등의 건강 보조제를 먹는 것은 치매 예방에 좋다.

|진실| 사람들은 하루 몇 알의 건강 보조제 복용으로 인지력을 유지할 수 있다고 믿고 싶어 한다. 이러한 치매 예방 보조제는 일부 기발한 광고로 소비자의 이목을 끌고 있다. 게다가 유명한 대형 소매 업체에서 판매함으로써 외관상 완전한 합법성을 획득한다. 하지만 이것들은 과학에 근거한 제품이 아니다. 지금까지 알려진 어떤 건강 보조제도 기억력을 향상시키거나 인지력 저하나 치매를 예방하지 못했다. 제약 업자들이 인터넷, 신문 광고, 텔레비전에서 무엇을 주장하든 말이다. 이러한 건강 보조제들은 종종 뇌 건강에 대해 걱정하는 사람들의 약해진 마음에 호소하며 판매를 촉진

한다. 속지 마라. 차라리 이 돈을 좋은 운동화 한 켤레나 숙면을 도와주는 베개같이 뇌에 도움이 될 만한 다른 데에 써라.

R | 식사량을 줄여라(Reduce portions)

식사량 통제는 건강과 관련된 모든 목표에서 강력한 기술이자 예방 전략이다. 서양인들은 거대한 접시에 양껏 담긴 음식을 좋아한다. 추수 감사절의 저녁 식사나 슈퍼볼 선데이의 음식 접시를 보면 바로 알 수 있다(미국인들은 1년 중 그 어느 날보다 슈퍼볼 선데이에 많은 음식을 먹는다). 가끔 하는 과식이 우리를 (혹은 우리의 뇌를) 죽이지는 않지만 매일 섭취하는 칼로리를 주의 깊게 지켜볼 필요는 있다. 내가 이 책을 쓰기 위해 이야기를 나눈 전문가들 모두 칼로리 조절과 식사량을 언급했다. 이는 뇌 건강에 관한 대화에서 당연히 빠질 수 없는 주제다.

식사량과 칼로리를 조절하는 가장 쉬운 방법은 집에서 직접 식사를 준비하고, 정확하게 측정하고, 더 먹지 않는 것이다. 직접 요리를 하면 자신이 요리하는 음식에 무엇을 넣는지 알고 재료와 식사량을 통제할 수 있다. 또한 집에서 요리를 자주 하면 식생활과 건강이 좋아지고 적정하게 체중을 조절할 수 있게 된다. 하지만 우리는 종종 요리법이 건강에 미치는 영향을 간과한다. 튀김같이 고온에서 빠르게 조리하는 것보다 볶음 요리같이 저온에서 은근하게 조리하는 게 더 좋다. 튀김은 염증을 촉진하고 뇌 건강에 해로운 화학 합성물을 만들어낼 수 있다. 그러니 가능한 한 끓이거나 졸이거나 찌거나 굽는 요리법을 선택하자. 이는 집에서 더 많은 요리를 해야 하는 또 다른 이유이기도 하다. 즉, 직접 요리를 하면 어떤 조리법을 사용할지도 직접 결정할 수 있다. 외식을 하거나 배달 음식을 시킬 때를 생각해보자. 주로 튀기고 구운 요리에 끌리지 않는가. 집에서는 요리법을 선택하는 것 외에도 의심스러운 기름, 소스, 첨가물들을 피할 수 있다. 요즘은 장 볼 시간이 부족하다는 핑계도 댈 수 없는 것이 원할 때면 언제나 집으로 식재료를 배달받을 수 있다.

그럼 단식은 어떨까? 간헐적 단식은 이 책을 집필하면서 많이 접했던 주제로서 칼로리 섭취를 줄이는 방법으로 최근 몇 년 사이 다시 각광받고 있는 개념이다. 일반적으로 단식에는 2가지 접근법이 있다. 하나는 특정한 날에 아주 적은 칼로리를 먹고 나머지 요일에는 정상적으로 먹는 것이다. 다른 하나는 하루의 특정 시간 동안에만 먹고 나머지 시간에는 식사를 거르는 것이다. 내 주변에도 하루 2끼만 먹는 의사들이 많다. 이들은 저녁 식사부터 다음 날 점심 식사까지 공복을 유지한다. 즉, 하루에 12~16시간을 연속으로 금식한다. 이는 전반적인 칼로리 섭취를 줄이는 데 도움이 된다(물론 먹을 때 엄청난 양을 섭취하지 않는 한 말이다). 단식의 이점에 대한 대규모의 장기적인 연구는 아직 미비하지만, 동물 실험에서는 특정 연령 관련 질병의 진행을 늦추고 기억력과 기분을 끌어올릴 수 있다는 증거가 나오기도 했다. 또한 단식은 인슐린 민감도를 개선시키는 것으로 나타났는데, 이는 신진대사와 뇌 건강에 좋은 것이다.

마크 매트슨 박사는 존스 홉킨스 의과 대학의 신경 과학 교수로 미국 국립 노화 연구소의 신경 과학 실험 실장을 역임하고 있다. 그는 일주일에 며칠간 단식을 함으로써 뇌 및 칼로리 섭취 제한의 효과를 연구하는 데 많은 시간을 바쳤다. 매트슨 교수와 동료들의 실험 연구에 따르면, 일주일에 적어도 2일은 칼로리 섭취를 제한하는 것을 의미하는 간헐적 단식이 아밀로이드판의 축적으로부터 신경 세포를 보호하면서 해마의 신경 연결 개선에 도움을 줄 수 있다. 또한 단식은 뇌를 자극해 질병에 대처하는 스트레스 적응 반응을 활성화시켜준다는 사실도 발견했다. 이는 진화론적 관점에서 봐도 타당하다. 단식이 올바르게 이루어지면 뇌세포의 새로운 성장을 촉진하는 동시에 신경 연결을 보호하고 강화하는 데 도움을 주는 단백질인 BDNF의 생성을 증가시킬 수 있다. 참고로, 신체 운동과 인지 능력을 요구하는 작업 또한 더 높은 수준의 BDNF를 촉발할 수 있다.

단식이 모두에게 유익한 것은 아니지만(늘 앉아만 있던 사람이 운동에 익숙해지는 데 시간이 걸리는 것처럼 단식도 마찬가지다), 단식을 시도해보고 싶고 의사에게서 안정성을 확인받았다면 Chapter 9에서 단식에 대한 몇 가지 아이디어를 얻을 수 있을 것이다. 개인적으로 단식을 여러 번 시도해봤는데 처음에만 힘들지 이후에는 훨씬 쉬워진다.

P | 미리 계획을 세워라(Plan ahead)

아무리 배가 고파도 정크 푸드(단순 탄수화물, 섬유질 부족, 포화 지방)에 의존하지 말아야 한다. 정크 푸드는 늘 가까이에 상주한다. 배고픔이

엄습하고 제대로 된 음식이 준비되지 않았을 때 유전자에 각인되어 있는 동물적 본능은 우리를 잘못된 방향으로 몰아간다. 치즈 버거, 감자튀김, 탄산음료 같은 빨리 먹을 수 있으면서 입에 넣었을 때 맛있고 만족스러운 음식에 끌리는 것이다.

일주일에 1~2번 주요 식단을 미리 계획하고 마트를 가도록 한다. 과일, 채소, 콩류, 현미를 포함한 통곡물, 씨앗류 등 식사에 더 많은 섬유질을 추가하는 것을 목표로 한다(바나나, 사과, 망고, 베리류 같은 과일과 색이 진한 채소는 섬유질을 다량 함량하고 있다). 섬유질은 식사의 전반적인 화학 작용을 변화시키기 때문에 뇌 건강에 있어서 핵심 요소다. 섬유질이 부족하면 탄수화물의 흡수가 빨라져 포도당과 인슐린 수치가 높아지고 염증이 커질 가능성이 있다. 다양한 생물학적 경로를 통한 섬유질 섭취는 우울증, 고혈압, 치매 예방에 도움이 되는 것으로 나타났다. 또한 섬유질은 성공적인 노화와도 관련이 있다. 식이 섬유에는 수용성 섬유질과 불용성 섬유질 2가지가 있다. 수용성 섬유질은 물에 녹아서 콜레스테롤과 포도당 수치를 낮추는 젤 형태로 변하며 귀리, 완두콩, 콩, 사과, 당근, 오렌지 같은 감귤류 과일에서 발견된다. 불용성 섬유질은 물에 녹지 않으며 다른 소화액이 내장을 통해 움직이도록 만들어준다. 불용성 섬유질은 견과류, 통곡물, 밀, 채소에 들어 있으며 내장에서 분해되거나 혈류로 흡수되지 않는 단단한 물질이다(불용성 섬유질은 소화 기관을 통해 이동하는 동안 온전하게 유지된다).

식이 섬유를 풍부하게 섭취하는 가장 손쉬운 방법은 식단을 미리 계획하는 것이다. 밥상에 더 많은 섬유질을 올리고 섬유질이 부족한 배달 음식이나 외식을 가급적 피하자.

그 밖에 알아두면 좋은 것들

유기농? 목초를 먹인 고기?

언론 보도와 달리 유기농 식품이 일반 재배 식품보다 더 많은 영양을 공급한다는 확실한 증거는 없다. 유기농 대 재래식을 고민하는 대부분의 사람들은 농약, 제초제, 미량의 호르몬과 항생제가 건강에 부정적인 영향을 미칠 수 있다고 생각한다. 비록 이들의 상관관계가 충분히 증명되지 않았더라도 말이다. 나는 순수 유기농 식품을 먹는 것이 이상적이냐는 질문을 받으면 현재의 과학에 비춰볼 때 반드시 그럴 필요는 없다고 대답한다. 하지만 전통적인 재배 방식으로 인한 화학 물질 노출이 우려된다면 매년 환경 운동 연합EWG; Environmental Working Group에서 발행하는 '더티 12Dirty Dozen' 목록에 있는 농산물은 구입하지마라. 이 목록은 딸기, 시금치, 넥타린(천도 복숭아), 사과, 포도, 복숭아, 체리, 배, 토마토, 셀러리, 감자, 피망 등 농약 잔류물을 함유할 가능성이 높은 식품에 대한 미국 농무부의 조사 결과에 기초한다. 바나나아보카도처럼 껍질이 두꺼운 과일과 채소는 알맹이가 보호되어 농약잔류량이 적은 편으로, 껍질을 벗기면 잔여 화합물을 상당 부분 제거할 수 있다. 환경 운동 연합은 '클린 15Clean 15'라는 식품 목록도 제시한다. 여기에는 아보카도, 옥수수, 파인애플, 양배추, 양파, 완두콩, 파파야, 아스파라거스, 망고, 가지, 허니듀(멜론의 한 종류), 키위, 캔털루프 (멜론의 한 종류), 콜리플라워, 브로콜리가 포함되어 있다.

한편, 고급 스테이크를 즐기고 싶다면 재래식으로 사육한 소고기보다 목초를 먹여 키운 소고기를 선택하는 게 좋다. 옥수수 같은 곡물 사료를 먹이지 않은 소의 고기는 구성 성분이 다르다. 지방이 적으며 심장과 뇌에 좋은 오메가3 지방산, 공액 리놀레산(건강한 지방), 비타민E 같은 항산화 성분을 더 많이 함유하고 있다. 개인적으로 효과를 본 식생활 전략은 냉장고에 고기를 두지 않는 것이다. 나는 외식할 때만 고기를 먹는다. 이런 습관은 붉은 고기가 적은 식물성 식단을 유지할 수 있도록 해준다.

양념을 더해라

인도 음식은 향신료가 풍부하다. 특히 강황은 인도의 7대 필수 향신료 중 하나로 꼽히며 인도 전통 요리에서 자주 사용될 뿐만 아니라 의학 연구에서도 뛰어난 명성을 얻고 있다. 인도식 카레의 밝은색을 내는 물질인 강황의 주요 활성 성분은 쿠르쿠민으로, 이것은 특히 뇌와 관련해 과학적으로 주목받는 연구 대상이다. 쿠르쿠민은 수천 년간 중국과 인도의 전통 의학에서 사용되어왔다. 쿠르쿠민이 항산화, 항염증, 항균, 항박테리아 활동성을 가지고 있다는 사실이 실험 연구를 통해 여러 번 입증되었지만, 이러한 효과가 어떻게 발생하는지에 대해서는 정확히 알지 못한다. 쿠르쿠민의 효능은 전 세계 과학자들의 관심을 끌고 있으며, 병리학자들은 강황을 주식으로 하는 지역 사회에서 치매 발병률이 매우 낮은 이유를 설명해줄 단서를 찾고 있다.

2018년 UCLA의 노화 관련 최고 권위자이자 의사인 게리 스몰 박사 팀은 놀라운 결과를 발표했다. 가벼운 기억력 문제가 있는 사람들이 18개월간 매일 2번 90mg의 쿠르쿠민을 복용한 결과, 기억력과 주의력이 상당히 향상되고 기분이 좋아지는 것을 경험했다. 이 연구는 50~90세 성인 40명을 대상으로 진행되었고 위약으로 통제하는 이중 맹검법을 적용했다. 지원자 중 30명은 연구를 시작할 때, 그리고 18개월 후에 뇌의 아밀로이드와 타우 단백질 수치를 검사하기 위해 PET 스캔을 받았다. (기억하는가? 타우 단백질은 신경 세포 생존에 필수적인 뇌세포의 미세 구성 요소다. 그러나 타우 단백질이 화학적 변화를 겪으면 손상, 변형, 응고되어 해로울 수 있다.) 실험 대상자들의 뇌 스캔은 기억력과 감정 기능을 조절하는 뇌 영역에서 아밀로이드와 타우 단백질 신호가 위약을 투여한 사람들에 비해 현저히 적다는 사실을 보여줬다. 현재로서는 쿠르쿠민과 동일한 효과를 낼 수 있는 승인된 의약품이 하나도 없는 상태다. 연구자들은 더 많은 수의 참가자들을 대상으로 추적 연구를 시작하고 있다.

강황은 요리에 맛을 더하는 수많은 향신료 중 하나다. 개인적으로도 좋아하고 집에서도 자주 사용한다. 전통 향신료와 허브 외에도 양념과 조미료는 식단의 일부로서 맛과 영양의 원천이 될 수 있다. 하지만 주의해야 할 점이 있다. 양념과 조미료는 설탕, 소금, 포화 지방, 그리고 제한해야 할 다른 성분들과 결합될 수 있다. 그러니 조미료, 소스, 샐러드 드레싱을 선택할 때는 영양 성분표를 정독해야 한다.

글루텐 논쟁

글루텐, 더 정확히 말하자면 글루텐 프리 식단에 대해 들어봤을 것이다. 글루텐은 밀, 호밀, 보리의 주요 단백질 성분이며, 빵, 파스타, 쿠키, 머핀, 시리얼 같은 음식에 들어 있다(글루텐은 이런 음식들이 맛있고 쫄깃한 식감을 갖게 해준다). 사람들은 살을 빼는 것에서부터 장 건강을 추구하는 것에 이르기까지 다양한 이유로 글루텐을 피하려고 한다. 글루텐 프리 식단은 미국 인구의 1%에게 영향을 미치는 면역 기반 질병인 만성 소화 장애증(셀리악병)에 대해 유일하게 입증된 치료법이다. 글루텐이 포함된 식단은 셀리악병에 걸린 사람들에게 장 손상을 초래하는 면역 반응을 유발한다. 이 사람들은 글루텐을 피해야 하며, 그렇지 않으면 복통, 설사 같은 심각한 건강상의 문제나 두통, 골다공증, 피로 같은 증상까지 겪을 수 있다. 셀리악병 환자들은 본의 아니게 글루텐에 노출되면 단어 찾기, 기억력 문제 등 일시적인 인지 장애를 보인다. 흔히 '브레인 포그'라고 불리는 이 현상은 아직 제대로 분석되지 않았으며, 글루텐이 이러한 인지 능력 문제를 유발하는 과정 또한 잘 알려져 있지 않다.

셀리악병 환자 외에도 글루텐 프리 식단을 통해 브레인 포그 등의 증상이 개선되는 사람들이 있다. 이들은 셀리악병은 아니지만 밀가루 음식에 증상이 나타나는 글루텐 과민성NCGS; Nonceliac Gluten Sensitivity을 가지고 있다. 아직 이런 상태를 진단하기 위한 최종적인 검사 방법이 없어서 보통은 셀리악병 검사 결과 음성 반응이 나온 후에 판단이 이루어진다. 다만 이렇게 글루텐이 일반적인 사람들에게 인지 장애를 초래한다는 주장에도 불구하고, 글루텐이 셀리악병 환자가 아닌 사람들 혹은 글루텐 과민성 증상이 있는 사람들의 정신 기능에 영향을 미친다는 증거는 없다. 심장에 좋은 것이 뇌에도 좋다는 원칙을 고려할 때 글루텐이 많이 들어간 식단은 심장 마비의 위험과 관련이 없다는 점을 강조하고 싶다. 오히려 유익한 통곡물이 부족한 글루텐이 적은 식단이 관상 동맥 심장병의 위험을 증가시킬 수 있다. 또한 글루텐을 섭취하지 않을 때 기분이 훨씬 좋아진다고 주장하는 사람들은 실제로는 글루텐과 무관한 방법으로 식단을 조절하는 경향을 보였다. 즉, 이들은 건강에 좋은 신선한 음식을 먹고, 규칙적인 운동을 하는 등 건강한 생활 습관을 가지고 있었다. 이를 통해 체중을 조절하고 에너지를 얻어내며, 결과적으로 글루텐 프리 식생활을 유지하는 동기를 부여받는 식의 선순환을 경험했던 것이다.

셀리악병이 없다면 굳이 글루텐 프리 식품을 찾아다닐 필요는 없다. 대신 글루텐이 함유된 음식을 신중하게 선택하는 게 핵심이다. 흰 빵, 크래커, 칩, 페이스트리 등에 사용되는 글루텐이 함유된 정제 밀가루는 별로 도움이 되지 않으니 되도록 피하고, 심장과 뇌 건강을 증진시키는 섬유질, 통곡물 식품을 섭취하자.

뇌에 영양을 공급하는 방법

- 음식을 작은 접시에 담아 먹으면 식사량을 효과적으로 조절할 수 있다.

- 적어도 일주일에 1회 이상 (튀기지 않은) 생선을 먹는다.
- 즐겨 먹는 가공식품의 나트륨 함량을 살펴본다. 일반적으로 빵, 통조림 수프, 냉동식품 같은 가공식품은 다량의 소금이 함유되어 있지만, 자신이 먹는 음식에 소금이 많이 들어 있다는 사실을 깨닫지 못하는 경우가 많다.
- 바로 먹을 수 있는 냉동식품 대신 소금 함량이 낮고 필수 영양소가 많은 채소와 과일을 선택한다.
- 다양한 색의 채소를 섭취한다. 녹색 피망에 함유된 영양소는 빨간색이나 주황색 피망과 다르다. '무지개처럼 다양한 빛깔'의 채소를 먹으면 더욱 다양한 종류의 영양소를 섭취할 수 있으며 이 중 대부분은 뇌 건강에 유익한 산화 방지제를 포함하고 있다. 식단에 새로운 채소를 추가해 요리해보자.
- 식초, 레몬, 허브, 향신료로 염분 함량을 높이지 않고 음식의 맛을 더한다.
- 향신료 혼합물의 성분 표시에 소금이 포함되어 있는지 확인한다.
- 조리 시 엑스트라 버진 올리브유, 카놀라유, 홍화씨유, 참기름 같은 불포화 지방을 사용한다. 고열 요리를 할 때는 아보카도유를 추천한다.
- 부분적으로 수화된 기름은 피한다. 즉, 트랜스 지방을 주의한다. 트랜스 지방은 식량 공급 시스템에서 점점 사라지는 추세이나 도넛 같은 튀긴 음식, 케이크, 냉동 피자, 쿠키 같은 구운 제품, 마가린 등 여전히 많은 가공식품에 포함되어 있다. 트랜스 지방은

해로운 콜레스테롤(LDL) 수치를 높이고 좋은 콜레스테롤(HDL) 수치를 낮춘다. 트랜스 지방을 섭취하면 심장병, 뇌졸중, 제2형 당뇨병에 걸릴 위험이 높아진다. 이 모든 질병들은 뇌 건강을 해칠 수 있고 인지 능력이 저하될 위험을 가중시킬 수 있다.

- 집에서 식사를 준비한다. 그러면 식당에서 밥을 먹거나 가공식품을 사 먹을 때보다 소금, 설탕, 지방 함량을 좀 더 수월하게 통제할 수 있다.

치실의 생활화

치실을 사용하고 매일 2회 이상 이를 닦으면 잇몸 질환을 예방하고 뇌졸중의 위험을 높이는 음식 찌꺼기와 박테리아를 제거할 수 있다. 치실과 뇌 사이에 연결 고리가 있다는 게 의아할 것이다. 잇몸 질환은 염증을 수반한다. 치주염은 잇몸, 즉 치아의 밑부분에 있는 연한 조직과 지탱하는 뼈의 감염을 말한다. 치아와 잇몸 사이의 자연적인 장벽이 부식되면서 감염으로 인한 박테리아가 혈류로 유입되는데, 박테리아는 동맥에 아밀로이드판이 쌓이게 해 혈전을 유발할 수 있다. 결과적으로 치실 사용은 뇌 건강에도 좋은 습관이다.

Chapter 8

소통이라는
보호막

우리를 행복하게 하는 사람들에게 감사하자. 그들
은 우리의 영혼을 꽃피우는 매력적인 정원사들과
같다.

_ 마르셀 프루스트

헬렌은 남편이 결혼 40여 년 만에 갑작스러운 심장 마비로 세상을 떠
난 뒤 불과 몇 달 사이에 건강과 인지 능력이 급격히 떨어졌다. 남편은
헬렌의 배우자이자 사교적 동반자나 다름없었다. 남편을 잃은 그녀는
다른 사람들과 교류할 기회가 줄어들었고 친구도 거의 없었다. 헬렌
은 집 밖에서 사람들과 교류한 지 매우 오래되었다. 그녀는 소파에 앉

아 텔레비전을 보는 것 말고는 하는 일이 없었으며, 크고 어수선한 집 안에서 혼자 살면서 점점 더 고립되고 우울해졌다. 자녀들이 그녀에게 은퇴자 공동체로 이주해 사람들과 사회적인 교류를 하고 공동체 활동 을 경험하라고 설득하지 않았다면 헬렌의 상태는 계속 악화되어 일찍 죽음을 맞이했을지도 모른다.

배우자의 건강은 서로에게 매우 중요하다. 친밀한 관계, 특히 결혼 이 개인의 건강에 미치는 영향이 신체적 건강과 심리적 관점에서 모 두 조사되었다. 배우자를 잃은 후 첫 6개월 동안 남겨진 사람의 사망 위험은 41% 증가했다. 이러한 위험 증가가 부분적으로 동반자 관계 의 상실에 기인한다는 점은 의심의 여지가 없다. 다른 사람과의 의미 있는 관계는 개인의 삶에 사랑, 행복, 편안함을 가져다준다. 타인과의 관계는 심리적 행복 외에도 심혈관, 내분비, 면역 체계와 관련된 광범 위한 건강 상태와 관련이 있는 것으로 밝혀졌다.

또한 건강한 삶을 위해 사회적 교류가 필요하다는 사실을 뒷받침할 수 있는 많은 과학적 증거가 있다. 특히 뇌 건강에 대해서 말이다. 이 자료를 보면 친구, 가족과 친밀한 관계를 유지하는 것뿐만 아니라 의 미 있는 사회 활동에 참여하면 정신이 총명해지고 기억력을 유지하는 데 도움이 된다는 사실을 알 수 있다. 중요한 것은 단지 우리가 맺고 있는 사회적 관계의 숫자만이 아니다. 관계의 유형, 질, 목적도 뇌 기 능에 영향을 미칠 수 있다. 물론 그 어떤 사회적 관계보다 결혼 생활이 건강에 큰 영향을 미친다. 미시간 주립 대학교 연구진은 나이가 들수 록 기혼자가 치매에 걸릴 확률이 낮고, 이혼자는 기혼자보다 치매에 걸릴 확률이 2배가량 높다는 사실을 밝혀냈다(미망인과 미혼자의 위험 수준은 기혼자와 이혼자 사이에 분포한다).

사회적이고 유의미한 방법으로 다른 사람들과 교류하는 것은 스트레스가 뇌에 주는 해로운 영향에 대해 완충제 역할을 할 수 있다. 나는 신경외과 의사이자 언론인으로 일하는 현장에서 이러한 인과 관계에 대한 생생한 증거를 매일 접한다. 내가 만나는 사람들 중 고령의 나이에도 활기차고 즐거운 시간을 보내는 사람들은 가족과 친구뿐만 아니라 외부 사람들과도 광범위하고 역동적인 사회적 관계를 유지했다. 나는 직계 가족도 없고 친한 친구도 없는 환자를 만나면 가슴이 철렁 내려앉는다. 심각한 의료 문제로 고통받거나 어쩌면 죽음에 직면할지도 모르는 상황을 혼자서 겪는 것만큼 가슴 아픈 일은 없다.

사회적 고립과 정서적 외로움이 나날이 증가하고 있다. 이는 우리 시대의 역설이다. 우리는 디지털 미디어를 통해 초고속으로 연결되어 있지만 진정한 네트워크가 부족하기 때문에 내면의 거리감이 이전보다 훨씬 멀게 느껴지고 외로움에 시달린다. 진정한 연결의 부재는 일종의 전염병과도 같다. 의학계에서는 이런 상황이 심각한 신체적, 정신적, 정서적 위험을 초래하는 것으로 인식하고 있다. 현재 65세 이상 미국인의 1/3 정도와 85세 이상 미국인의 절반이 혼자 살고 있다. 40세 이상 성인의 사회화와 뇌 건강에 대한 국제 뇌 건강 협회의 최근 조사에 따르면, 대부분 어느 정도(SNS상에서 평균적으로 19명의 사람들과 함께) 사회적으로 교류는 하고 있지만, 37%의 사람들이 때때로 친구가 부족하다고 말했고 35%는 사회적으로 참여하기가 힘들다고 생각했으며 30%는 고립감을 느끼고 있었다. 이 조사는 40세 이상의 성인 20%가 사회적으로 단절되어 있다는 현실을 나타낸다. 이것이 중요한 이유는 친구들과의 사회 활동이 행복하다고 답한 성인들은 지난 5년 동안 기억력과 판단력이 향상된 반면, 사회생활에 만족하지 못한 성인들은 인식 능력이 떨어졌기 때문이다. 존스 홉킨스 블룸버그 공중 보건 대학원의 교수이자 국제 뇌 건강 협회의 전문가로서 이 연구에 참여한 미셸 칼슨 박사는 이를 '공중 보건의 문제'라고 부른다.

　사회적 관계가 부족한 사람들은 수면 패턴을 방해받고, 면역 체계가 변하며, 많은 염증을 일으키고, 높은 수준의 스트레스 호르몬을 가지고 있다. 2016년 연구에서 사회적 고립은 심장 질환 위험을 29%, 뇌졸중 발병률을 32% 증가시키는 것으로 밝혀졌다. 70개 연구 및 340만 명의 데이터를 통합한 또 다른 분석에서는 삶의 대부분을 혼자서 지낸 사람들이 향후 7년간 사망할 위험이 30% 더 높았고 이 영향은 중년(65세 미만)에 가장 큰 것으로 나타났다. 특히 외로움은 노인들의 인지 능력 저하를 가속화시키는 것으로 나타났다. 이 자료들은 우리에게 많은 것을 시사한다. 식습관과 운동을 통해 건강을 증진시키는 것만큼이나 인간관계 증진을 중시해야 한다. 양질의 사회화는 활력 징후와 같다.

　신경 영상 연구는 새로운 뇌 과학 분야에서 특히 많은 사실을 밝혀내고 있다. 미국 은퇴자 협회는 노인과 책을 읽지 않는 초등학생들을 연결하는 프로그램을 통해 몇 차례 조사를 진행했다. 이 프로그램은 상호 이익이 되는 것을 목표로 한다. 즉, 노인들이 가정 교사로서 지역 사회 활동에 참여해 아이들에게 학교 생활에 필요한 기술을 가르쳐주도록 돕는 것이다. fMRI 검사 결과, 프로그램에 참여한 노인들은 2년의 기간에 걸쳐 인지력이 향상되었고 심지어 치매에 취약한 영역(해마가 대표적이다)의 뇌 부피 감소 현상도 반전되었다. 또 다른 연구인 '시냅스 프로젝트'에서도 퀼트나 사진 같은 취미 활동을 한 그룹의 노인들과 그렇지 않은 그룹의 차이를 비교하기 위해 fMRI를 촬영했다. 결과는 어땠을까? fMRI 분석에 따르면, 도전적인 활동을 한 노인들은 사교 활동만 한 그룹에서는 볼 수 없었던 인지 기능과 뇌 기능이 향상되었다. 마지막으로 러시 대학교의 기억 및 노화 프로젝트는 더 큰 사회적 네트워크를 가진 사람들이 더 적은 수의 친구를 가진 사람들보다 알츠하이머병과 관련된 인지 기능 저하로부터 잘 보호받고 있다는 사실을 보여줬다. 특히 사회적으로 더 큰 집단에 소속되어 있으면서 도전적인 활동에 집중할 때 보호 효과가 가장 큰 것으로 보인다.

사회적 고립의 악영향은 일찍부터 시작된다. 사회적으로 고립된 아이들은 다른 요인들을 제외한 후에도 20년 후의 건강이 상당히 악화되었다. 외로움에 대한 조사를 하는 동안 알게 된 이야기들은 나를 얼어붙게 만들었다. 내 앞에 있는 사람들로부터 그런 이야기를 들을 거라고는 전혀 예상하지 못했기 때문이기도 했다. 겉으로 드러난 문제점은 없지만 고립감에 대한 그들의 고백은 너무나 충격적이었다. "관계가 지속적이지 않고 유해하고 잔인해요." "앞이 보이지 않는 것 같아요." "가슴 한가운데에 구멍이 뚫린 채 살고 있는 것 같아요. 속이 텅 빈 느낌이에요." "외로움이 내 몸의 모든 고통을 확대시켜요." 나는 오프라 윈프리로부터 이런 현실을 그녀의 잡지에 기고해달라는 요청을 받기도 했다. 미국 인구의 1/5에 해당하는 6,000만 명의 미국인이 외로움으로 심각한 고통을 겪고 있으며, 절반 가까이가 외로움이나 소외감을 느낀다고 답했다. 이들은 극심한 우울증과 만성적인 친밀감 부족을 경험하며, 이런 경험은 이들의 삶에서 특별한 누군가를 갈망하도록 만든다.

나는 외로움이 유발하는 고통에 주목했다. UCLA의 사회 심리학 부교수인 나오미 아이젠버거가 주도한 연구는 소외감이 신체적 고통을 인식하는 뇌 영역의 활동을 촉발시킨다는 사실을 발견했다. 소외감은 외로움을 느끼는 감정으로 이어진다. 이는 진화론적으로도 이치에 맞는 현상이다. 인류 역사를 통틀어 생존은 사회 집단과 동료 관계에 관한 문제와 관련되어왔기 때문이다. 인류는 다 같이 모여 씨족 생활을 하면서 안식처, 음식, 물을 구하고 심신의 보호를 받을 수 있었고, 집단에서 이탈하는 일은 곧 위험을 의미했다. 외로움은 차별하지 않는다. 외로움은 독신으로 혼자 사는 사람들은 물론 다른 사람들에게 둘러싸여 가족 단위로 사는 사람들에게도 영향을 미칠 수 있다. 그리고 한적한 시골에 사는 사람들만큼이나 혼잡한 도시 거주자들에게도 영향을 미친다.

관계 : 건강하고 총명한 삶을
오랫동안 유지하는 비밀

하버드 대학교 성인 발달 연구소의 연구자들은 건강이 사람 사이의 관계에 어떻게 영향을 받는지 80년 이상 추적해왔다. 이들은 1938년 대공황 시기에 하버드 대학교 2학년생 268명의 건강 상태를 추적하면서 데이터를 기록하기 시작했고, 이들이 발견한 사실은 우리 모두를 위한 교훈을 담고 있다. (선정된 원래 그룹 중 19명만이 생존해 있으며, 원래 참여자 중에는 존 F. 케네디 대통령과 워싱턴 포스트의 편집자 벤 브래들리가 있었다. 당시 하버드 대학교는 남학생만 입학이 가능했기 때문에 여성은 원래 연구에 포함되지 않았지만, 이후 연구자들은 참가 대상의 다양성을 넓혔고 연구 참가자들의 자손도 포함시켰다.) 현재 이 연구는 매사추세츠 종합 병원의 정신과 의사이자 하버드 대학교 의과 대학의 정신과 교수인 로버트 월딩거 박사가 이끌고 있다. 그의 테드TED 강연 '무엇이 좋은 삶을 만드는가What Makes a Good Life?'는 2,900만 회 이상의 조회 수를 기록했다.

월딩거 박사의 연구 결과가 돋보이는 이유는 건강과 행복에 관해 널리 퍼진 통념을 깨뜨렸기 때문이다. 연구 결과는 참가자들의 삶과 건강에 대한 종합적인 검토에 기초한다. 참가자들은 설문지에 답하는 일뿐만 아니라 의료 기록이 상세하게 검토되고, 혈액을 검사하고, 뇌를 스캔하고, 가족들과 인터뷰도 한다. 그래서 얻게 된 교훈은 건강과 행복은 부, 명성, 혹은 열심히 일하는 것과 관련이 없다는 사실이다. 건강과 행복은 좋은 사회적 교류와 관련되어 있다. 월딩거 박사는 이렇게 말한다. "우리는 관계에 대해 3가지 큰 교훈을 얻었습니다. 첫 번째는 사회적 연결이 우리에게 정말 유익하고, 외로움은 건강을 해친다는 사실입니다. 가족, 친구, 공동체와 사회적으로 긴밀히 연결되어 있는 사람들은 그렇지 않은 사람들보다 행복하고, 육체적으로도 건강하며, 더 오래 사는 것으로 드러났습니다. 뿐만 아니라 외로움의 경험은 독성을 유발하는 것으로 밝혀졌습니다. 다른 사람들로부터 고립된 사람들은 덜 행복해하고, 중년기 건강이 빠르게 악화되고, 뇌 기능이 빠르게 저하되고, 외로움을 느끼지 않은 사람들보다 일찍 사망하게 됩니다." 하버드 대학교의 성인 발달 연구는 행복은 친구를 몇 명이나 가졌느냐 하는 숫자의 문제나 전념하는 관계가 있는지의 여부가 아니라 가까운 관계의 질에 있다는 사실을 발견했다. 구체적으로 뇌를 살펴본 결과, 80대에 다른 사람과 안전하게 연결된 관계에 있는 것이 보호력을 높인다는 사실이 밝혀졌다. 월딩거 박사는 테드 강연에서 다음과 같이 말했다. "중요한 것은 어려울 때 의지할 수 있는 관계를 가진 사람들의 기억력이 더 선명하게 유지된다는 사실이었습니다. 그리고 의지할 만한 관계가 없는 사람들은 일찍감치 기억력 쇠퇴를 경험했습니다. 단, 이런 관계들이 항상 순탄할 필요는 없습니다. 80대 부부들 중 일부는 매일 말다툼을 하지만 어려운 상황에 직면했을 때 서로에게 의지할 수 있다고 느끼는 한 사소한 말다툼이 이들의 기억력을 손상시키지 않았습니다."

월딩거 박사는 가족, 친구, 지역 사회와 좋은 관계를 유지하도록 사람들을 장려한다. 이런 관계는 사랑하는 사람들과 더 많은 시간을 보내거나, 오랫동안 말을 하지 않았지만 마음속에 자리 잡은 사람에게 먼저 손을 내미는 방식으로 이루어질 수 있다. 아무리 나이가 많아도 충분히 새로운 친구를 사귈 수 있다. 나이가 들면서 사망, 활동성 저하, 물리적인 거리로 인해 자연스럽게 교류의 단절이 생긴다. 사회적 네트워크는 은퇴나 질병의 영향으로 축소될 수 있으나 새로운 관계를 찾는 것으로 이런 상황에 대처할 수 있다.

|오해| 돈과 명성은 평생 우리를 행복하게 해줄 것이다.

|진실| 친밀한 관계는 삶의 불만족으로부터 사람들을 보호하고, 정신적, 육체적 쇠퇴를 지연시키는 데 도움을 주고, 길고 행복한 삶에 있어서 사회 계층, 지능 지수, 재정 상태, 심지어 유전자보다 나은 예측 변수가 된다.

SNS는 사람들을 고립시킬 수도 있지만 적절하게 사용된다면 노인들의 사회적 참여에 새로운 기회를 제공한다. 노인을 포함한 미국인의 80% 이상이 매일 인터넷을 사용한다. 이러한 디지털 소통이 직접적인 소통을 대체하기보다는 보완해주는 역할을 해야 한다는 점에는 의심의 여지가 없지만, 메일, 온라인 메신저, SNS 사이트, 온라인 커뮤니티, 블로그는 가족이나 친구와 관계를 유지하고 사회적 교류 범위를 확장하는 데 도움을 줄 수 있다. 노인들을 위한 온라인 커뮤니티에 대한 연구는 커뮤니티 구성원들이 지적인 자극, 재미있는 경험, 정서적 지원 등 수많은 혜택을 얻고 있음을 보여줬다.

SNS를 통한 사회적 참여는 외딴 곳에 살거나 거동이 불편한 노인들에게 특히 유용할 수 있다. 어느 정도의 디지털 소통은 잃어버린 관계를 보완하고, 스트레스를 받는 상황에서 벗어나 안도감과 기분 전환을 제공할 수 있다. 익명성과 불가시성, 시간과 장소에 구애받지 않고 읽고 소통할 수 있다는 장점 때문에 디지털 소통은 다른 사람들과의 소통을 수월하게 만들어주고 서로 감정, 의견, 재능을 교환할 수 있게 해준다. 나아가 삶에 대해 더 많은 자신감과 주도권을 갖도록 해주며 당연히 건강에도 좋은 영향을 미친다.

나는 세계 곳곳을 여행하면서 수많은 불균형을 지켜봤다. 불균형의 가장 큰 원인 중 하나는 사람들이 인터넷에 접속할 수 있는지 여부다. 물론 일부 지역 사회는 현대 기술과 단절되어 있어도 잘 돌아간다. 아마존강 유역의 원시 부족에게 와이파이를 설치하도록 권장할 생각은 없다. 하지만 현대 사회를 살아가는 대다수의 사람들은 교류를 멈추지 않기 위해 새로운 컴퓨터 기술을 습득할 필요가 있다. 메일, SNS, 포털 검색 등 컴퓨터와 전자 기기 사용법을 배우는 노년층을 만나보면 훨씬 독립심이 강하고 오프라인에만 머무는 사람들보다 대체로 더 행복해 보인다. 디지털 기술을 바라보는 관점은 사람마다 다를 수 있지만, 그럼에도 이와 같은 기술에는 여전히 장점이 많고 이를 뒷받침해주는 많은 연구가 있다. 인터넷은 새로운 것을 배우고 다른 사람들과 연결될 수 있는 기회를 제공한다. 심지어 디지털 소통이 노년기에 개인적인 의사소통과 동등한 수준으로 인지 능력에 긍정적인 영향을 미칠 수 있음을 보여주는 연구 결과도 있다. 5,000명 이상의 노인들이 참여한 호주의 한 연구에서 컴퓨터를 사용하는 사람들은 치매 진단을 받을 위험이 최대 8년 반까지 늦춰졌고, 미국에서 수행된 실험적인 연구에서는 노인들이 페이스북 사용법을 배운 후 기억력이 25%가량 향상된 것으로 나타났다.

사회적 교류를 유지하는 데 도움되는 것들

- 팀 스포츠, 이익 단체, 정치 활동 등 개인적으로 선호하는 일과 활동에 초점을 맞춘다.
- 사회적 상호 작용에 대한 장벽을 제거하기 위해 다른 사람들에게 도움을 요청한다. 신체적 장애가 있거나 더 이상 운전이 불가능해 어려움을 겪고 있다면 적극적으로 알린다.
- 친척, 친구, 이웃과의 정기적인 교류를 중시한다. 더불어 디지털 소통도 중요하다.
- 다양한 연령대의 사람들과 사회적 관계를 유지한다. 자신과 다른 여러 연령대의 사람들을 만나보자.
- 학교나 주민 센터에서 자원봉사를 한다.
- 요리나 단체 활동 등 자신이 가지고 있는 오랜 경험과 지식을 전수할 수 있는 지역 공동체의 프로그램을 찾아본다. 지역 주민 센터나 평생 교육 기관에서 어떤 활동을 할 수 있는지 알아보는 것부터 시작할 수 있다.
- 신뢰하고 의지할 수 있는 동료 1명 이상과 일상적으로(예를 들어, 매주 1회) 대화하도록 노력한다.
- 새로운 관계나 활동을 시작한다. 다른 사람과 만나고 교류할 수

있는 일상적인 장소(예를 들어, 상점이나 공원)를 찾아본다.

- 여행, 독서 클럽 같은 동호회 활동을 직접 경험해본다.
- 반려동물 키우기를 고려해본다. 고양이, 개, 새를 돌보는 일은 사회적 상호 작용의 촉매제가 될 수 있다. 반려동물을 돌보면 반려동물을 키우는 다른 사람들과 교류의 기회를 가질 수 있다. 동물과 상호 작용하는 성인은 우울증, 불안, 사회적 고립 감소에서부터 고혈압, 심장 마비 위험 감소, 신체 활동 증가까지 다양한 이득을 얻는다. 뿐만 아니라 반려동물이 대화의 소재가 됨으로써 사회적인 연결 고리가 생길 수 있다. 반려동물을 키우지 않는 사람보다 반려동물을 키우는 사람이 다른 사람들과 사회적 접촉이나 대화를 경험할 가능성이 높다.
- 고립감을 느낀다면 종교 지도자, 전화 상담사, 심리 치료사 등 도움을 줄 수 있는 전문가에게 연락한다.

UCLA의 게리 스몰 박사는 '3중 효과'를 제시했다. 3중 효과란 친구나 이웃과 산책을 하고 걱정거리에 대한 대화를 나누는 것이다. 운동, 개인적인 교류, 관심사에 대해 이야기를 나누는 것의 조합은 뇌에 놀라운 치료 약이 된다. 브레인스팬의 댄 존스턴은 유대 관계를 수립하는 장점에 대해 이렇게 말했다. "좋은 유대 관계를 맺으려면 좋은 뇌를 가져야 합니다." 여기에 건강의 선순환이 존재한다. 좋은 유대 관계는 뇌를 활성화시키고, 건강한 뇌는 유대 관계를 증진시킨다.

좋은 관계를 유지하기 위해 아주 총명한 뇌는 필요 없다. 치매 초기 단계의 많은 사람들이 기억력이나 인지 능력이 쇠퇴하는 것에 대한 낙인을 걱정하고 친구들이 자신을 어떻게 바라볼지 몰라 불안해하는 탓에 스스로를 고립시키거나 평생의 관계를 잃기 시작한다. 하지만 치매에 걸린 사람들과 이들의 보호자들에게는 관계를 지속하거나 새로운 관계를 발전시키기 위해 외부 사람들과 손을 잡는 일이 매우 중요하다. 치매는 전염병이 아니다. 웃음과 기쁨을 나누는 게 최고의 치매 치료 약이 될 수 있음을 기억한다.

마지막으로 적절한 접촉의 힘을 과소평가하지 말자. 손을 잡으면 스트레스 호르몬인 코티솔 수치가 감소한다는 사실이 밝혀졌다. 또한 친근한 손길은 진정제 역할을 한다. 바꿔 말해, 타인과 접촉하는 단순한 행위가 서로를 보호하는 교류 방법이 되는 셈이다.

Chapter 9

종합 전략 : 12주 프로그램으로
더욱 건강한 뇌 만들기

첫째, 별을 올려다보고 발밑을 내려다보지 마라. 둘째, 절대로 일을 포기하지 마라. 일은 당신에게 의미와 목적을 준다. 일이 없으면 인생은 공허하다. 셋째, 운 좋게 사랑을 찾았다면 그 존재를 기억하고 잊지 마라.

_스티븐 호킹

1990년대 후반 스티븐 호킹과 며칠을 보낼 기회가 있었다. 당시 나는 백악관에서 일하고 있었고, 대통령과 영부인을 위한 일련의 저녁 행사 계획을 세우는 것을 도왔다. 한번은 어떻게 하면 과학의 업적을 특별하게 기릴 수 있을 것인가에 대해 고민하다가 이 유명한 이론 물리학자를 손님으로 초대하자는 안을 내놓았고 모두가 만장일치로 동의

했다. 루게릭병 투병 중이던 호킹 박사는 하고 싶은 이야기를 컴퓨터에 미리 입력했다가 무대에 올라 실행시켰다. 만찬 자리에서는 질의응답 시간도 가졌다. 이때의 기억은 20여 년이 지난 지금까지 나에게 인생의 교훈으로 남아 있다. 호킹 박사의 병은 그에게서 걷고, 말하고, 삶에 참여하는 능력을 서서히 빼앗아갔지만 그의 지적 능력은 빼앗을 수 없었다. 호킹 박사의 지적 능력은 아인슈타인 탄생 139주년이었던 해에 그가 평화롭게 죽음을 맞이할 때까지 총명하게 빛났다.

나는 의사가 되기 전에도 뇌를 '소유'할 수 있다는 생각에 감사한 마음을 가졌었다. 그리고 호킹 박사가 했던 것처럼 뇌의 존재를 소중히 여겼다. 내가 어렸을 때 아버지가 강도를 당했다. 이는 가족 모두에게 꽤 충격적인 일이었고, 내 머릿속에는 가족이 폭력을 당했다는 사실이 깊이 각인되었다. 마치 내가 강도 피해 당사자가 된 기분이었고 범인에게 중요한 뭔가를 빼앗긴 듯 마음이 허했다. 한번은 이 문제에 대해 선생님에게 털어놨는데 선생님은 자신의 머리를 가리키며 나에게 말했었다. "사람들이 네가 가진 것을 빼앗을 수 있을지는 모르지만 네 정신은 결코 훔쳐갈 수 없단다."

이는 사실이다. 살다 보면 우리의 물건을 훔치려고 하거나 우리의 삶을 방해하려는 나쁜 사람들이 있게 마련이다. 하지만 이들이 우리의 정신을 훔칠 수는 없다. 우리의 정신은 우리 자신의 것이고, 세계에 대한 인식도 우리 자신의 것이다. 외부 자극이 후각, 시각, 청각, 촉각, 미각 등을 통해 들어오는 순간 수백 개의 감각 중계국을 거치는데 이 과정에서 외부 자극이 미세하게 변화되며 개인적인 느낌으로 해석된다. 이런 것들이 모여 각 개인의 삶이 다른 사람들의 삶과 구별 지어지는 것이다. 나는 가능한 한 오래 모험과 발견을 추구하면서 나만의 독특한 삶을 살 계획이다. 이런 자세는 다른 사람과 나를 구별하는 고유한 지문 같은 정신을 만들어줄 것이다. 이 책을 읽는 사람들 또한 이와 같은 삶을 추구하기를 바란다.

앞에서 제공한 정보의 대부분은 뇌를 건강하게 만드는 전략에 맞춰져 있었다. 지금부터는 내가 제공한 아이디어를 일상생활에서 매일 실천하는 데 적용할 수 있도록 12주 프로그램을 제시하려고 한다. 뇌는 매우 유연한 기관이다. 뇌는 경험과 습관을 통해 스스로를 조정하고 변형시킬 수 있으며, 이러한 재구성은 단 12주 만에 달성될 수 있다. 이 과정은 마치 또 다른 근육을 만드는 것과 같.

12주 프로그램을 따라 한다는 것은 좋아하는 음식을 끊고, 규칙적인 운동을 시작하고, 명상을 배우기 위해 노력하고, 사교 목적으로 잦은 외출을 감행하는 등의 규칙을 지켜야 한다는 의미와 같다. 그리고 생각보다 많은 사람들이 12주 프로그램의 내용을 따라야 한다는 데 압도되고 당황스러워한다. 어떤 사람들에게는 설탕 중독에서 벗어나고 운동을 자주 하는 일이 힘겨울 수 있다. 그만큼 변화는 도전이고 오랜 습관을 바꾸는 데는 상당한 노력이 필요한 것이다. 스스로 의지가 약하다고 생각하는 사람들은 12주 프로그램이 현실 세계에서 실제로 가능한지 여부가 궁금할 수밖에 없다.

나는 누구나 할 수 있다고 감히 말하고 싶다. 누구나 12주 프로그램에 과감하게 뛰어들고 효과를 경험할 수 있다. 프로그램을 시작한 지

2주 내에 덜 걱정하고, 더 잘 자고, 에너지를 더 향상시킬 수 있을 것이라고 확신한다. 더불어 정신이 맑아지고, 우울감이 줄어들고, 매일의 스트레스 요인들에 대해 유연하게 대응할 수 있을 것이다. 시간이 지나면서 체중이 감량될 것이고, 뇌, 신진대사, 면역 체계가 기능하는 방식 등의 생화학적 능력이 엄청나게 향상되었음을 객관적인 수치로도 확인할 수 있을 것이다.

당뇨병 같은 건강상의 문제가 있는 경우에는 12주 프로그램을 시작하기 전에 먼저 의사와 상담을 해야 한다. 의사가 처방한 약이나 권고 사항을 절대 자의적으로 변경해서는 안 된다. 대신 의사를 통해 몇 가지 기초 검사를 실시하고 신진대사의 관점에서 위험을 줄일 수 있는 지점을 찾도록 한다. 앞서 설명한 바와 같이 혈압, 콜레스테롤, 혈당, 염증 같은 지표들은 인지력 저하에 대한 위험 요인으로 작용하는데, 생활 습관의 변화나 특정 약물을 활용함으로써 이들 수치를 정상 범주로 끌어들일 수 있다. 이와 같은 지표들의 수치는 정기 검진에서 이루어지는 표준 혈액 검사를 통해 확인할 수 있으며 앞으로의 생활 습관 개선에 커다란 동기 부여가 될 수 있다. 다음에 설명하는 프로그램은 신체를 둘러싼 중요한 문제들을 다루는 데 자연스럽게 도움이 된다. 프로그램을 실천한 후 각종 수치를 다시 확인해보자.

12주 프로그램을 아주 엄격하게 따를 필요는 없다. 하루에 하나씩 여유 있게 실천하면 된다. 내가 바라는 바는 각자 할 수 있는 일을 하면서 12주 동안 일주일에 적어도 하나씩 새로운 습관을 형성하는 것이다.

12주간 달성할 5가지 주요 목표는 다음과 같다.

1. 하루 종일 움직이고 생활 방식에 맞는 운동 습관을 형성한다.

2. 학습과 도전을 통해 뇌를 자극하는 새로운 방법을 찾는다.

3. 밤에 편안하고 정상적인 수면을 취하며 하루의 스트레스를 푸는 활동을 일상에 통합시킨다.

4. 몸에 영양을 공급하는 새로운 방법을 추구한다.

5. 다른 사람들과 진정한 교류를 이루고 활기찬 사회 활동을 유지한다.

1주 차에는 위의 5가지 목표를 바탕으로 매일 5개의 새로운 습관을 시작하고, 2주 차에는 새로운 습관을 반복한다. 3주 차에는 완전히 새로운 리듬으로 12주가 될 때까지 일상에 더 많은 습관을 접목시킨다. 이러한 건강한 생활 방식을 완전히 확립하고 평생 유지하는 데는 많은 시간이 필요하겠지만 프로그램을 실천하는 12주가 인생의 전환점이 되리라 믿어 의심치 않는다. 특별한 준비물은 필요 없다. 그저 오늘부터 시작만 하면 된다. 물론 운동 시간 정하기, 새로운 식재료 구입하기, 친구들과 주말 모임 만들기 등 몇몇 계획은 세워야 하겠지만 말이다. 그런 다음 계획했던 실천 사항들을 각자에게 적합한 방식으로 생활 속에 적용하면 된다.

12주 프로그램이 효과를 발휘할 수 있도록 비용을 들여 뭔가를 하라고 요구하지는 않겠다. 창의적 글쓰기 수업을 듣거나 요가 수련원에 등록하는 식으로 자신에게 투자하는 것도 좋지만 이런 방식이 기호에 맞지 않는 사람들도 있다. 12주 프로그램은 자신의 필요와 성향에 맞게 충분히 조정 가능하다. 내가 당신이 좋아하지 않는 방식을 제시한다면 건너뛰거나 다른 것으로 바꿔도 괜찮다. 나는 이 프로그램이 유연하게 실천할 수 있으면서도 개인별로 맞춤화되기를 바란다. 목표는 충분히 성취할 수 있다. 자신의 능력을 의심하지 말자. 이 프로그램은 가능한 한 실용적이고 쉽게 따라 할 수 있도록 고안되었다. 핵심은 자신에게 적합한 방식으로 실천하는 것이다.

1, 2주 차 :
5가지 목표 실천하기

처음 2주간은 생활 속에서 다음의 5가지 목표를 실천하는 것으로 더 나은 뇌를 만들기 위한 첫걸음을 뗄 것이다.

많이 움직여라

이미 규칙적으로 운동을 해온 사람이라면 하던 대로 계속해서 운동해라. 단, 몸을 더욱 자극하고 새로운 근육을 사용하기 위해 첫 주에 뭔가 다른 것을 시도해봐도 좋다. 예를 들어, 지금까지는 주로 조깅을 해왔다면 수영이나 자전거 타기로 바꿔본다. 하루에 최소 30분, 일주일에 적어도 5일까지 시간을 늘리는 것을 목표로 정한다. 2주간 주 2~3일 정도 근력 운동을 하되 근육에게 회복할 시간을 주기 위해 연속적인 운동을 피하는 것도 잊지 않는다. 힘든 운동을 하고 싶지 않은 날에는 긴 산책을 나가거나 정신을 맑게 해주는 요가 수련을 한다.

한동안 몸을 쓰는 일을 하지 않았던 사람들에게는 지금이야말로 몸을 움직일 최적의 시간이다. 좌식 생활에 길들여진 상태라면 5~10분 정도의 인터벌 운동(최대 에너지로 30초, 회복 운동으로 90초)으로 시작해 적어도 일주일에 3회 20분 이상 운동해야 한다. 운동은 다양한 방법으로 실천할 수 있다. 야외에서 걷되 언덕길 같은 데서 속도와 강도를 바꿔가며 변화를 주거나, 피트니스 클럽에서 러닝 머신이나 계단 오르기 같은 운동 장비를 이용하거나, 온라인 운동 수업을 들으며 집에서 편안하게 일상생활을 하는 가운데 운동을 할 수도 있다(온라인 운동 수업은 대부분 유료이지만 비용을 지불하기 전에 한번 해볼 수 있도록 무료 테스트 기간을 제공하기도 한다). 일단 운동 계획표부터 짜보자.

운동에 전념할 시간이 전혀 없는 하루를 보내야 한다면 이런 날에는 단 몇 분이라도 신체 활동을 하는 시간을 늘리는 방법을 찾도록 한다. 현대인들은 자리에서 일어나 걷고 움직이는 활동이 전반적으로 부족하기 때문에 하루의 대부분을 앉아서 생활함으로써 발생하는 문제에 대응할 필요가 있다. 많은 연구들이 10분간 3번의 운동을 함으로써 30분간 단 1번 운동하는 것과 유사한 건강상의 효과를 얻을 수 있다는 사실을 보여준다. 시간이 부족한 날에는 일상을 벗어나 운동과 다른 일을 결합하는 방법을 생각해보자. 예를 들어, 밖에서 걸으면서 직장 동료와 회의를 하거나, 바닥에서 요가 자세를 취하면서 좋아하는 텔레비전 프로그램을 시청한다. 앉아 있는 시간을 제한하고 앉으려고 할 때마다 스스로에게 물어본다. "앉는 대신 서서 움직이는 건 어떨까?" 걸어 다니면서 통화하고, 엘리베이터보다 계단을 이용하고, 건물 출입구에서 멀리 떨어진 곳에 주차한다. 매 시간 자리에서 일어나 5분간 걷는다. 하루 종일 움직일수록 우리의 몸과 뇌는 더욱 건강해진다.

무엇이든 배워라

Chapter 5에서 인지 능력을 자극하는 활동에 참여하는 것의 중요성에 대해 강조했다. 얼마나 자주 책을 읽는가? 직업적 관심 외의 주제에 대해 배우고 있는가? 새로운 언어를 배우고 싶은가? 그림이나 요리 수업을 듣는가? 책을 쓰기 위해 글쓰기 모임에 가입했는가? 지금이 바로 이런 일들을 실천할 적기다. 당장 어떤 수업에 가입이나 등록을 하라는 말이 아니다. 지역 사회에서 어떤 활동이 가능한지 알아보는 것부터 시작하자. 지역 대학의 평생 교육 과정이나 지역 문화 센터의 교육 프로그램도 있다. 게다가 대부분 온라인 수업이 가능하므로 시간이나 장소에 구애를 받지도 않는다.

수면 위생에 신경 써라

Chapter 6에서 수면 건강을 확립하기 위한 많은 조언들을 제시했다. 하루 6시간 이하의 수면을 취하는 사람이라면 최소 7시간으로 늘리는 게 바람직하다. 뇌가 정상적이고 건강하게 작동하기를 원한다면 하루 7시간의 수면이 마지노선이다. 더 나은 수면 습관을 어디서부터 들여야 할지 잘 모르겠다면 다음 사항에 주목한다.

- 마지막 식사 시간을 현명하게 보낸다. 위가 안정적으로 휴식을 취할 수 있도록 저녁 식사 시간과 취침 시간 사이에 대략 3시간을 비워두고 밤늦게까지 먹지 않는다. 오후 2시 이후에는 카페인을 섭취하지 않는다.
- 수면 습관을 확립한다. 웬만하면 매일 같은 시간에 잠자리에 들고 일어나야 한다. 잠자리에 들기 전 1시간 동안은 마음을 차분하게 가라앉힐 수 있도록 따뜻한 물로 목욕을 하거나 책을 읽는다. 침실을 조용하고 어둡게 만들고 전자 제품을 멀찍이 치워둔다.

더불어 심호흡, 명상, 일기 쓰기 등 스트레스 해소 전략을 선정해서 하루 1번 15분간 실천한다. 단 15분만 투자하면 된다.

SHARP 식단으로 먹어라

나는 되도록이면 해가 떠 있는 동안에만 먹으려고 한다. 이를 '크로노 다이어트'라고 부르는데, 24시간 동안 신체의 시간 감각과 생체 리듬에 맞춰 영양을 섭취하는 것이다. 무엇을 먹는가만큼 언제 먹는가도 중요하다. 나는 아침은 왕처럼, 점심은 왕자처럼, 저녁은 농민처럼 먹는데, 이것이 가능한 데에는 이전 시간에 섭취해놓은 칼로리 덕분인

듯하다. 그동안의 연구들은 일관성을 가지면 전반적으로 덜 먹는 경향
이 있다는 사실을 보여줬다. 많은 사람들이 휴식 시간에 편안하게 간
식을 즐기지만 나는 간식을 거의 먹지 않는다.

2017년 여름 아마존 열대 우림에서 치마네족과 며칠을 보낸 적이
있다. 아마도 이 시간이 내 인생에서 가장 야생적인 경험을 했던 때가
아닐까. 나는 일행과 함께 볼리비아의 라파스에서 아마존 끝에 위치
한 작은 마을인 루란바케로 날아갔다. 거기서 사륜구동 차를 타고 울
창한 열대 우림 속으로 들어갔다. 그다음 통나무 카누를 타고 아마존
의 강과 지류에서 부족들을 찾을 때까지 몇 시간을 기다렸다. 내가 이
여정에 나선 이유는 치마네족에게 심장병, 당뇨병, 치매가 거의 없다
고 들었기 때문이다. 미국인들이 심장 질환 치료비로 하루에 10억 달
러(한화 약 1조1,170억 원)를 쓰고 심장 질환이 남성과 여성 모두에게 가
장 치명적인 질병으로 남아 있다는 사실을 고려하면 의사로서 치마네
족의 건강 상태가 궁금해질 수밖에 없었다. 아마존 한가운데서 살아가
는 치마네족은 의료 시스템이라 부를 만한 시설조차 갖추고 있지 않
았다. 하지만 이들은 이른바 세계적 강대국인 미국이 간과했던 뭔가
를 발견한 듯했다. 나는 치마네족의 건강 비법에 대해 배우기로 결심
했다. 하루는 한 부족민과 작살 낚시를 하러 갔다. 그는 자신이 84세라
고 생각했지만 정확한 나이는 알지 못했다. 그가 셔츠를 벗고 카누에
서 균형을 잡은 채로 강물을 응시하며 작살로 물고기를 잡아 올렸다.
그의 시력은 청력과 마찬가지로 완벽했다. 원주민 부족 전체의 건강
상태가 그와 매우 흡사했다. 나는 치마네족이 (정제되거나 가공되지 않은)

탄수화물 70%, 지방 15%, 단백질 15%를 섭취한다는 사실을 발견했다. 여담으로, 이들을 만난 이후로 나도 이 비율을 지키려고 노력한다.

치마네족은 하루에 약 17,000보를 걸으며 거의 앉지 않고, 매일 9시간의 수면을 취하고, 새벽에 수탉의 울음소리를 들으며 잠에서 깬다. 단, 뱀에 물린 상처, 사고, 출산 같은 외상으로 사망하는 경향이 있어 기대 수명은 그다지 높지 않지만 이들은 죽는 날까지 매우 건강한 상태로 지낸다.

12주 프로그램을 시작할 때 처음 2주간은 외식을 피한다. 그래야 식습관 규칙을 지키는 일에 집중할 수 있으며, 나중에 외식을 하더라도 바람직한 결정을 내릴 수 있게 된다. 또한 첫 2주간 식욕은 극적으로 억제되어야 한다. 그래야 뇌를 자극하는 음식으로 가득한 메뉴를 봐도 유혹이 덜하다. 직장에서 먹을 점심은 집에서 미리 준비하면 좋다. SHARP 식단을 반드시 기억하자(자세한 내용은 Chapter 7을 참조한다).

S : 당분을 줄여라.

H : 똑똑하게 수분을 섭취해라.

A : 한류성 어류 같은 자연 발생원의 오메가3 지방산을 늘려라.

R : 식사량을 줄여라.

P : 미리 식단을 계획해라.

다음으로 식단을 구성하는 방법을 소개한다.

든든한 아침

아침에 페이스트리, 도넛, 베이글, 시리얼을 먹는 대신 다음 중 하나를 시도해보자.

- 다양한 색깔의 채소를 넣어 만든 오믈렛, 한쪽 면에 아몬드 버터를 바른 통곡물 토스트
- 시나몬, 블루베리, 으깬 호두, 꿀을 곁들인 오트밀
- 아마씨, 신선한 베리류, 천연 메이플 시럽(고과당 옥수수 시럽 아님) 1스푼을 토핑으로 올린 그릭 요거트(플레인, 2%)
- 블루베리와 으깬 호두를 올리고 천연 메이플 시럽 1스푼을 뿌린 통곡물 와플이나 팬케이크

주스, 스무디, 프라푸치노를 건너뛰고 물, 블랙커피, 차를 선택한다. 나는 주스와 스무디를 많이 마시지 않는다. 소화가 입에서 시작된다는 사실을 감안하면, 건강에 좋다고 알려진 주스나 스무디는 소화가 시작되기 전에 위장과 소장의 첫 부분을 통과하기 때문에 흡수가 제대로 이루어지지 않는다. 음식에서 '몸에 좋은 것'은 우리의 바람대로 쉽게 얻어지지 않는다. 마시는 행위는 칼로리나 영양분을 섭취하기 위한 것보다 수분을 보충하기 위한 것이라는 사실을 기억하자.

나는 몇 년 전부터 씹을 수 있는 주스를 마시고 있다(시중에 몇몇 브랜드가 있다). 씹어 먹는 주스 안에는 견과류와 통곡물이 들어 있어 저작운동이 필요하며 덕분에 침이 아밀라아제를 분비하면서 소화 과정을

시작한다. 우리가 저작 운동을 하면 위와 소화관은 음식 덩어리를 처리한다. 그러면 소화 흡수가 훨씬 효율적이고 완전하게 이루어진다. 주스와 스무디가 취향이라면, 혹은 바쁜 아침 시간에 음료 외에 선택권이 달리 없다면 씹어 먹는 주스 같은 씹을 수 있는 것들을 찾아본다. 설탕이 적은지도 반드시 확인한다.

똑똑한 점심

패스트푸드를 이용하거나 고가의 점심을 사 먹는 대신 다음에 소개하는 점심 식사 메뉴를 시도해보자.

- 다채로운 색깔의 잎채소에 닭고기, 연어, 두부 같은 건강한 단백질을 추가하고 씨앗류, 견과류, 엑스트라 버진 올리브유, 발사믹 식초를 뿌린 샐러드
- 통곡물 빵이나 사워 도우(발효 반죽)에 칠면조나 구운 닭고기, 잎채소를 올린 샌드위치

매일 탄산음료나 설탕이 가득 든 에너지 드링크 대신 물, 무가당 차, 콤부차를 마셔보자. 점심 식사 후에는 디저트로 과일 1조각이나 다크 초콜릿 2조각을 섭취하면 좋다.

안락한 저녁

다시 말하지만 패스트푸드를 피하고 친구나 가족과 함께 저녁 식탁

에서 활기찬 대화를 나누기 위해 노력을 기울이자. 저녁 식사로 좋은 메뉴를 소개한다.

- 칠리 칠면조 고기, 채소를 듬뿍 넣은 샐러드
- 향신료를 곁들인 생선구이나 닭고기, 구운 채소
- 홈 메이드 페스토로 만든 파스타, 샐러드

음료로는 물을 고수하되 원한다면 와인 1잔을 추가해도 좋다(가급적 레드 와인으로 한다). 저녁 식사는 디저트 없이 마무리한다.

추가 팁

의사로부터 간헐적 단식을 허락받았다면 일주일에 1~2번 저녁 7시나 8시 이후에 먹는 것을 멈추고 다음 식사 전인 이튿날 아침 9시나 10시까지 가벼운 단식을 시도할 수 있다. 이는 12시간 동안 단식을 하는 것이며 이 시간의 상당 부분은 잠을 자면서 보내게 된다. 좀 더 엄격한 단식은 아침을 완전히 거르는 방식으로 16시간 동안 이루어질 수 있다. 하지만 건강상의 문제가 있다면 단식을 해도 되는지 확인하는 과정이 필요하다. 특히 당뇨병이 있다면 반드시 의사의 조언을 구해야 한다.

사람들과 교류해라

Chapter 8에서 사회적 삶을 증진시킬 수 있는 몇 가지 방법을 소개했다. 이미 사회 활동이 제법 많은 사람이라고 생각한다면 아주 잘하고 있는 것이니 하던 대로 진행하면 된다. 그러나 조금이라도 고립감을 느낀다면 한동안 연락하지 않았던 이들에게 전화를 걸어 저녁 식사에 초대하는 것을 목표로 삼아도 좋다.

3, 4주 차

다음 중 적어도 2가지를 선택해 새로운 일정에 추가한다.

- 주중 점심 식사 후 20분간 힘차게 걷는다.
- 이웃을 저녁 식사에 초대한다.
- 매주 2회 이상 연어, 송어 등 한류성 어류 요리를 먹는다.
- 명상 앱을 다운로드하고 매일 사용한다.
- 탄산음료를 물로 바꾼다. 단, 설탕이나 인공 감미료가 함유되지 않은 탄산음료는 마셔도 된다. 아침에는 커피와 차도 괜찮다.

다음 중 적어도 3가지를 선택해서 새로운 일정에 추가한다.

- 감사 일기 쓰기를 시작한다. 매일 아침 5분 동안 감사하는 사람 5명의 이름이나 감사의 상황 목록을 만들어라. 날씨가 좋다면 야외에서 신선한 공기와 아침 햇살을 즐기면서 작성하는 것을 추천한다. 이전 목록에 있는 항목을 반복하거나 전날 있었던 일을 목록에 추가해도 좋다. 단순히 기분이 좋았다거나 그날의 목표를 성취한 것에 감사한다는 등 사소한 내용이어도 상관없다.
- 운동 계획에 15분을 추가한다.
- 요가나 필라테스 수업을 듣거나 친구와 등산을 간다.
- 모든 가공식품을 피한다.
- 따뜻한 소금 목욕을 하거나 조용한 데서 마음을 차분하게 하는 명상을 하는 등 잠자리에 들기 전에 편안한 활동을 추가한다. 고민하거나 문제를 해결하거나 해야 할 일 목록을 작성하는 등의 활동을 멈추고 고요한 가운데 호흡에 집중한다.

다음 5가지 아이디어를 검토해 새로운 일정에 더 많은 것을 추가한다.

- 지역 사회, 자녀나 손자의 학교에서 자원봉사를 할 수 있는 기회를 찾는다. 시간을 낼 만한 충분한 가치가 있을 것이다.
- 지역 농산물 시장을 둘러보고 신선한 식재료를 구입한다.
- 1년 이내에 건강 검진을 받지 않은 경우 병원 검진을 예약한다. 약을 복용 중이라면 의사에게 반드시 언질을 주고 인지 저하의 위험 요인에 대해 솔직하게 말한다.
- 자신보다 어린 가족 구성원에게 손 편지를 쓴다. 살다가 알게 된 인생의 교훈을 이들에게 전달해보자.
- 흥미롭지만 익숙하지 않은 분야나 주제의 책을 읽는다. 평소 미스터리 스릴러를 즐겨 읽더라도 연극 '해밀턴'을 좋아한다면 론 처노의 전기를 읽어보자.

이 시점에는 스스로에게 다음과 같은 질문을 던지고 답변에 맞춰서 일정을 조정해본다.

- 일주일에 최소 2일은 근력 운동을 하고 최소 5일은 30분 이상 운동을 하고 있는가?
- 뇌를 자극하고 다른 능력을 습득하기 위해 새로운 것을 배우고 있는가?
- 규칙적으로 편안하게 잠을 자고 스트레스를 잘 관리하고 있는가?
- SHARP 식단 규칙을 따르고 있는가?
- 가족, 친구와 정기적으로 교류하고 있는가?

이러한 질문들에 긍정적으로 대답할 수 없다면 이 책의 앞으로 돌아가서 해당 영역을 상세히 다루는 부분을 다시 읽어보고 생활 방식에 필요한 변화를 줄 수 있는지 알아보자. 그래도 성과가 나오지 않는다면 전문가의 도움이 필요할 수도 있다. 예를 들어, 여전히 수면 문제로 괴롭다면 의사와 상담하고 어떤 부분이 수면을 방해하는지 확인한다. 만성 스트레스가 문제가 되거나 우울증 증세가 있는 것 같다면 정신과 전문의나 자격을 갖춘 심리 치료사를 만나본다.

환경은 유전자를 포함한 다른 어떤 요인보다도 습관을 형성하고 유지하는 데 큰 영향을 끼치므로 특히 주의를 기울여야 한다. 2019년에는 임상 시험 3단계에 있던 2가지 유망한 알츠하이머병 치료 약이 위약보다 환자에게 더 나은 효과를 주지 못하는 것으로 판단되면서 실험이 갑자기 중단되었다. 이 약은 손상된 아밀로이드판을 제거하는 것으로 예상되었었다. 이 사건으로 알츠하이머병을 치료할 수 있을지도 모른다는 희망에 대한 타격을 입었지만, 한편으로는 질병의 복잡성과 생명에 대한 위협을 약을 통한 기적의 치료에만 의존할 수는 없다는 사실을 깨닫는 계기가 되었다. 뇌를 질병으로부터 보호하기 위해 일단은 예방이 가장 중요하고, 그다음으로 주변 환경 속에서 통제 가능한 다양한 요인들에 초점을 맞춤으로써 뇌 건강을 증진시킬 수 있다. 주변을 둘러보고 가장 많은 시간을 보내는 곳을 살펴보자. 그곳이 건강한 삶을 사는 데 도움이 되고 있는가?

11주 차

11주 차에는 알츠하이머병을 포함한 치매 진단에 가족 구성원들이 어떻게 대처하기를 원하는지 생각해본다. 이는 매우 민감한 문제로 이런 문제에 대한 생각 자체가 하기 싫을 수도 있다. 그러나 이런 대화를 미리 하는 것은 매우 중요하므로 준비를 해놓을 필요가 있다. 마리아 슈라이버가 강조했듯이 알츠하이머병 같은 질병은 정서적, 재정적, 육체

적으로 힘든 여정이다. 자녀들과 진솔한 대화를 나누거나 자신의 희
망 사항을 글로 쓰고 가능한 한 분명하게 만약의 문제에 대해 알린다.
Part 3에서는 이 부분에 대해 설명하고 선택 사항이 무엇인지에 대해
실용적인 아이디어를 제시하겠다.

12주 차

먼저 축하의 인사를 건넨다. 드디어 마지막 주에 도달했다. 지난 몇 주
간 실천한 모든 일들의 목록을 만들고 스스로에게 물어보자. 무엇이
효과적이었고, 무엇이 효과적이지 않았는가? 어느 부분을 개선할 수
있을까? 그다음 이번 주 계획을 미리 세운다. 친구와 함께 활기찬 산
책을 하거나 자신을 괴롭히는 게 무엇인지에 대해 진지한 대화를 나
눠본다.

　매일 운동하는 것, 매일 같은 시간에 잠자리에 드는 것, SHARP 식
단에 따라 음식을 먹는 것 등 규칙적으로 전념할 절대적 원칙을 만들
어본다. 또 하루에 얼마나 걷는지, 수면 상태가 어떠한지 추적해주는
앱을 설치한다. 이 앱들이 모두에게 유용한 것은 아니지만 뇌 건강에
유익한 생활 방식을 유지하게 해주는 아이디어를 얻는 데 도움이 될
것이다. 유연하되 일관성이 있어야 한다는 사실을 잊지 않도록 한다.
12주 프로그램 실천이 잘 되지 않는 것 같다면 고민하지 말고 그냥 다

시 시작한다. 그리고 동기 부여가 될 수 있는 목표를 찾아 적어본다. 동네 걷기 또는 10km 달리기, 가족과 생태 여행하기 등 어떤 것이라 도 좋다. 목표를 찾아 쓰는 일은 건강에 집중하기로 결심한 사람들에 게 효과가 크다. '생산적이고 충만한 에너지를 갖고 싶다, 병 없이 오 래 살고 싶다, 가족력으로 죽고 싶지 않다' 등을 직접 써보면서 마음을 다지기 좋다. 큰 그림을 마음속에 그리면 건강한 생활 방식을 유지하 는 데 도움을 줄 뿐만 아니라 실수를 하더라도 어렵지 않게 정상 궤도 로 돌아갈 수 있게 해줄 것이다. "완벽함보다 중요한 것은 앞으로 나 아가는 것이다."

KEEP SHARP

Part

3

진단 그 후
The Diagnosis

치매를 진단받은 후
해야 할 일과 이겨내는 방법

마리스트 여론 조사 기관에 따르면, 알츠하이머병 진단은 각종 암, 뇌졸중 등 생명을 위협하는 다른 주요 질병보다 환자에게 더 많은 공포심을 유발한다고 한다. 가족이나 친구, 혹은 자신의 치매 진단은 한 개인의 인생에서 발생하는 가장 충격적인 사건이 될 가능성이 크다. 가까운 누군가가 치매라는 소식을 들으면 남의 일로만 생각했던 알츠하이머병에 관한 끔찍한 통계가 현실로 다가오기 시작한다. 치매는 치료법이 없고 증상을 치료할 수 있는 신약도 15년 동안 승인을 받지 못했다. 99.6%의 약물 임상 시험이 실패로 끝나고 400회가 넘도록 막다른 골목에 부딪히며 수십억 달러라는 막대한 비용이 들었다(미국 식품 의약국은 지금도 실험용 약품을 검토하고 있으며 이 책이 나올 때쯤 한 가지 약물이라도 승인을 받을 수 있기를 개인적으로 바란다). 알츠하이머병에 대해 알게 된 지 100년이 넘었지만 여전히 치료는 고사하고 쉽게 대처할 수도 없다. 치매는 치명적인 살인자처럼 어렵고 복잡한 질병이다. 또한 진단을 받은 환자의 가족에게 엄청난 정서적, 경제적, 육체적 부담을 안겨준다. 2016년에 약 1,600만 명의 가족과 친구들이 180억이 넘는 시간을 알츠하이머병 같은 치매 환자들을 무상으로 돌보는 데 보냈다는 통계도 있다. 치매는 의심할 여지없이 나쁜 소식이지만 이런 가운데서도 이 책을 쓰기 위해 만난 많은 사람들을 통해 새로운 희망의 불씨를 발견할 수 있었다. 40년 전만 해도 암은 종류를 불문하고 치료가 불가능했지만 지금은 암을 극복하고 생존하는 사람들이 많다는 사실을 명심하자. 1981년에 발견되어 인류를 공포에 떨게 한 HIV(인체 면역 결핍 바이러스)도 현재는 치료가 가능해졌으며 일부에서는 거의 퇴치가 가능하다고 말하기도 한다. 연구자들은 가까운 미래에 치매에 대한 새로운 치료법뿐만 아니라 치매를 조기에 발견하고 빠르게 대응함으로써 더 나은 결과를 얻어낼 수 있는 새로운 진단법도 개발하게 될 거라고 확신한다. 이들은 치매에 걸린 사람들의 수명과 삶의 질을 모두 향상시킬 엄청난 변화가 나타날 수 있다고 믿는다. 치매는 암울하고 절망적인 질병일 필요가 없다. '진단과 작별'이라는 낡은 관념에서 벗어나야 한다. 치매에 걸렸다고 해서 인생이 끝장나지는 않는다. 치매 진단을 받은 후에도 삶에 대한 새로운 목표와 열정을 충분히 찾을 수 있다. 물론 치매 진단과 미래에 대한 계획을 받아들이는 과정에서 필연적으로 비통한 단계를 겪을 수밖에 없다. 게다가 치매 환자에게 미래는 많은 불확실성을 수반하는 거대한 미지의 세계처럼 느껴질 수 있다. 그렇다 하더라도 환자들은 각자의 고유한 필요와 자원에 맞게 대응 방법을 개인화함으로써 치매를 현명하게 극복해야 한다.

마지막 Part 3에서는 뇌 질환, 특히 치매의 유형에 대한 진단과 치료에 대한 도전으로 관심을 돌리고자 한다. 또한 치매라는 어려운 상황을 관리하고 만족스러운 삶을 지속하기 위해 우리가 알고 있는 정보를 활용할 수 있는 해법을 제시할 것이다. 치매가 환자나 보호자에게 사형 선고일 필요는 없다. 나의 목표는 사람들에게 희망을 주는 것이다. 앞으로 10년 후 첫 밀레니얼 세대는 49살이 되고, X세대는 65살이 되고, 베이비 붐 세대는 치매가 가장 심각한 연령인 84세가 될 것이다. 이제 치매를 끝내야 할 때가 왔다.

Chapter 10

병든 뇌의
진단과 치료

평균 수명과 노인 인구의 증가를 고려할 때 국가는
이들이 기술과 지혜를 발휘하고 존경과 인정을 받을
수 있는 기회를 제공할 의무가 있습니다. 위대한 국
가의 역할은 국민의 수명을 연장시키는 것만으로는
충분치 않습니다. 우리의 목표는 연장된 수명에 새
로운 활력을 더하는 것이어야 합니다.

_ 존 F. 케네디

나는 언론계에서 처음 일을 시작했을 때 건강 정책과 의료 시스템의
방향에 대해 보도해야겠다고 생각했다. 이는 내가 백악관에서 했던 것
과 비슷한 일이었고 기자 경력 초기에 내놓은 기사의 기초가 되었다.
하지만 인생은 계획했던 대로 흘러가다가도 결정적인 순간에 갑자기
예기치 않은 일이 생기는 법이다. 나는 2001년 8월 CNN에서 기자 일

을 시작했는데 3주 후 9/11 테러가 발생했다. 긴박하게 전개되는 상황 속에서 나는 국제 뉴스 네트워크에서 일하는 유일한 의사였고, 뜻하지 않게 9/11 테러 직후 아프가니스탄 분쟁, 탄저균 공격, 이라크 전쟁 등에 관해 취재하게 되었다. 직업상 해야 하는 일이었으나 상당히 충격적인 경험이었다.

나는 미시간주의 작은 시골 마을에서 성장했고 이 지역은 전쟁이나 군부대와는 전혀 무관한 곳이었다. 때문에 도처에 위험이 도사리고 있고 개인의 안전이 최대의 관심사인 낯선 외국 세계에 완전히 몰입하는 게 쉽지 않았다. 그러다 현장의 응급 구조 요원, 간호사, 의사를 보며 머리를 한 대 맞은 듯한 울림을 받았다. 이들은 다른 사람들의 생명을 구하기 위해 스스로를 불속으로 내던지는 데 한 치의 망설임도 없었다. 나는 오늘날까지도 이때 목격한 장면을 잊지 못하고 있다. 응급 구조 요원들이 구조하던 사람들은 초면이 대부분이었고 때로는 적군 포로이기도 했다. 하지만 이들은 매일같이 다짐했다. "오늘 나는 모르는 사람을 구하기 위해 기꺼이 내 목숨을 걸겠습니다." 나는 응급 구조 요원들의 이야기를 반드시 보도하겠다고 다짐했고, 이것이 바로 지난 20년간 세계의 모든 전쟁, 자연재해, 전염병에 대해 취재하는 이유가 되었다. 황폐한 어둠 속에서도 인간성을 일깨워주는 한 줄기 빛에 대한 이야기를 들려주고 싶었기 때문이다.

뇌 건강에 관한 책을 쓰는 일은 전쟁터나 재난으로 황폐해진 지역에서 겪은 나의 경험에 대해 기록하는 것과 크게 다르지 않았다. 치매에 관한 한 우리는 전쟁 중이나 다름없다. 어떤 사람들은 전투를 연상시키는 비유에 화를 낸다. 그러나 나는 이 질병이 다른 어떤 재난보다 더 한 가정에 파괴와 어둠을 초래하는 것을 목격해왔다. 신경 퇴행성 질환으로 어려움을 겪는 수많은 사상자가 있으며, 환자뿐만 아니라 가족, 친구, 돌봄 제공자에 이르기까지 환자를 둘러싼 주변의 모든 사람들이 고통을 겪는다. 정서적으로나 육체적으로나 힘이 빠지고, 시간적으로나 재정적으로나 커다란 비용을 유발한다. 이러한 희생에 치료법에 도달하기 위한 연구계의 성과 부족에서 비롯되는 좌절감이 더해진다. 환자와 가족들은 치료법에 대한 희망 없이 몇 년, 심지어 몇 십 년 동안 지속될 수 있는 치매의 구렁텅이에 빠져 신음한다. 대화는 늘 희망과 현실 사이에서 어색하게 흐트러진다. 하지만 이 책의 뒷부분에서 설명하듯 치매 치료에 대한 접근법은 변화의 길을 걷고 있다. 치매에 관한 대화는 더 이상 자포자기로 이어지지 않을 것이다. 이 책은 치매 치료법의 발전에 초점을 맞추고, 특히 조기 진단과 개입을 통해 치매를 둘러싼 난제를 해결할 때까지 이 질병과 함께 잘 살아갈 수 있다는 사실을 치매 환자들과 보호자들에게 보여줄 것이다.

최근 빌 게이츠와 알츠하이머병 연구에 대해 이야기를 나눌 기회가 있었다. 빌 게이츠는 치매 치료법을 찾기 위한 자신의 개인적 재정 지원에 대해 알리고자 했다. 그는 기억력을 잃는 것이 두렵다는 말도 했다. 빌 게이츠뿐만 아니라 대부분의 사람들도 같은 마음 아닐까. 빌 게이츠와 내가 가장 중점적으로 논의한 부분은 뇌 연구의 진행 상황과 연구 지원 방법에 대한 것이었다. 그동안 알츠하이머병에 대한 치료법을 찾기 위해 많은 에너지가 소비되었다. 이 말은 중요한 조기 발견,

대응 전략 같은 목표에서 재원이 많이 빠져나갔다는 것을 의미하기도 한다. 아밀로이드 축적은 증상이 나타나기 수십 년 전부터 뇌에서 시작된다는 사실을 기억하는가. 불행하게도 이것은 환자가 임상 증세를 나타냈을 때는 질병이 이미 상당히 진행되어 치료가 훨씬 어려워진다는 사실을 의미한다. 하지만 동시에 치매가 치료되지 않더라도 애초에 증상이 나타나는 것을 막음으로써 치매를 극복할 수 있다는 의미이기도 하다. 이른바 '증상 없는 알츠하이머병'을 만드는 것이다. 개인적으로 이런 가능성에 매우 흥분된다. 신경외과계의 목표는 환자의 뇌 스캔 기술을 발전시키는 데 있지 않다. 이보다는 환자 스스로 질병을 이겨낼 수 있는 환경을 조성하기 위해 노력하고 있다. 뇌에 아밀로이드 판이 보이더라도 기억력 상실이나 다른 증상이 없다면 상당히 바람직한 상황이라 할 수 있다. 사실 뇌에 아밀로이드와 타우 단백질을 가진 많은 사람들이 치매 증상을 전혀 일으키지 않는다. 과학은 이제서야 그 이유에 대해 탐구하기 시작했지만, 증상의 발병을 늦추거나 증상을 감소시키는 건강한 생활 습관이 이러한 현상의 답이 될 수 있다는 증거는 오래전부터 나오고 있었다. 뇌 연구의 진행 방향은 환자들에게 집중되어야 한다. 비록 이런 방향이 전에 없이 획기적이고 새로운 치료법을 의미하지 않더라도 말이다. 물론 환자들은 당장 효과를 볼 수 있는 처치나 치료법을 원하지만, 장기적인 관점에서 뇌 연구의 점진적인 성과를 추구할 필요는 분명히 존재한다.

이 책을 쓰면서 과학 연구 분야가 집단 사고로 얼마나 큰 피해를 볼 수 있는지 실감했다. 한 저명한 기득권 과학자가 이론을 제시하고 이 이론을 증명하기 위해 자금을 지원받으면 다른 많은 연구들이 그 뒤를 따르기 시작한다. 문제는 이러한 실험의 대부분이 동일한 방향에 초점을 맞추고 있으며, 알츠하이머병 연구의 경우에는 역사적으로 뇌의 아밀로이드만 중점적으로 다루고 있다는 점이다. (우리는 HIV 실험에서도 같은 일을 경험했다. 세계에서 가장 크고 비용이 많이 든 12개의 임상 시험이 기본적으로 같은 사실을 증명했다. 게다가 이들은 잘못된 것으로 판명되었다.) 미국 은퇴자 협회와 빌 게이츠가 혁신적인 치매 치료법을 발견하고 개발하는 데 초점을 맞춘 세계 최대 벤처 펀드인 치매 발견 펀드_{Dementia} Discovery Fund에 투자한 것을 계기로 앞으로 알츠하이머병에 대한 다양한 접근법이 나타나게 될 것으로 예상한다. 예를 들어, 신경 아교 세포가 면역 체계를 활성화시킬 수 있다는 생각이나, 뇌세포의 에너지 수명이 질병에 전적으로 기여할 수 있다는 생각 등이 있다. 미국 은퇴자 협회는 6,000만 달러(한화 약 607억 원)를 기부해 통합 건강 및 탐색 진단에 힘을 실어줬다. 중요한 점은 데이터를 공유할 수 있는 연구 플랫폼과 연구자들이 보다 많은 기회를 가질 수 있도록 제도적 안전망이 구축되어야 한다는 것이다(그렇지 않으면 모두가 같거나 잘못된 이론을 추구할 수 있다). 다행히도 빌 게이츠, 미국 국립 노화 연구소, 미국 은퇴자 협회 등 다양한 분야의 사람들이 이 문제를 해결하는 데 힘쓰고 있다.

　나는 신경 과학자이자 언론인으로서 질병 통계의 배후에 있는 사람들과 많은 대화를 나눈다. 더불어 알츠하이머병을 안고 살아야 하는 삶이란 과연 어떤 것인지 진심으로 이해하기 위해 노력한다. 환자들의 경험을 들어보는 일은 이 질병에 어떻게 접근해야 하는지에 대한 의견과 생각을 알게 해주는 시간이 된다. 나를 위해 기꺼이 경험을 공유해준 샌디 할페린의 이야기를 소개한다.

희망의 끈을
놓지 마라

"우리의 생각과 뇌야말로 우리의 진짜 모습입니다." 샌디가 말했다. 2013년 봄 그는 아내 게일과 플로리다의 한 은퇴 공동체의 거주자로서 독립적인 삶을 시작했다. 그는 60세였던 2010년에 조기 치매 진단을 받았다. 샌디는 35살 무렵부터 그의 뇌가 질병을 향해 천천히 나아가고 있었을 가능성이 높다는 점에 대해 전혀 알지 못했다. 이 부분에 주목해야 하는 이유는 샌디가 언어 능력을 잃고 행동의 의도를 잊어버리기 시작하고 나서 치매 진단을 받았을 때는 병이 상당히 진행된 상태였기 때문이다. 사실 겉으로 드러나는 증상은 공식 진단을 받기 2~3년 전부터 조용히 시작되었지만 샌디는 이를 인정하기를 주저했고 가까운 가족들조차 징후를 알아차리지 못했다.

치매 환자들이 증상을 무시하고 의사의 치료를 지연시키는 일은 흔하다. 미국 질병 통제 예방 센터의 자료에 따르면, 미국인의 13%가 60세 이후 인지 능력이나 기억력 저하가 악화되었다고 보고되었지만 이들의 81%는 자신의 인지 문제에 대해 의료 전문가와 상담하지 않았다고 한다. 대부분의 사람들은 기억력 저하를 다소 가볍게 받아들인다. 하지만 기억력 저하는 여전히 의사와 상담할 가치가 큰 문제다. 만약 기억력 저하가 알츠하이머병의 시작이라면 이 증상을 무시할 경우 시간을 허투루 흘려보내는 것이나 마찬가지다. 자신이 알츠하이머병 환자라면 약물을 쓰든 다른 전략을 사용하든 병의 진행을 늦추고 증상을 완화하는 데 활용할 수 있는 소중한 시간을 아무것도 하지 않은 채로 흘려보내고 싶지는 않으리라.

샌디의 병이 악화되자 몇 년 동안 그를 추적 관찰했다. 샌디는 용기를 내 나와 연구 팀에게 자신의 집을 공개하는 동시에 자신의 마음까지 열어줬다. 덕분에 우리는 끔찍한 질병을 진단받는 일과 미래가 어떻게 될지 알 수 없다는 현실이 어떤 것인지 가까이서 지켜볼 수 있었다.

"통증은 없습니다." 2016년 샌디가 말했다. 내가 통증에 대해 물어봐야 했던 이유는 최근 논문들이 알츠하이머병이 나타나기 시작할 때 뇌의 염증이 두드러진다는 사실을 보여줬기 때문이다. 샌디는 나와 대화를 하면서 적절한 단어를 열심히 찾아야 했다. 그는 머리가 멍한 것이 마치 머리 깊숙이 솜을 쑤셔 넣은 것 같다고 했다. 한때 하버드 대학교 치의과 대학의 조교수였던 그는 최선을 다해 자신의 느낌을 묘사하기 시작했다. 하지만 이것도 잠시 샌디는 갑자기 말을 멈췄다. 우리가 논의하던 내용에 대해 완전히 잊어버렸기 때문이다. 그는 텅 빈 눈으로 나를 쳐다봤다 "방금 머리 앞쪽이라고 말씀하셨습니다." 나는 부드럽게 말했다. "맞아. 그랬지." 그는 기억을 해냈고 몇 분 정도에 그치기는 했지만 다시 정신이 맑아졌다.

샌디는 자신의 삶과 뇌를 과학에 개방했다. 그는 알츠하이머병에 대한 이해와 치료의 발전에 기여하고 싶어 했다. 비록 자신이 이 발전으로부터 이익을 얻을 수 있는 상황에 놓여 있지 않더라도 말이다. 샌디는 알츠하이머병 하면 진단과 함께 삶의 가장자리로 밀려나거나 요양원에서 지내야 한다는 이미지를 연상하는 사회 분위기를 꺼렸다. 그는 치매 연구에 더 많은 자금 지원이 필요하며 환자 스스로도 치매에 걸린 자신의 모습을 수치스러워하는 태도에서 벗어나야 한다고 주장했다. 한편, 샌디는 다른 환자들도 자신처럼 최대한 활동적이고 사교적으로 지내기를 바랐다. 그는 건강이 자신을 저버릴 때까지 알츠하이머병 환자이자 연구 옹호자로서 자신이 몸담고 있는 의사 네트워크를 가능한 한 오랫동안 유지하겠다고 말했다. 물론 샌디의 이야기는 해피엔딩이 아닐 수도 있지만 후대에 위대한 유산으로 남으리라 확신한다.

샌디는 플로리다 보건부에서 일하는 동안 열쇠를 잃어버리고 이름을 잊어버리는 것 이상의 심각한 기억력 문제를 일으켰다. 그가 맡은 일은 치과 진료 사건을 검토하고 환자의 불만 사항을 접수한 다음 서면 또는 구두 보고서를 제출하는 것이었다. 즉, 세부 사항에 세심한 주의가 필요한 일이었다. 그러던 어느 날 샌디의 마음속에 뚜렷해야 할 사건에 대한 기억이 사라져버렸다. 망각이 자주 발생하자 샌디는 이에 대처하기 위해 고군분투했다. 변호사가 사건 의논차 샌디의 사무실에 방문할 때마다 샌디는 잠깐이라도 기억을 되살리기 위해 미팅을 몇 분씩 미루곤 했다. 이 필사적인 현실 도피는 오래 지속되기 힘들었다. 더 이상 증상을 숨길 수 없었던 것이다.

현재 샌디의 질병은 더욱 심각한 단계에 이르렀다. 게다가 다른 건강상의 어려움으로 인한 만성 통증과 여러 증상도 겪고 있다. 그럼에도 그는 이러한 신체 증상에 대해 자신이 할 수 있는 최선을 다해 대응하고 있다. 그는 40년 이상 함께해온 아내와 두 딸, 그리고 손녀가 포함된 가족의 지원을 받고 있다(가족 돌봄 제공자의 60%가 여성이다). 그는 다음과 같은 조언을 남겼다. "우리는 모두 말기 환자입니다. 나는 생각보다 빨리 사라져버릴지도 모르지만 그때까지는 지금 같은 삶을 살 수밖에 없습니다. 사람들이 치매 진단을 받은 환자에게도 여전히 삶이 존재한다는 사실을 알았으면 좋겠습니다. 그리고 환자들은 자신에게 여전히 살아가야 할 삶이 존재한다는 사실을 알았으면 좋겠습니다."

샌디의 이야기는 나의 마음속에 깊이 각인되었다. 너무나 많은 사람들이 치매 진단을 받았을 때 삶의 질을 포기한다. 그렇지만 희망과 낙관주의는 건강과 예후에 어마어마한 영향을 미친다. 나는 여러 해 동안 치료와 언론 보도를 하면서 희망을 버리지 않는 사람들이 더 잘 살고 더 오래 산다는 사실을 발견했다. 이들은 당당히 고개를 들고 스스로 어려운 상황에 놓여 있음에도 다른 사람들을 위해 헌신하는 여유마저 보인다. 샌디 할페린이 한 것처럼 말이다.

치료보다 예방이 우선이다

치매 치료의 핵심은 예방이다. 치매 위험을 줄이기 위해 할 수 있는 일은 치매에 걸려 치매를 안고 살아가야 할 때 삶의 질을 향상시키는 데도 적용할 수 있다. 리처드 아이작슨 박사는 예방이 가장 중요하다고 말한다. 일반적으로 알츠하이머병은 증상이 나타나기 20~30년 전부터 뇌에서 이미 시작된다(이 사실은 아주 중요하기 때문에 앞서 수차례 강조했다). 알츠하이머병의 이런 특징은 알츠하이머병에 대해 개입해서 병을 지연시키거나 예방할 수 있는 기회를 제공한다. 뇌에 변화가 일어나는 시점과 표면적인 증상이 나타나는 시점 사이의 간격은 내가 연구를 하면서 만난 모든 전문가들이 언급한 사실이므로 반드시 기억해야한다. 이 시기를 잠복기라고 부르며, 아이작슨 박사를 비롯한 다른 많은 의료 전문가들이 잠복기에 지대한 관심을 할애하고 있다.

2019년 아이작슨 박사는 알츠하이머병 협회 국제 회의에서 자신의 혁명적인 생활 방식 개입 연구가 불과 18개월 만에 어떤 식으로 치매를 개선시켰는지 사상 처음으로 보여주는 논문을 발표했다. 아이작슨 박사의 프로그램은 개별적인 의료 검사와 평가에 기초해서 설계되었지만, 삶의 전반적인 부분을 개선하는 데 목표를 둔 전략도 포함하고 있다. 여기에는 식단, 운동, 수면, 건강 보조제 및 (필요한 경우) 약물, 지적 자극, 스트레스 감소 등 Part 2에서 설명한 모든 전략이 포함된다. 프로그램 시작 시점에서 뇌 질환 징후가 전혀 없었던 사람들의 뇌가 프로그램 실시 이후 3년 정도 더 젊게 기능할 수 있다는 사실이 검사를 통해 밝혀졌다. 또한 아이작슨 박사는 기억력 저하를 가지고 있고 이미 알츠하이머병 진단을 받은 환자들에게서도 주목할 만한 향상성을 이끌어냈다. 그는 자신의 프로그램이 환자들의 시간을 되돌리는 일을 도와줄 것이라 믿고 있다. 이 프로그램은 뇌에 병의 징후가 있으나 증상이 아직 없는 사람들의 병을 몇 년씩 지연시킬 수 있다. 즉, 치매의 발병을 완전히 막을 수는 없더라도 가능한 한 오랫동안 지연시킬 수 있는 것이다. 아이작슨 박사의 연구에서 25~86세 환자 176명에게 제공된 개별 추천 전략의 평균치는 21가지였다. 몇몇 전략은 매우 간단했다. 특정한 종류의 생선을 먹고, 식단에 베리류를 추가하고, 규칙적인 운동을 시작하는 것 등이었다. 이것들은 질병을 물리치기 위한 자연의 '보약'이나 다름없다. 이미 약간의 인지 장애 징후를 보이는 사람들도 이 프로그램의 60%만 따르면 크게 호전될 수 있다는 사실이 연구를 통해 밝혀졌다.

모든 참가자들은 연구 시작 시 인지 능력에 문제가 없거나 미미한 수준이었지만 알츠하이머병 가족력이 있었다. 아이작슨 박사는 자신의 접근 방식을 알츠하이머병 예방 관리의 ABC라고 부른다. A는 체지방 비율과 근육량 같은 인체 측정학, B는 콜레스테롤과 염증 수치, 혈당, 유전자 검사 같은 혈액 생체 수치, C는 기억력, 처리 속도, 주의력, 언어를 검사하는 인지 능력 수행에 대한 것이다. 이를 통해 아이작슨 박사는 6개월마다 개별적인 지침을 설계하고 사람들의 ABC를 재평가하고 재조정했다.

아이작슨 박사에게 있어서 환자의 결과는 가장 중요한 과학적 증거다. 그는 다음과 같이 말한다. "가족력을 다루는 임상 의사로서 제 임무는 문제의 핵심에 도달하기 위해 시간을 들여 계획을 짜는 것입니다. 기본적인 생활 방식을 교정한 사람들은 전형적인 치료법에 훨씬 잘 반응합니다. 생활 방식 교정 계획은 신경과 전문의만 할 수 있는 일이 아닙니다. 의사라면 누구나 할 수 있어야 합니다." 아이작슨 박사의 말이 옳다. 뇌의 쇠퇴를 예방하는 기초적인 훈련을 받거나 기본적인 생활 습관을 적용하는 훈련을 받기 위해, 혹은 질병의 시작을 늦추거나 이미 시작된 증상을 개선하기 위해 굳이 유명 병원만 찾아다닐 필요는 없다. 아이작슨 박사가 자신의 클리닉에서 권장하고 '처방'하는 것과 같은 많은 생활 방식 개선 전략들은 이 책에서도 얻을 수 있다.

딘 오니시 박사 또한 이러한 길을 개척하고 있다. 오니시 박사가 UC 샌프란시스코의 동료들과 진행 중인 무작위 통제 실험에 대해 언급했던 것을 기억하는가? 이 실험은 생활 방식 개입이 알츠하이머병의 진행을 어떻게 변화시키는지 살펴보기 위한 것이다. 오니시 박사는 초기 단계에서 병의 싹을 도려낼 수 있는 가능성을 '되돌림'이라고 표현한다. 그의 프로그램은 12주 SHARP 계획과 크게 다르지 않으며, 자연식품, 저지방, 저당분, 채식 위주 식단, 적당한 운동, 명상 같은 스트레스 관리 기술, 심리 사회학적 지원 등을 포함한다. 또한 그는 다른 과학자들의 도움을 받아 연구 기간 동안 전체적인 관리 시스템을 만들었다. 하버드 대학교의 저명한 유전학자 데이비드 싱클레어는 유전자 발현 변화를 측정하고 있고, UC 샌디에이고의 롭 나이트 박사는 장내 미생물 군집의 변화를 추적하고 있으며, UC 샌프란시스코 연구소의 엘리자베스 블랙번 박사는 노화와 관련된 염색체 길이 변화를 기록하고 있다. 또 UCLA의 스티브 호바스 박사는 DNA 시계의 변화를 측정하고 있다. 이 모든 데이터들은 알츠하이머병처럼 복잡한 질병을 이해하는 데 도움을 주고 치료와 예방 전략을 수립하기 위한 새로운 방향을 제시해줄 것이다.

'알츠하이머병 유전자' 검사를 받아야 할까?

다양한 유전자가 알츠하이머병의 위험을 높이는 것으로 알려져 있다. 알츠하이머병 환자의 1/4은 가족력이 강하지만, 가족성 알츠하이머병으로 알려진 조발성 알츠하이머병의 원인이 되는 유전자 돌연변이는 1% 혹은 그 이하만이 직접적으로 대물림된다. 이 사람들은 30대에 병의 징후를 보일 수 있다. 이 중 많은 이들이 과학자들이 알츠하이머병을 연구할 수 있도록 돕기 위해 자발적으로 임상 시험에 참여하고 있다. 한편, 특정 유전자 세트는 더 흔한 치매인 후발성 알츠하이머병의 위험을 증가시킬 수 있지만 결정적이지는 않다. 즉, 유전자를 가지고 있다고 해서 실제로 진단으로 이어지지는 않는 것이다. 가장 흔한 것은 ApoE 유전자로 ApoE2, E3, E4의 3가지 유형 또는 대립 형질이 있다. 모든 사람은 2개의 유전자 복사본을 가지고 있으며, 우리가 가지고 태어난 조합은 우리의 ApoE 유전자형(E2/E2, E2/E3, E2/E4, E3/E3, E3/E4, E4/E4)을 결정한다. E2 대립 형질은 ApoE의 가장 희귀한 형태로 하나라도 가지고 있으면 알츠하이머병에 걸릴 위험이 최대 40%까지 감소하는 것으로 보인다. ApoE3는 가장 흔한 대립 형질로 알츠하이머병 발병 위험에 영향을 미치지 않는 것으로 추정된다. 그러나

ApoE4 대립 형질은 10~15%의 사람들에게 나타나며 알츠하이머 병의 위험성을 증가시키고 발병 연령을 앞당긴다. E4 1개(E3/E4)를 보유하면 위험도가 2~3배 증가하고, 2개(E4/E4)를 보유하면 위험도가 12배 증가한다. 알츠하이머병의 가장 강력한 위험 유전자인 ApoE4에 대한 혈액 검사가 있기는 하나 이 검사는 주로 병에 걸릴 위험이 높은 사람을 식별하는 임상 시험에서 사용된다.

그러나 이 유전자 돌연변이를 가지고 있는 것은 단지 더 큰 위험만을 의미할 뿐이며, 그 사람이 알츠하이머병에 걸릴지 혹은 이미 알츠하이머병에 걸렸는지 여부를 나타내지는 않는다. 전문가들에게 자신의 ApoE 유전자형을 알고 있는 게 바람직한지 물으면 엇갈린 반응을 보인다. 어떤 전문가들은 자신이 어떤 위험을 가지고 있는지 아는 것이 좋다고 주장하는데, 그래야 질병을 예방하기 위해 뭐라도 할 수 있기 때문이라는 게 그 이유다. 반면에 어떤 전문가들은 자신이 알츠하이머병 위험을 높이는 유전자를 가지고 있다는 사실을 알게 되었는데 의지할 만한 유전자 상담 전문가를 찾지 못한다면 현실을 감당하기 어려울 수 있으며, 이는 오히려 건강에 부정적인 영향을 줄 수 있다고 주장한다. 유전자 상담이란 게놈 검사 결과 및 다양한 건강상의 위험에 직면할 확률을 해석하는 전문가(이들은 의료 전문가들이며 주치의로부터 추천을 받을 수도 있다)와 의논하는 것을 의미한다. 개인적으로 유전적 상태를 알고 싶다면 의사와 전문가의 지도하에 검사를 진행할 것을 권한다. 그러나 재차 강조하지만 유전자보다는 생활 습관이 뇌의 운명에 더 많은 영향을 미친다.

알츠하이머병의
3단계

샌디 할페린의 경험은 우리에게 중요한 메시지를 던져준다. 누군가 알츠하이머병 같은 질병에 걸릴 운명이라면 시간이 중요하다는 것이다. 암 진단과 마찬가지로 치매도 말기가 되면 진행을 지연시키기 위한 개입이 사실상 소용이 없다. 치매는 일반적으로 3가지 단계로 서서히 진행되는데, 초기 단계(경도), 중기 단계(중등도), 말기 단계(고도)가 그것이다. 때로는 1단계(손상 없음)부터 7단계(매우 심각한 쇠퇴)까지 나누기도 하지만, 여기서는 알츠하이머병 협회의 분류 방식을 따르려고 한다. 알츠하이머병을 앓는 모든 사람들은 각 단계를 다르게 경험한다. 한 사람이 얼마나 빨리, 심각하게 증상을 보이면서 단계를 거치는지에 대해 평균적인 사람들의 경험이 적용되지 못할 가능성은 늘 존재하므로 자신의 병이 어떻게 진행될지 알 방법은 없다. 치매의 이러한 불확실성은 환자들에게 극한의 공포심을 주기에 충분하다. 평균적으로 알츠하이머병 환자는 진단 후 4~8년 정도 생존하지만 다른 요인에 따라 20년까지 생존하는 일도 있다. 안타깝게도 많은 사람들이 심각한 단계에 이를 때까지 전혀 진단을 받지 않는다. 특히 독신이거나 인지적, 행동적 변화와 기억력 상실을 알아차릴 수 있는 동반자가 부족한 사람들은 더욱 그러하다. 한 가지 명심할 점은 알츠하이머병만이 치매의 유일한 형태는 아니라는 것이다. 다른 형태의 치매를 가지고 있다면 증상 또한 다를 수 있고 혼합형 치매에도 걸릴 수 있다. 다만 이들이 진행되는 단계는 비슷하다.

알츠하이머병 협회에 의해 정의된 알츠하이머병의 단계를 살펴보자.

초기 단계 | 경도 알츠하이머병

초기 단계의 환자는 독립적인 생활이 가능하다. 여전히 정상적으로 운전하고 일하고 교류할 수 있다. 그러나 익숙한 언어나 일상적인 물건의 위치를 잊어버리는 것과 같은 특이한 기억력 저하가 나타날 수 있다. 친구, 직장 동료, 가족, 또는 다른 사람들을 알아보는 데 어려움을 느끼기 시작한다. 의사들은 특정 질문을 함으로써 기억력이나 집중력의 문제를 발견할 수 있다. 초기 단계에 겪는 일반적인 어려움은 다음과 같다.

- 적절한 단어를 떠올리기 힘들다.
- 새롭게 만난 사람의 이름을 기억하기 힘들다.
- 사회나 직장에서 업무 수행이 어렵다.
- 방금 읽은 자료의 내용을 잊어버린다.
- 소중한 물건이나 문서를 분실하거나 엉뚱한 장소에 놓아둔다.

• 계획을 수립하거나 진행할 때 문제가 증가한다.

알츠하이머병 초기 증상 10가지

1. 기억 상실, 방금 일어난 일을 잊어버림

2. 기분과 성격 변화 (긍정적인 측면에서 의지가 강했던 사람이 점점 고집스러워지는 등 변화는 매우 미묘할 수 있다.)

3. 사회성 저하

4. 중요한 물건을 잘못 배치함

5. 익숙한 업무 수행이 어려움

6. 시간과 장소 혼동

7. 판단력과 결정력 부족

8. 의사소통이 버거워짐

9. 시력 변화

10. 계획이나 문제 해결 불능

중기 단계 | 중등도 알츠하이머병

일반적으로 중기 단계는 가장 길며 여러 해 동안 지속된다. 이 상태의 환자는 병이 진행되어 증상이 뚜렷해짐에 따라 더 높은 수준의 치료를 필요로 하게 된다. 삶에 대한 중요한 세부 사항들은 기억할지라도 청구서를 지불하거나 집안일을 처리하는 등의 일을 수행하는 데 어려움을 겪을 수 있다.

중기 단계 환자는 단어를 혼동하거나, 이유 없이 짜증을 내고 화를 내거나, 목욕을 거부하거나, 옷을 제대로 입지 않는 등 예상치 못한 방식으로 행동하기 때문에 주변 사람들도 병의 존재를 알아차리기 시작한다. 뇌의 신경 세포가 손상되면 생각을 표현하고 일상적인 업무를 수행하는 것이 어려워질 수 있다. 이 시점에서 증상은 외부에서도 인식할 수 있을 만큼 두드러지며 다음과 같은 증상을 포함한다.

- 특정 사건이나 개인사를 잊어버린다.
- 우울해하거나 내성적으로 변한다(특히 사회적, 정신적으로 어려움을 겪을 때 이런 모습이 두드러진다).
- 자신의 주소, 전화번호, 출신 학교를 기억하지 못한다.
- 현재 위치나 요일을 혼동한다.
- 평상복을 갖춰 입거나 특별한 날에 적절한 옷을 선택하는 데 도움이 필요하다.
- 대소변을 통제하기 어렵다.
- 낮잠을 많이 자고 밤에는 안절부절못하는 등 수면 형태가 바뀐다.
- 방황하고 길을 잃는다.
- 성격과 행동이 변한다(의심과 망상, 또는 손 떨기, 같은 말과 동작 반복하기 등 충동적, 반복적인 행동을 포함한다).

말기 단계 | 중증 알츠하이머병

치매 증상은 마지막 단계에서 매우 심각해진다. 환자들은 환경에 반응하지 못하고 대화를 계속하지 못하며 결국 자신의 행동을 통제하는 능력을 상실한다. 여전히 단어나 구절을 말할 수는 있지만 고통 감지를 포함한 전반적인 의사소통이 어려워진다. 기억력과 인지 능력이 계속 떨어지면서 눈에 띄는 성격 변화가 일어나고, 개인적인 일상 활동에 광범위한 도움을 필요로 한다. 이 단계에서 환자는 다음과 같은 상황에 처할 수 있다.

- 24시간 케어가 필요하다.
- 최근 사건과 주변 상황에 대한 인식을 상실한다.
- 걷기, 앉기, 삼키기 등의 기본적인 신체 능력을 상실한다.
- 소통의 어려움이 증가한다.
- 감염, 특히 폐렴에 취약해진다.

특정한 한 가지 진단 검사로는 알츠하이머병에 걸렸는지 여부를 판단할 수 없다. 베타아밀로이드를 찾기 위한 뇌 스캔이 이루어진다 해도 정상적인 것과 그렇지 않은 것에 대한 명확한 기준이 확립되어 있지 않으며, 뇌에 아밀로이드가 축적되어 있다고 해서 실제로 그것이 증상을 일으키는 원인인지도 알 수 없다. 알츠하이머병을 진단하기에 '충분한' 아밀로이드판이 무엇으로 구성되어 있는지, 그리고 정확히 어떤 위치에 있는지에 대해 병리학자들 사이에서 의견이 엇갈리고 있다. 미국 질병 예방 특별 위원회PSTF: Preventive Services Task Force는 뇌 스캔 검사를 권고하지 않는 반면, 일부 신경과 의사들은 이 검사를 권고한다. 증상이 이미 너무 심해서 환자의 일상생활을 방해하지 않는 한 의료 서비스 제공자들은 치매 진단을 꺼리는 경향이 있다. 특히 1차 진료 의사들은 치매 진단을 주저하는 경우가 많은데, 이들은 치매를 진단하는 데 필요한 기술적 여건이 부족하기도 하다. 또 어떤 의사들은 치매 발병 위험이 크거나 이미 진단을 받은 사람들에게 해줄 수 있는 게 없다는 낡은 사고방식에 갇혀 있다.

치매는 진단에 도달하기까지 신경과 의사, 심리학자, 노인병 전문의, 노인 정신과 전문의 같은 여러 전문가들의 도움은 물론 다양한 접근법과 도구가 필요하다. 알츠하이머병에 대한 표준 의학 검사에는 MRI나 CT 등 구조적 영상 촬영이 포함된다. 구조적 영상 촬영은 종양, 크고 작은 뇌졸중, 심각한 두부 외상에 의한 손상, 뇌척수액 유출 등 환자에게 증상을 일으키는 다른 원인들을 밝혀낼 수 있다. 또 다른 유형의 스캔인 PET는 뇌의 활동 패턴과 아밀로이드 단백질의 축적 여부를 보여줄 수 있다. 하지만 이와 같은 영상 촬영에는 한계가 있다. 이들은 알츠하이머병과 유사한 증상을 유발하는 다른 질병을 찾아내는 것이지 알츠하이머병을 진단해주지는 않는다. 때문에 특정 증상이 발견되었더라도 그 치료법은 완전히 달라질 수 있다.

치료가 가능한
치매의 원인들

치매 중에는 치매의 증상을 나타내지만 치료가 가능한 원인들이 있다. 이들에 대해 좀 더 자세히 살펴보자.

정상 뇌압 뇌수종

나는 정상 뇌압 뇌수종 환자를 성공적으로 치료한 적이 있다. 이 남성은 알츠하이머병 진단을 받고 2년째 투병 중이었다. 두 번째, 세 번째 소견을 내는 과정에서 마침내 그의 뇌 속에 뇌척수액이 서서히 축적되는 정상 뇌압 뇌수종이 있는 것으로 진단되었다. 이는 시간이 지남에 따라 뇌 조직을 손상시킬 수 있는 부종과 압력을 초래한다. 이 환자는 걷기와 균형 문제, 요실금, 기억력 장애 등 전형적인 정상 뇌압 뇌수종 증상이 있었다. 나는 환자의 CT 영상을 확인한 다음 과다한 뇌척수액을 제거하면 효과를 얻을 수 있을 것이라고 확신했다. 우선 뇌척수액을 다량으로 빼내는 것이 증상에 도움이 되는지 보기 위해 요추천자를 했다. 그러고는 며칠 뒤에 물리적, 인지적인 평가를 통해 환자의 상태가 나아지는지 알아보기로 했다.

놀랍게도 검사 다음 날 회진을 갔을 때 그 환자는 혼자 일어나 앉아 있었다. 그는 상태가 호전된 데에 매우 기뻐하며 얼마나 잘 걸을 수 있는지 보여줬다. 그는 막혔던 뭔가가 뻥 뚫린 기분이라고 했다. 사실 이 환자와 가족은 알츠하이머병 진단을 받은 순간부터 삶을 포기하다시피 했었다. 이들에게는 이 순간이 마치 한 편의 감동적인 드라마와 같았으리라.

이후 나는 션트(뇌실의 뇌척수액을 빼내 복부로 돌리는 도관)를 놓았고 환자의 상태는 계속 호전되었다.

심각하고 치료도 어려운 뇌 문제에 이렇게 빠른 반응을 얻어내는 것은 흔한 일이 아니었기 때문에 수술을 집도한 의사로서 매우 만족스러웠다. 100만 명에 가까운 사람들이 정상 뇌압 뇌수종을 앓고 있지만 이 중 적절한 진단을 받는 사람들은 20%도 안 된다. 게다가 같은 병을 가진 모든 사람이 뇌척수액을 빼내는 것으로 증상이 개선된다고 장담할 수 없으며, 이 환자만큼 극적인 호전을 보이는 경우도 드물 수 있다. 그렇다 하더라도 정상 뇌압 뇌수종은 반드시 점검해야 할 치료가 가능한 치매의 원인 중 하나다.

약물

미국인의 절반 이상이 적어도 1개 이상의 처방약을 복용하며, 절반 이상이 평균 4가지 약물을 복용한다. 나이가 들수록 (특히 미국인들은 다양한 질환 때문에) 약을 복용할 가능성이 커진다. 미국인의 20%가 5가지 이상의 처방약을 복용한다. 여기에는 항우울제, 항생제, 스타틴, 오피오이드, 벤조디아제핀(불안과 수면 장애 시 복용한다), 혈압 약 등이 포함된다. 많은 사람들이 의사가 처방해주는 약의 부작용이나 다른 약과의 상호 작용에 대해 물어볼 생각을 하지 않는데, 하물며 알츠하이머병과 유사한 증상을 유발하는 영향까지 고려할 생각은 아예 하지 못한다. 그저 아무 생각 없이 처방받은 약을 복용하는 것이다. 그러나 일반적으로 사용되는 많은 약물들이 인지 기능 저하 증상을 유발할 수 있다. 나이가 들수록 몸속에 들어간 약물을 대사시키고 효율적으로 제거하는 기능이 떨어져 체내 약물 농도가 점점 높아지고 이로 인해 기억력 문제가 야기될 수 있다. 그렇다면 이런 결과를 초래하는 약물에는 어떤 것들이 있을까? 가장 유력한 범인은 마약성 진통제(아편제), 벤조디아제핀, 부상 시 근육 이완제, 스테로이드제 등이다.

복용하는 모든 약에 대해 의사와 상담하는 것이 중요하다. 건강 보조제와 처방전 없이 살 수 있는 약을 포함해서 말이다. 복용하는 약에 대해 의사에게 말하지 않는 한 의사는 우리가 먹는 약이 무엇인지 알 길이 없다. 그러므로 의사가 처방해준 약뿐만 아니라 처방전이 필요 없는 건강 보조제 등 추가적으로 먹고 있는 약물들을 점검하고 의사에게 알리도록 한다.

치매와 관련해 악명을 얻은 약물이 있다. 바로 항콜린제다. 이름에서 알 수 있듯 항콜린제는 중추 신경계와 말초 신경계에서 신경 전달 물질인 아세틸콜린을 차단하는 물질이다. 아세틸콜린은 특정 신체 기능에 영향을 미치는 세포 사이에서 신호를 전달하는 역할을 한다. 아세틸콜린은 뇌에서 학습과 기억력을 담당하며, 신체의 다른 부분에서는 근육의 수축을 자극한다. 항콜린제는 위장 장애, 요실금, 간질, 알레르기뿐만 아니라 우울증, 파킨슨병 같은 다양한 질병을 치료할 수 있다. 베나드릴은 각 가정의 구급약품 상자에서 흔히 볼 수 있는 약으로 처방전 없이 살 수 있는 감기 치료제와 수면 보조제에서 발견되는 인기 항히스타민제이며, 주성분은 디펜하이드라민이다. 우려되는 것은 이러한 종류의 약이 치매 위험을 50% 이상 증가시킬 수도 있다는 점이다. 통계에 따르면, 65세 이상 미국인의 20~50%가 적어도 1개 이상의 항콜린제를 복용하는 것으로 추정된다. 2019년 〈미국 내과학회지〉에 발표된 연구는 65세 이상 남녀의 경우 3년 이상 항콜린제를 복용하면 3개월 이하로 복용하는 것보다 치매에 걸릴 위험이 54% 높다는 사실을 밝혀냈다. 항콜린제는 총명한 뇌를 유지하기 위해 장기간 복용할 만한 약이 아닌 것이다.

항콜린제를 복용 중이라면 위험 대비 효과에 관해 의사와 상의하고 다른 대안이 있는지 알아본다. 이 약들을 사용함으로써 어떤 장기적인 영향을 받게 되는지 아직은 모른다. 몇몇 실험에서 연구자들은 우울증, 비뇨기계 질환, 파킨슨병 등을 위해 항콜린제 처방을 받은 환자들이 그렇지 않은 노인들보다 치매 발생률이 높다는 사실을 발견했다. 다만 위험을 높인 원인이 약물인지 약물을 필요로 하는 기저 질환인지는 명확하지 않았으며, 약물에 노출된 후 새로운 치매 증상이 발견되기까지 최대 20년이 걸렸다.

치매 위험을 높일 수 있는 약물

- 항콜린성 항우울제(팍실;파록세틴)

- 파킨슨병 치료제, 항히스타민제(베나드릴; 디펜하이드라민)

- 항정신병 약(클로자릴; 클로자핀)

- 과민성 방광 약(옥시트롤; 옥시부티닌)

- 간질 치료제(테그레톨; 카르바마제핀)

우울증

우울증은 까다롭다. 심각한 우울증은 가성 치매라 불리는 치매 증상을 일으키기도 한다. 우울증이 성공적으로 치료되면 인지 장애가 개선된다. 그러나 나중에 치매에 걸릴 위험은 여전히 높다는 사실을 인지하고 있어야 한다. 반대로 다양한 형태의 치매에 걸리면 우울증에 걸릴 위험도 높은데, 뇌의 감정 회로가 손상되기 때문이다. 따라서 치매가 의심되는 사람은 우울증 검사를 받을 필요가 있다. 기억 장애 클리닉이나 주요 의료 기관의 정신과 및 신경과 의사 또는 노인병 전문의가 실시하는 검사 가이드라인에는 이러한 권고 사항이 이미 포함되어 있다.

여러 연구에서 정상 기억력을 가진 노인들의 심각한 우울증이 몇 년 안에 치매가 발병하는 것과 관련 있다는 사실이 밝혀졌다. 단, 알츠하이머병과 관련 질병은 기억력 상실 증상이 명백해지기 수십 년 전에 발병하기 시작할 수 있으므로 우울증이 알츠하이머병을 빠르게 유발하지는 않는 것으로 추정한다. 노년기 우울증은 알츠하이머병의 초기 징후 중 하나일 가능성이 있다. 하지만 때로는 정상적인 노화의 과정에서 생길 수 있는 우울증 및 가벼운 기억력 저하와 심각한 질병을 구별하는 일이 어려울 수도 있다. 뇌척수액 단백질 수치와 아밀로이드 PET 스캔 같은 기술은 감정과 정서의 변화나 노령에 따른 기억력의 변화가 알츠하이머병과 일치하는지 여부를 결정할 수 있다. 대부분의 임상 의사는 알츠하이머병 유무와 관계없이 우울증 증상을 약물 치료나 비약물 접근법으로 치료해야 한다는 데 동의한다.

감염

여러 차례 언급했듯 감염은 치매 증상을 유발할 수 있다. 예를 들어, 매독은 신경계와 뇌에 미치는 영향 때문에 오랫동안 치매 위험 증가와의 관련성이 언급되어왔다. 현재 라임병에서부터 바르토넬라 박테리아에 의해 야기되는 바르토넬라증 같은 다른 감염 매개 질병에 이르기까지 뇌 손상을 가져올 수 있는 감염을 이해하기 위한 연구가 진행 중이다.

예를 들어, 요로 감염은 방광, 요도, 신장에 감염을 일으키는 나쁜 박테리아가 쌓여 생긴다. 노년층에서는 요로 감염의 전형적인 증상이라 할 수 있는 고열이나 통증이 거의 나타나지 않고 전혀 다른 증상으로 발현되는 경우가 많다. 갑작스러운 기억력 문제, 혼란, 섬망, 어지러움, 동요, 심지어 환각을 경험할 수도 있다. 요로 감염으로 인한 혼란은 나이가 많거나 이미 치매에 걸린 사람들에게서 발생할 가능성이

높다. 적절한 치료를 통해 감염을 근절하는 것이 증상을 완화하는 데
도움이 될 수 있다.

영양 결핍

미국 은퇴자 협회는 조사를 통해 50세 이상 미국인의 25% 이상이
뇌 건강을 목적으로 건강 보조제를 복용하고 있다는 사실을 발견했다.
안타깝지만 이들은 돈을 낭비하고 있는 것이나 마찬가지다. 건강 보조
제에 대한 세계 뇌 건강 위원회의 보고서에 따르면, 의료 제공자가 특
별한 영양 결핍을 판단하지 않는 한 뇌 건강에 대한 보조제를 권장하
지 않는다. 다만 영양 결핍이 존재하면 신진대사에 미치는 영향과 후
속 효과 때문에 치매 증상으로 이어질 수 있다. 흔하게 비타민B12 결
핍, 나이아신 결핍(나이아신 결핍은 펠라그라라는 병을 유발한다) 등이 나타
나며, 건강 식품의 전반적인 섭취 부족으로 인한 단백질 칼로리 영양
실조라는 일반적인 영양 불균형도 있다. 다행히도 요즘은 영양 결핍
이 드물고, 식이 요법과 건강 보조제를 통해 충분히 치료가 가능하다.

뇌종양

끔찍하게 들릴 수 있지만 뇌수막종이라는 양성 뇌종양이 있으면 치
매 진단을 받는 것보다는 차라리 나을 수 있다. 알츠하이머병을 일으
키는 아밀로이드판과 달리 일부 종양은 외과적으로 제거될 수 있기 때

문이다. 이 종양들은 뇌의 특정 부위를 압박해 인지 기능 장애를 일으킬 수 있다. 여기서 핵심은 조기 진단으로 이러한 종양들이 초기 단계에서 제거될 수 있으며 인지적 변화를 되돌릴 가능성을 높일 수 있다는 점이다. 종양이 오래 남아서 커질수록 제거하기 어려워지고 영구적인 손상의 위험이 높아진다.

두부 외상에 인한 경막하 혈종

경막하 혈종은 (대개 외상으로 인한) 비정상적인 출혈로 인해 경막(뇌를 둘러싸고 있는 조직 층인 수막의 가장 바깥쪽)과 뇌 사이에 혈액이 모일 때 발생한다. 혈종으로 인한 압력이 누적되면 치매 유사 증상이 나타날 수 있다. 혈종이 액화된 경우 수술을 통해 빼내기가 비교적 쉬운 편이다. 작은 혈종들은 시간이 지나면 저절로 사라지는 경우도 있다. 혈종이 축적되는 데 시간이 걸릴 수 있는데, 일부 환자들은 혈종을 야기하는 작은 머리 부상을 잊고 있다가 뒤늦게 발견하기도 한다. 때문에 차에 타다가 머리를 부딪치는 일처럼 무해하게 보이는 사고의 결과가 며칠이나 몇 주 후에 경막하 혈종으로 나타날 수 있으며 특히 나이가 많은 사람에게 많이 생긴다.

외상성 뇌 손상은 치매 증상과 유사한 기억력 저하를 일으킬 수 있으며, 특히 학습 및 감정과 관련된 뇌 부위에서 부상이 발생할 때 그 가능성이 더욱 커진다. 2019년 UCLA와 워싱턴 대학교의 연구자들은 현재 개발 중인 MRI 스캔이 미래에 알츠하이머병과 외상성 뇌 손상을 구별하는 데 도움이 될 것이라고 밝혔다. 이런 구별은 적절한 치료법을 알려줄 수 있기 때문에 중요하다. 일반적으로 나이가 들수록 넘어질 위험이 증가하는 경향이 있으므로 낙상 예방은 골절과 외상성 뇌 손상으로 고통받는 것을 피하는 데 첫걸음이 될 것이다.

알코올성 치매

알코올성 치매(혹은 알코올성이 유력한 치매)는 장기간의 과도한 음주로 인해 발생하며, 특히 노인층을 중심으로 음주량이 증가하는 추세이기 때문에 우려를 키우고 있다. 과음은 기억력, 사고력, 의사 결정, 균형에 중요한 뇌세포 영역을 파괴하는 것 외에도 부상으로 이어지거나, 인지 기능을 손상시키는 다른 건강 문제(간 손상 등)를 증가시킬 수 있다. 알코올과 결합된 특정 약물은 기억력 문제와 다른 부작용을 일으킬 수 있다. 알코올 남용의 영향은 되돌릴 수 있는 여지가 있다. 일단은 술을 끊어야 한다. 물론 장기간 음주를 해온 사람들에게는 쉽지 않을 것이다.

치매와 관련된
의학적 검사

치매 가능성이 의심된다면 되도록 빨리 의학적 검사를 받아야 한다.

이때 다음 사항에 대한 검토도 동반되어야 한다.

- 환자의 진료 기록부와 (혈액, 소변 같은) 실험실 검사 결과지
- 정신병력과 인지 및 행동 변화 이력
- 현재와 과거의 질병
- 의약품과 건강 보조제
- 다른 가족 구성원에게 영향을 미치는 의료 상황
- 식단, 운동, 알코올 섭취 등 생활 습관

신체검사와 실험실 검사를 병행하면 우울증, 방치된 수면 무호흡증, 약물 부작용, 갑상선 문제, 특정 비타민 결핍, 과도한 알코올 섭취 등 치매 증상을 유발할 수 있는 건강 문제를 발견하는 데 도움이 된다. 심지어 난청도 경고 신호가 될 수 있다. 비록 연관성이 완전히 밝혀지지는 못했지만, 새로운 연구는 중등도~중증 난청 또한 치매의 중요한 위험 요소라고 지적한다. 그래서 일부 사람들은 난청 치료로 치매의 진행을 막거나 지연시킬 수 있다.

신경학적 측면의 판단을 위해 뇌 영상 연구와 환자의 일상적 정신 능력의 범위를 측정하는 항목을 검사에 포함시킬 수도 있다. 예를 들어, 다음과 같은 질문을 포함하는 것이다. '환자가 증상을 알고 있는가? 환자가 날짜, 시간, 장소를 알고 있는가? 환자가 짧은 단어 목록을 기억하고, 지시를 따르고, 간단한 계산을 할 수 있는가?' 지금부터 잠재적 문제를 식별하기 위해 일반적으로 사용되는 검사에 대해 알아보자.

알츠하이머병 인지 기능 평가 검사

알츠하이머병 인지 기능 평가 검사ADAS-Cog는 포괄적이고 널리 사용되는 검사 중 하나다. 연구자들은 이 검사를 인지 연구와 치매 치료제 임상 시험에 사용한다. 알츠하이머병 인지 기능 평가 검사는 1980년대에 개발되었으며 주로 기억, 언어 및 지향성(문제 해결 방법)을 측정한다. 비인지적 부분은 기분, 주의력, 운동 활동 등을 측정하지만, 문서 또는 전산으로 시행할 수 있는 인지 기능 평가 검사만큼 많이 사용되지는 않는다. 이 검사는 완료에 몇 분이 걸리는 다른 검사와 달리 30~35분이 소요되며, 검사 관리자의 주도하에 11개 영역의 오류 점수를 합산하는 방식으로 이루어진다. 총점(70점 만점)이 높을수록 기능 장애가 큰 것이다. 연구에 따르면, 알츠하이머병이나 다른 종류의 치매가 없는 사람의 정상 점수는 5점이며, 알츠하이머병이나 경도 인지 장애를 진단받은 사람들의 평균 점수는 31.2라고 한다. 일각에서는 알츠하이머병 인지 기능 평가 검사가 장애의 심각성과 가벼운 치매 사례를 평가하는 데 그다지 효과적이지 않다는 비판이 일기도 하지만, 대체적으로는 여타의 검사보다 장점이 많은 것으로 평가받는다.

간이 정신 상태 검사

폴스타인 테스트라고도 하며 완료하는 데 10분 정도 걸리는 비교적 간단한 설문지로 하는 검사다. 1975년에 개발된 이 검사는 임상 환경에서 가장 흔히 사용되는 치매의 기본 검진 중 하나로 최고 점수는 30

점이다. 주의력 및 계산 능력, 회상, 언어, 간단한 명령 수행 능력, 지향성(시간 및 장소)을 평가한다. 서류상으로 할 수 있고 컴퓨터 같은 장비를 필요로 하지 않는다. 20~24점은 경도 치매, 13~20점은 중등도 치매, 12점 미만은 중증 치매를 나타낸다. 알츠하이머병 환자의 간이 정신 상태 검사 점수는 매년 평균적으로 2~4점 정도 떨어진다.

간이 인지 검사

간이 정신 상태 검사보다 훨씬 간단하고 짧다. 완료하는 데 3분밖에 걸리지 않으며 2가지 요소로 구성되어 있다. 기억력에 대한 3가지 회상 검사 목록이 있고 시계 그리기 검사가 있다. 시계 그리기 검사에서는 12개 숫자를 시계의 올바른 위치에 표시하고 감독자가 지정한 시간을 나타내야 한다.

자기 주도 인지 검사

자기 주도 인지 검사SAGE는 서류상으로 수행되는 또 하나의 간단한 검사로 오하이오 주립 대학교의 인지 기억 장애 센터에서 개발했다. 다른 검사와 마찬가지로 언어, 기억력, 문제 풀이 등 뇌가 얼마나 잘 작동하는지 보여주기 위한 질문을 던진다. 15분 정도 소요되며 가정이나 진료실에서도 실시할 수 있도록 시판되고 있지만, 가능하면 자격 있는 의사의 지도하에 공식적인 환경에서 검사할 것을 권장한다.

이 밖에 다른 많은 인지 검사들도 이용 가능하다. 단일 검사는 종합적인 진단이 아니므로 연구계에서는 여러 가지 평가가 사용된다. 바꿔 말하면, 이러한 검사만으로는 치매를 진단할 수 없다. 이것들은 일반적인 인지 능력을 평가하고 뇌 손상 정도나 양을 측정하는 평가다. 검사 결과는 검사 대상자에게 치매의 한 형태라는 진단을 내릴 수 있는지 여부를 결정하기 위한 전체적인 의학적 검사의 일부일 뿐이다.

자동화된 인지 검사는 의사들 사이에서 점점 더 인기를 끌고 있으며 오래된 서면 검사보다 이점이 많다. 사고력, 학습력, 기억력에 대한 평가에서 더욱 정밀할 뿐만 아니라 추후에도 정확히 같은 방식으로 관리함으로써 변화를 문서화할 수 있다. 임상 시험과 컴퓨터 기반 검사를 모두 활용하면 의사는 환자가 겪고 있는 인지적 어려움에 대해 더 명확하게 이해할 수 있다. 미국 식품 의약국은 자동 신경 심리 평가 지표 ANAM, 캔탭CANTAB 모바일, 코그니그램, 코그니션, 코그니뷰 등 자동화된 여러 인지 능력 검사 장치를 판매할 수 있도록 승인했다.

무엇보다 중요한 것은 검사 해석에 정통한 전문가가 검사(서면 설문지나 자동화 검사)를 수행해야 한다는 점이다. 일부 검사는 매우 간단하지만 그렇다 하더라도 직접 다운로드하거나 온라인으로 응시할 수 있는 검사로 자가 평가를 시도하지 않도록 한다. 뿐만 아니라 전문적인 환경에서 검사를 받기 전에 인터넷을 통해 비슷한 종류의 검사를 학습하는 '부정행위'를 하지 않아야 한다. 이 검사들은 완벽하지 않고 때로는 부정확할 수도 있다. 검사를 하는 궁극적인 목표는 명확하고 편견 없는 진단 평가를 받는 것이라는 점을 기억하자. 또한 현재 실시하는 검사가 매번 100% 정확하지는 않으므로 가능하면 2차, 3차까지 의견을 듣는 것이 도움이 된다는 점도 유념한다.

그렇다면 검사는 최고의 시설에서 받아야 할까? 내가 자주 받는 질문인데, 대답은 '반드시 그렇지는 않다'이다. 하지만 정기적으로 모든 형태의 치매를 살펴보고 진단하는 의사나 의료진과 함께해야 한다. 나이가 많다면 훌륭한 노인병 전문의를 찾는 것이 환자들에게 좋다. 다만 노년층이 급격히 늘어나는 추세라서 전국적으로 노인병 전문의가 부족한 게 현실이다. 노인병 전문의를 찾을 수 없다면 1차 진료 기관에 가되 의사나 기관이 치매에 대한 어느 정도의 경험을 갖추고 있는지 확인한다. 치매를 다뤄본 적이 거의 없고 앞으로도 추천할 만한 장점이 없는 의사에게 진단을 받고 싶은 사람은 없을 테니 말이다. 더불어 초기의 징후를 알아차리는 사람들은 인지력 저하의 징후를 보이기 시작하는 환자나 의사가 아니라 대개 가족, 직장 동료, 친구들이라는 점도 기억한다. 가족들이 파악한 세부 사항은 매우 중요한 단서가 될 수 있으며, 질병의 진행 과정, 진행 속도, 다른 원인을 알아내는 데 결정적인 역할을 할 수 있다. 이렇게 파악한 내용을 바탕으로 신경과 의사, 정신과 의사, 심리학자로 구성된 의료 팀에게 전문적으로 치매를 진단받는 것이 가장 바람직하다.

치매의
미래

치매의 진행을 지연시키기 위해 할 수 있는 일은 아주 많으며 아무리 강조해도 지나치지 않다. 치매는 무엇보다 조기 발견이 중요하다. 효과적인 약이나 치료법이 없는 상황을 감안하더라도 왜 그리 조기 발견이 중요한지 궁금할 것이다. 나는 사랑하는 사람이 알츠하이머병 진단을 받으면 가족 구성원들이 오히려 안심한다는 사실을 알게 되었다. 이유인즉슨 끝이 보이지 않던 길고 혼란스러운 여정에 마침내 해답이 내려지기 때문이다. 조기 진단은 치매에 걸린 환자가 의료 서비스 제공자 및 사랑하는 사람과의 소통이 너무 어려워지기 전에 진료 계획에 참여하고 자신이 원하거나 필요한 것에 대한 견해를 밝힐 수 있도록 해준다. 또한 조기 진단은 미래에 이루어질 가능성이 있는 중요한 임상 시험에 적합한 환자가 될 수 있게 해준다. 어쨌든 목표는 하나다. 치매 환자를 장애인이 아니라 사회인이 될 수 있게 만들어주는 것이다. 치매 환자는 아직 할 수 있는 일이 많고 새로운 것을 계속 배울 수 있다. 심지어 첫 증상이 나타난 후 20년 정도를 더 사는 일도 가능하다. 진행률도 천차만별이기 때문에 앞으로는 각 환자들이 최대한 오래 생존할 수 있도록 증상을 관리하는 데 목표를 둬야 할 것이다. 치매에 걸린 환자는 삶의 질을 높이기 위해 많은 일을 할 수 있다. 다시 말하지만 의료 제공자가 의료 결과와 품질을 획기적으로 개선할 수 있는 환자 중심 진료를 제공할 수 있도록 하기 위해서는 의료 계획 과정에 환자들을 참여시켜야 한다.

　불과 몇 십 년 전만 해도 암에 대해 쉬쉬하는 사회 분위기였지만, 오늘날 암 환자들은 자신의 병을 당당히 밝히고 희망과 목적의식을 가지며 살아가는 것에 자부심을 느낀다. 우리는 암의 오명을 벗고 각 암 환자들의 암 종류, 가치, 자원, 가족력을 바탕으로 치료를 개별화할 수 있는 전략을 개발했다. 최근 들어 치매 치료 또한 새로운 국면을 맞고 있다. 치매 환자와 환자를 둘러싼 사람들의 처우를 개선시키기 위해 치매를 대하는 시선과 치료하는 방식에 있어 혁명적인 단계에 이르렀다. 또한 치매에 걸린 사람들이 삶의 질을 높이고 병의 진행을 지연시키기 위해 할 수 있는 일도 많다. 의료 종사자가 건강 검진 결과와 의료 품질을 획기적으로 개선할 수 있는 개인 중심 진료를 제공할 수 있게 하려면 의료 계획 과정에 환자들을 참여시키는 일이 매우 중요하다. 치매의 발병을 5년만 늦춰도 발병률이 절반으로 줄어들어 사람들의 생활과 복지가 크게 개선되고 가족과 사회의 건강 관리 비용이 절감되는 것으로 추산된다. 나는 머지않아 인공 지능과 빅 데이터 같은 기술의 도움으로 알츠하이머병의 조기 발견 기술에 상당한 진전이 있을 것이라고 믿는다. 예를 들어, 새로운 연구는 후각 약화가 인지력 저하의 조기 경고 신호일 수 있음을 시사한다. 또 치매에 동반되는 신경 쇠약은 후각 기능에 연결된 뇌 회로에 영향을 미친다. 정향, 가죽, 라일락, 연기, 비누, 포도, 레몬 같은 흔한 향으로 환자의 후각을 검사하는 것은 비용이 적게 들 뿐만 아니라 새로운 치매 치료법으로 이어질 수 있다.

치매에 대한 혈액 검사는 생각보다 빨리, 심지어는 향후 몇 년 이내에 가능할지도 모른다. 과학자들은 겉으로 드러나지 않는 혈액 속에 숨어 있는 문제의 징후를 발견할 수 있는 검사법에 근접해가고 있다. 혈액 검사는 뇌 스캔과 뇌척수액 검사를 수반하는 다른 도구보다 훨씬 경제적이고 수행하기 쉽다. 뇌 질환의 증상이 나타나기 몇 년 전에 잠재적 진단을 내릴 수 있다면 뇌의 미래가 바뀌게 될 것이다.

|Q| 가정에서 온라인 구매나 다운로드가 가능한 치매 진단 검사를 받아야 할까? 뇌 스캔을 받아보는 것은 어떨까?

|A| 일반 소비자를 대상으로 많은 검사들이 출시되었고 이것들을 실시하는 데는 처방전이나 검사를 감독할 의사가 필요하지 않다. 하지만 검사 중 어떤 것도 과학적으로 정확성이 증명되지 않았으므로 주의해야 한다. 이런 종류의 검사는 한번 해보고 싶더라도 피하는 게 낫다. 의료 전문가와 지속적인 관계 속에서 평가를 받아야 어느 정도 신뢰성이 보장되기 때문이다. 한편, PET 스캔은 비용이 많이 들 뿐만 아니라 의도하지 않은 결과를 초래할 수 있다. 검사를 통해 아밀로이드판이 감지되었다고 해서 치매 발병으로 직결됨을 의미하지 않음에도, 검사 결과 양성이 나올 경우 검사 비용에 비효율적이지만 어쩔 수 없는 치료비까지 더해질 수 있기 때문이다. 반대로 음성이 나왔다고 해서 발병 위험이 없다는 사실을 의미하지도 않는다. 참고로, UCLA의 생물 통계학자들은 아밀로이

드를 가진 75세의 남성이 평생 알츠하이머병에 걸릴 위험이 17%를 조금 넘는 것으로 추산했다. 같은 나이대 여성의 경우 발병 위험이 24% 정도인데, 기대 수명은 더 길다. 요컨대 치매 검사가 안정적이고 유용해질 때까지는 임상 시험을 하는 연구자들의 과제로 남겨두는 게 나을 것이라 생각한다.

치매의
치료

치매는 그 복잡성으로 말미암아 신경 과학계의 다른 어떤 질병보다도 치료가 특히 어렵다. 일단 치매가 몸을 장악하고 진격에 돌입하면 몸은 맞서 싸울 무기가 없다. 알츠하이머병 증세를 줄이기 위해 미국 식품 의약국이 승인한 2가지 약은 뇌세포 간의 의사소통을 통해 뇌가 정상적으로 기능할 수 있게 하는 것을 목표로 하고 있지만, 이러한 약물들은 유망한 치료법과는 거리가 멀고 부작용이 따른다. 기억력 쇠퇴 증상과 사고 및 추론의 문제를 일시적으로 개선할 수 있을지는 몰라도 병증이 진행되면서는 효과가 떨어진다. 바꿔 말해, 이와 같은 치료는 뇌세포의 근본적인 쇠퇴와 죽음을 멈추게 하지 않는다. 시간을 벌기 위해 약간 지연시켜줄 뿐이다.

첫 번째 유형의 약물은 아세틸콜린의 분해를 억제하고 건강한 수준으로 유지하도록 작용하는 콜린에스테라아제 억제제를 포함한다. 아세틸콜린은 뇌의 핵심적인 신경 전달 물질로 신경계에서 신호를 전달하고 기억력에 중요한 역할을 한다. (반대로 항콜린제는 아세틸콜린의 작용을 막는다. 분명한 사실은 콜린에스테라아제 억제제와 항콜린제가 신체에 반대 효과를 가지고 있다는 점이다.) 임상 시험에서 콜린에스테라아제 억제제는 알츠하이머병에 걸린 환자들의 기능적, 인지 기능 저하에 대해 약간의 효과를 보여준다. 이러한 약품은 아리셉트, 엑셀론, 라자딘 등 꽤 알려진 제품명으로 접할 수 있다. 아세틸콜린은 우리 몸에서 자연적으로 분해되는데, 이 분해 과정은 뇌의 아세틸콜린 수치가 낮은 알츠하이머병 환자들에게 훨씬 해롭다.

두 번째 유형의 치료제는 NMDA 수용체 길항제로 주로 뇌세포 사이의 통신선을 개방적으로 유지함으로써 작용한다. 메만틴(나멘다)이라는 약물은 학습과 기억 같은 뇌 기능에 관여하는 화학 전달 물질인 글루타민산염의 활동을 조절한다. 글루타민산염이 중요한 이유는 알츠하이머병으로 뇌세포가 손상되면 글루타민산염이 너무 많이 배출되는데, 이는 또 다른 뇌세포 손상으로 이어지기 때문이다.

이 2종류의 약은 같이 처방되는 경우가 많은데 특히 치매의 후반기에 더욱 그러하다. 한편, 환자의 진단 상태에 따라 다른 질환에서 비롯되는 증상을 치료하기 위해 약이 추가로 처방될 수 있다. 예를 들어, 치매에 기분 장애와 수면 장애가 더해진 환자는 추가 약물을 통해 효과를 얻을 수 있다. 물론 부작용이나 상쇄 효과 없이 약을 조합하는 일은 까다로울 수밖에 없다. 파킨슨병을 앓고 있는 사람들은 경련을 조절하는 항콜린제에서 효과를 얻을 수 있고 알츠하이머병을 가속화시킬 위험도 없다. 하지만 콜린에스테라아제 억제제와 항콜린제 약품 모두를 복용한다면 이 둘이 서로 충돌함으로써 두 약 다 효과가 없을 것이라는 우려가 커지고 있다.

2018년 미국 식품 의약국은 알츠하이머병 진단 전에 임상 시험을 쉽게 진행할 수 있도록 하는 신경 질환 지침 개정안을 발표했다. 이것은 의학적 개입이 비교적 용이한 알츠하이머병의 초기 단계에서 더 나은 치료가 이루어지기를 희망하는 미국 식품 의약국의 주요한 정책 변화를 의미한다. 또한 이러한 실험은 알츠하이머병이 진행되기 전에 과정을 멈추거나 지연시키는 치료법으로도 이어질 것이다.

우리는 알츠하이머병 임상 시험의 데이터를 공유하기 위해 제휴를 맺은 제약 회사, 비영리 재단, 정부 조언자들의 연합인 주요 질병 대응 연합Coalition Against Major Diseases에 주목할 필요가 있다. 이들은 임상 데이터 교환 표준 컨소시엄Clinical Data Interchange Standards Consortium과 협력해 표준 데이터를 만들었다. 데이터 공유는 연구와 치료 약 개발을 가속화한다. 지금 이 시간에도 연구자들은 효과적인 치료법을 찾기 위해 열심히 노력 중이다. 모두가 신뢰할 수 있는 해결책을 찾기 전까지 최고의 과학자들이 동의하는 한 가지 사실은 진단이 내려지고 신경 퇴행성 질환으로 고통받더라도 포기하지 말아야 한다는 것이다. 그리고 샌디 할페린처럼 외부 세계를 향해 목소리를 냄으로써 모범적인 치매 환자가 되어야 한다.

'치료'는 슈퍼 약물의 형태가 아닐 수도 있다. 의료의 질이나 진단에 따라 결정되는 생활 방식이 치료법이 될 수도 있다. 치매 환자의 진행 상태는 치료 과정을 안내하거나 인도하는 사람이 어떻게 케어하느냐에 따라 큰 영향을 받는다. 치매 환자의 삶의 질을 향상시키기 위한 효과적인 개입이 증가하고 있지만 더욱 가속화될 필요가 있다. '양질의 치매 치료'라는 말은 언뜻 모순되어 보이지만 그렇지 않다. 특히 전 세계 사람들을 연결해주는 인터넷의 도움을 받고 각종 단체의 지원을 받는 공동체를 건설하는 데 힘쓰면 양질의 치매 치료는 현실이 될 수 있다. 치매라는 영역을 너무 오랫동안 지배해온 '아무것도 할 수 없다'는 패배주의적 사고방식에서 벗어나려는 (긍정적인) 움직임이 일어나고 있다. 전(前) 의학 연구소Institute of Medicine의 연구원, 알츠하이머병 협회의 정책 연구자로 현재 미국 노화 학회의 객원 연구원인 케이티 매슬로는 치매 관리의 모범 사례에 대해 아주 잘 알고 있다. 그녀는 다른 전문가들처럼 모든 환자는 각자의 상황에 따라 개별적으로 치료되어야 한다고 주장한다. 여러 번 언급했듯 한 사람에게 효과가 있는 것이 다른 사람에게는 아무 도움이 되지 않을 수 있다. '치료법 찾기'에만 혈안이 되면 정작 관심을 가져야 할 다른 부분들, 이를테면 적극적으로 환자들을 안정시키고 병의 초기 단계를 유지할 수 있게 하며 환자들의 경험과 삶의 질을 향상시킬 수 있는 방법을 찾는 일을 등한시할 수 있다.

UCLA의 데이비드 게펜 의과 대학 교수이자 노인 병리학과장인 데이비드 루벤 박사는 임상 1차 진료를 시행하는 동시에 UCLA 클로드 페퍼 노인 독립 센터와 UCLA 알츠하이머병 및 치매 케어 프로그램을 이끌고 있다. 루벤 박사는 치매 환자들을 돌보는 데 있어서 개인화된 접근 방식의 중요성을 강조하며 환자와 보호자라는 '한 쌍'에 초점을 맞춘다. 진부한 접근 방식은 효과가 없다. 환자의 질병, 개인 자원, 목표에 대한 개입을 맞춤화하는 것이 더 나은 결과와 더 높은 삶의 질로 이끌어줄 것이다. 비록 수많은 보호자들이 가족을 사랑하는 마음으로 치매 환자를 돌보는 일에 임한다고 할지라도 사람이기 때문에 스트레스를 받을 수밖에 없다. Chapter 11에서 살펴보겠지만 1차 보호자의 건강 관리는 치매 환자를 돌보는 것만큼이나 중요하다. 치매 환자를 케어하다 보면 말로 다 할 수 없는 우여곡절을 겪거니와 현실적으로 모든 상황에 대비가 되어 있을 수도 없다. 루벤 박사에 따르면, 치매 환자 케어에서 가장 중요한 사람은 의사가 아니라 보호자다.

Chapter 11

보호자를 위한
조언

보살핌으로부터 용기가 생긴다.

_노자

나는 이 책을 쓰면서 치매 환자의 가족들이 치매를 진단받은 지 얼마 되지 않은 환자를 돌보기 위한 최선의 방법을 찾는 일이 얼마나 어려운지 알게 되었다. 일부 사람들은 인지 장애를 가진 가족 구성원과 대화를 중단하고 무조건 요양 시설로 보낼 생각부터 한다. 이때 의료비를 감당할 수 있을지에 대한 우려와 환자들이 받을 의료 품질에 대한 우려가 충돌하며 갈등을 일으킨다. 미국 요양원들의 2인실 평균 비용은 매달 7,000달러(한화 약 800만 원) 이상이고 1인실은 8,000달러(한화 약 900만 원)다. 기억력 문제가 심각해서 각별한 주의와 관심이 필요한 환자들은 비용이 훨씬 더 많이 든다. 보조 생활 시설에 있는 원룸들은 상대적으로 비용이 덜 들 수 있으나 적절한 훈련을 받은 직원 수가 부족해서 알츠하이머병 같은 치매 환자들에게는 바람직하지 않을 수 있다. 다행히 미국 각지의 장기 요양원은 치매 환자에게 양질의 케어 서비스를 제공하기 위한 우수한 시설과 인력을 갖추고 있다. 하지만 비용을 감당할 수 있다고 해도 장기 요양 시설에는 심각한 문제가 있다. 나는 최근 몇 년간 규제가 느슨한 생활 보조 산업의 문제점에 대해 보도했다. 일부 환자들은 안전하지 않은 환경에서 부적절한 케어를 받고 있다. 심지어 일부 시설 입소자들은 부당한 대우와 학대까지 받는다. 기억이나 치매 치료를 전문으로 한다고 광고하는 시설도 예외는 아니다.

나는 전 세계 100여 개국 이상을 여행한 경험이 있는 사람으로서 종종 다음과 같은 질문을 받곤 한다. "가본 곳 중 어디가 가장 주목할 만했고 그 이유는 무엇인가?" 이런 질문을 받으면 머릿속에서 전쟁 지역, 자연재해, 질병 등의 장면이 빠르게 스쳐 간다. 나는 세계 곳곳에서 끔찍한 고통을 목격했고, 이렇게 어려운 상황에서도 놀라운 방식으로 임무를 수행해내는 영웅적인 사람들을 만났다. 이들에게는 필요가 발명의 어머니라는 격언이 현실이 된다. 치매를 다루는 가족들의 경우도 이와 다르지 않다.

그들만의 마을을
만들다

네덜란드의 수도 암스테르담에서 불과 몇 분 거리에 있는 베이스프에는 드 호그벡이라는 마을이 있다(정확히 말하면 마을과 비슷한 집단 주거지다). 이곳에서는 치매가 진행된 환자들이 여생을 살아가는 방식을 근본적으로 바꿔줄 그야말로 위대한 실험이 10년이 넘도록 진행되고 있다. 내부에는 언론의 출입이 거의 허용되지 않는데, 운 좋게도 몇년 전 창립자들의 초청을 받아 그곳을 방문할 수 있는 기회를 얻었다.

이 시설에 대한 아이디어는 장기 요양 시설에서 일했던 두 네덜란드 여성이 만일 부모님이 치매에 걸려 요양원의 케어를 받아야 하는 상황에 놓인다면 어떻게 할 것인지에 대한 솔직한 대화를 나누다가 시작되었다고 한다. 이들은 환자가 기억을 잃는 동시에 요양원에 들어감으로써 집까지 잃어버리게 되는 일이 당사자에게 얼마나 괴로울지 생각했다. 일반적인 요양원들은 환자를 안정시키고 뿌리내리게 하는 데 아무 도움이 되지 않는 완전히 이질적인 환경이 대부분이지 않은가. 이런 고민을 시작으로 이들은 환자들이 친숙한 방식으로 삶을 이어갈 수 있는 장기 요양 시설을 만들자는 대담한 목표를 세우게 되었다. 그 결과로 만들어진 게 바로 네덜란드 정부가 2,500만 달러(한화 약 280억 원)에 육박하는 재정을 지원한 드 호그벡이었다. 2009년에 문을 연 16,000m²의 이 공동체는 일명 '치매 마을'이라 불린다.

일단 이 마을에는 들어가는 길과 나가는 길이 하나뿐이다. 한 쌍의

미닫이 유리문이 마을과 외부 세계를 갈라놓는다. 이곳은 경비원을 만날 수 있는 유일한 장소다. 입구에 들어서면 그 유명한 네덜란드 튤립이 분수를 감싸고 있는 풍경을 볼 수 있다. 거리, 광장, 기숙사, 카페, 거리 음악가, 극장 등이 어우러진 모습이 마치 미국 중서부에 위치한 예쁜 대학 캠퍼스를 보는 듯한 느낌을 준다. 차이점이라면 대학 캠퍼스는 젊은 학생들의 취향에 맞춰 꾸며지지만 드 호그벡은 말년에 심각한 기억력 상실을 겪는 환자들의 필요를 충족시키기 위해 전략적으로 설계되었다는 것이다.

23층짜리 기숙사형 주택은 환자의 관심사와 배경에 맞게 각기 다른 생활 양식을 추구하게끔 되어 있다. 예를 들어, 상류층 출신 환자를 위해 네덜란드 귀족 느낌으로 인테리어하고 그에 맞게 편의 시설을 갖춘 주택 옵션이 있다. 이곳 주민들은 클래식 연주회에 참석하고 우아하게 티타임을 즐긴다. 종교적 활동을 중시하고 정기적으로 예배에 나가는 환자들을 위한 주거 공간도 있다. 한때 공학, 의학, 법학 등의 분야에서 일했던 주민들은 하나의 단위로 묶인다. 한때 예술가, 목수, 배관공이었던 사람들도 마찬가지다. 이렇게 하는 이유는 과거에 비슷한 경험을 했던 사람들과 가까이 살 수 있는 환경에 환자를 배치하기 위해서다. 주민 6~7명이 1가구를 구성해 직원들과 요리, 빨래 등을 분담한다. 마을에는 2:1의 비율로 주민보다 많은 돌봄 제공자와 가사 도우미가 있다. 그리고 외부 세계의 것과 똑같이 생긴 마트가 있어 주민들은 이곳에서 내부 화폐(마을에서는 실제 화폐가 사용되지 않는다)로 장을 본다.

야외에는 환자들이 움직이고 모여서 활동하도록 장려하는 정원과 교류 장소가 많다. 이곳에서는 주민들이 할 수 없는 일보다 할 수 있는 일이 무엇이냐에 초점을 맞추고 있으며, 덕분에 노인 전문 요양 시설의 선구적인 모델로 자리 잡게 되었다. 세계 각국의 노인 요양 전문가들은 드 호그벡을 방문해 우울하고 고립되고 생명력 없는 시설이 아닌 매우 활기찬 지역 사회에서 아픈 뇌로 늙어가는 것이 어떤 모습일지 관찰할 수 있다. 이곳에는 다양한 사교 클럽, 행사, 오락 시설, 극장 심지어 술집까지 존재해 일반적인 요양 시설에서는 좀처럼 보기 힘든 에너지 넘치는 삶을 가능하게 한다.

이 마을에는 겉으로는 평범해 보이지만 심각한 인지 기능 저하를 겪고 있는 마을 주민을 돌보는 데 필요한 장치가 곳곳에 숨어 있다. 가령, 환자가 길을 잃고 배회하지 않도록 24시간 CCTV로 주민들의 안전을 살피는 등 보안이 매우 철저하다. 엘리베이터는 동작 감지기에 의해 제어되며 사람이 타면 자동으로 작동한다. 이발사, 레스토랑의 웨이터, 마트나 우체국의 직원 등 마을에서 일하는 모든 사람들은 숙련된 의료 전문가로 구성되어 있다. 이들의 주된 임무는 전통적인 의료 시설에서 일반적으로 제공하는 것보다 훨씬 풍부한 양질의 치료를 제공하는 것이다. 이것이 바로 드 호그벡이 평범한 요양원과 차별화되는 부분이다. 평범한 요양원에는 별 특징 없는 건물, 익명의 병동, 수많은 하얀 가운, 쉬지 않고 번쩍이는 텔레비전, 별의별 진정제가 가득하다. 하지만 드 호그벡에는 병동이나 기다란 복도가 없다. 치매로 인해 주변이나 세상을 인식하지 못하더라도 환자들에게 친밀감을 주자는 취지에서다. 드 호그벡에서는 가족과 친구의 방문을 적극 권장하고, 주변 동네에 사는 주민에게도 드 호그벡 안의 카페, 레스토랑, 술집, 극장 같은 시설의 사용이 허락된다. 이 부분을 주목하자. 치매 진단을 받으면 환자의 삶에서 가족과 친구들이 사라지는 경우가 많다. 치매에 걸리면 격리가 필요한 경우도 있다. 하지만 격리 자체가 병의 예후를 악화시킬 수도 있어 필요악이나 다름없다. 많은 수고와 노력이 들더라도 치매 환자를 사회적 활동에 참여시키고 이런 활동을 유지하는 게 좋다.

어쩌면 이 마을의 거주자들은 자신이 어디에 있는지조차 모를 수 있지만 마음 한 켠으로는 분명히 집에 있는 듯한 편안함을 느낄 것이다. 그리고 이것이 바로 드 호그벡이 추구하는 목표다. 드 호그벡에서 환자가 외부로 나가는 유일한 출입구에 접근하면 직원은 출입문이 고장 났다고 말한다. 그러면 주민은 그냥 돌아서서 다른 방향으로 걸어간다. 직원은 나에게 말했다. "탈출하려는 환자는 없습니다. 그저 혼란스러워할 뿐입니다." 시간이 흐를수록 드 호그벡의 환자들은 일반 노인 요양 시설 입소자들에 비해 진정제 섭취가 적어지고, 식욕도 왕성해지며, 더 오래 산다.

이쯤에서 영화 한 편이 떠오를 것이다. 한 남자가 자신의 인생 전체가 텔레비전 프로그램이라는 사실을 알게 되는 짐 캐리 주연의 '트루먼 쇼' 말이다. 영화는 주인공이 진짜라고 생각했던 모든 일이 프로그램 제작자들에 의해 만들어진 신기루였다는 내용이다. 나는 드 호그벡의 공동 설립자인 이본느 반 아모룽엔에게 이런 설정 자체가 주민들을 기만하는 행위라는 생각은 들지 않는지 물어보지 않을 수 없었다. 그녀는 대답했다. "왜 그들이 속았다고 느껴야 하죠? 우리는 여기서 사회를 이루고 있습니다. 우리는 환자들이 삶을 즐기고 세상에서 환영받는다고 느낄 수 있도록 돕고 싶습니다." 이본느의 이런 인간적인 발상은 인생의 끝이 가까워진 환자들이 마지막까지 품위를 유지할 수 있게 해줬다. 이본느의 아버지가 심장 마비로 갑자기 세상을 떠났을 때 그녀의 마음속에 '아버지가 감옥 같은 요양원에서 지낼 필요가 없어서 다행이다'라는 생각이 떠올랐다고 한다. 그리고 이 생각이 드 호그벡을 건설하는 데 기초가 되었다.

환자들이 마을에 입소할 때 가족들은 이곳이 그들의 종착지가 될 것이라는 사실을 깨닫는다. 주민들은 따뜻한 케어와 위로를 받다가 보통 입소 후 3년 내지 3년 반 정도 지나 사망한다. 그러면 새 주민이 마을로 들어올 수 있는 자리가 생긴다. 드 호그벡 운영이 가능한 데에는 네덜란드의 의료 시스템도 한몫한다. 이곳은 네덜란드의 다른 요양원과 같은 기금 지원을 받는다. (케어 비용은 1달에 약 8,000달러이지만 네덜란드 정부는 주민들에게 다양한 수준의 보조금을 지급한다. 모든 환자들이 개인 방을 사용하며 가족이 내는 돈은 소득에 근거하되 결코 3,600달러(한화 약 400만 원)를 넘지 않는다. 현재 드 호그벡은 개관 후 최대 수용 인원으로 운영 중이다.)

이곳의 직원들은 환자의 뇌 활동을 유지시키기 위해 뇌를 자극하는 다양한 방법을 이용한다. 나는 이곳에서 벤과 아다 부부를 만났다. 이들은 60여 년의 결혼 생활을 하면서 함께 음악을 만드는 일을 취미 삼아 즐겼다. 아다는 피아노를 치고 벤은 노래를 불렀다. 하지만 벤이 알츠하이머병에 걸린 이후 불가피하게 이들의 소통이 어려워지기 시작했다. 결국 벤은 대화를 지속할 수 없는 상태가 되었다. 현재 벤은 드 호그벅에 거주하며 음악에 의존해 아내와 소통한다. 아다가 피아노를 치기 시작하자 줄곧 조용하던 벤이 갑자기 피아노 선율을 따라 노래를 부르기 시작했다. 나는 너무나 아름답고 마법 같은 장면을 두 눈으로 목격했다. 음악을 통한 소통은 아다가 매일같이 달라지는 벤을 보며 느꼈던 충격을 완화시키는 데도 도움을 줬다. 그녀는 이렇게 말했다. "우리는 말로는 소통할 수 없지만 음악으로 통합니다."

　내가 드 호그벅에서 배운 교훈은 치매 환자를 바로잡으려는 충동을 억제하라는 것이었다. 한번은 이 마을에서 조라는 주민과 대화를 나누다 진땀을 뺐다. 90세를 앞둔 그녀는 주변을 따뜻하게 해주는 미소를 가진 매력적이고 생기발랄한 사람이었다. 조는 여전히 자신이 일을 하고 있다고 생각했지만 그 일이 무엇인지는 기억하지 못했다. 그녀는 이렇게 말했다. "내일 그 일이 뭔지 알게 될 거예요. 그럼 일을 해야만 하겠죠." 그녀는 또한 자신의 부모님이 아직 살아 있고 전날에도 그들을 만났다고 생각했다. 나는 조의 말에 어떻게 답을 해야 할지 몰라 사회 복지사에게 도움을 요청했다. 사회 복지사는 치매 단계에 따라 이런 혼란에 대응하는 방식이 달라진다고 했다. 초기 단계에서는 "나이가 어떻게 되세요?"와 같은 질문을 던질 수 있다. 만약 환자가 "나는 84세예요."라고 하면 이렇게 되묻는다. "부모님은 연세가 어떻게 되시나요?" 환자가 잠시 생각해본 다음 "부모님이요? 말도 안 되는 질문이군요." 하며 알아서 정리할 수 있게 둬야지 결코 치매 환자를 바로잡으려고 시도하면 안 된다. 환자가 방금 저녁을 먹었지만 기억이 나지 않아서 또 저녁을 먹자고 하더라도 지적하지 말아야 한다. 환자가 뇌에서 찾을 수 없는 경험을 떠올리도록 강요하는 대신 그저 배가 고프냐고 물어보면 된다.

드 호그벡에는 커플인 주민들이 손을 잡고 다니는 장면이 자주 보인다. 내가 만난 코리와 테오는 마치 손을 잡는 것으로 소통하는 듯했다. 상대적으로 건강 상태가 나은 테오는 코리가 뭔가를 보거나 익숙한 것을 느낄 때마다 코리의 손을 꽉 잡아준다고 했다.

드 호그벡을 떠나면서 문득 궁금해졌다. 이 방법이 전 세계의 다른 지역에서도 통할까? 드 호그벡이 우리나라에 생긴다면 어떤 모습일까?

버티려면
대비해라

미국의 치매 환자들은 대부분 집에서 생활하며, 이들의 약 75%가 가족과 친구들의 보살핌을 받는다. 돌봄 제공자 중 가장 큰 비율은 배우자이며, 여성인 자녀와 손녀가 그 뒤를 잇고 있다. 즉, 치매 돌봄 제공자는 보통 치매 환자의 배우자이거나 중년 이상의 여성 자녀인 것이다. 무급 돌봄 제공자 중 최소 60%가 아내, 딸, 며느리, 손녀, 기타 여성 친척이다. 현재 약 6,000만 명의 미국인들이 알츠하이머병에 걸린 환자를 돌보고 있고, 이는 텍사스주 인구의 2배가 넘는 숫자다.

마리아 슈라이버는 치매 진단이 내려지고 사랑하는 사람의 미래를 책임지는 일에 대해 다음과 같이 솔직하게 말했다. "마음을 단단히 먹어야 합니다. 보호자 자신의 몸도 돌봐야 하고요. 나는 여성들이 부모도 돌보고 육아도 하는 모습을 많이 봤습니다. 이들은 극심한 스트레스를 받고 절망하고 울기를 반복합니다. 이럴 때는 다른 가족들과 대화하고 도움을 받아야 합니다. 알츠하이머병은 정서적, 재정적, 육체적으로 매우 힘든 여정입니다. 이 모든 것을 혼자 감당할 수 있는 사람은 없습니다." 마리아도 이전에 치매 환자 가족의 길을 걸었었다. 아버지 서전트 슈라이버는 그녀가 치매에 대한 지식이 전무후무했던 2003년에 이 병을 진단받았다. 그녀는 8년 후 아버지가 사망할 때까지 병 수발을 했다. 이 경험은 그녀를 알츠하이머병뿐만 아니라 뇌 건강 연구에서 여성에 초점을 두고 이들의 입장을 대변하는 사람이 되게 해줬다. 이후 그녀는 여성 알츠하이머병 운동Women's Alzheimer's Movement 이라는 단체를 설립했고, 화려한 수상 경력의 다큐멘터리 제작에서부터 일류 과학자들과의 협업에 이르기까지 많은 뇌 건강 프로젝트를 지원하며 이 병에 대한 지식을 전파하고 환자 가족들에게 도움을 줬다. 내가 이 책을 쓰고 있다는 말을 전해 들은 그녀가 나에게 이런 말을 했다. "뇌를 가진 이상 누구도 알츠하이머병의 가능성에서 자유로울 수 없습니다." 그녀는 끊임없이 예방과 지연의 중요성을 강조한다. 마리아는 내가 미처 생각지 못했던 알츠하이머병에 대한 미국의 모순적인 태도를 지적했다. 여성은 돌봄 제공자가 될 가능성이 높고, 스스로가 알츠하이머병 환자가 될 가능성은 훨씬 더 높다. 알츠하이머병을 앓고 있는 미국인의 2/3가 여성이며, 65세의 나이에 알츠하이머병에 걸릴 것으로 추정되는 위험 확률은 6명 중 1명이다(유방암은 11명 중 1명이다). 더구나 의학 연구에는 성별 격차가 존재해서 여성이 치매의 영향을 더 많이 받음에도 불구하고 임상 시험에 등록할 가능성이 낮다.

여성은 단순히 평균 수명이 길다는 이유만으로 남성보다 알츠하이머병에 더 잘 걸린다는 오해를 받아왔다. 그러나 새로운 연구는 남성과 여성 사이의 불일치를 설명하기 위한 복잡한 일련의 상황을 보여준다. 여기에는 생물학적 차이뿐만 아니라 진단이 이루어지는 방식이 포함된다. 예를 들어, 연구자들은 초기 치매 증상과 폐경 전후 증후군의 상관관계를 고려해 에스트로겐과 프로게스테론의 보호 효과 또는 파괴 효과에 대해 궁금증을 품어왔다. 좀 더 최근의 연구들은 알츠하이머병 초기에 타우 단백질이 남성에 비해 여성의 뇌 전체에 더 널리 퍼진다는 사실을 보여줬다. 이는 알츠하이머병이 여성의 뇌의 더 많은 부분에 영향을 미칠 수 있음을 시사한다. 진단적 관점에서 볼 때 여성들은 알츠하이머병의 초기나 중기에 언어 기억력 검사를 능숙하게 해내는 경향이 있어서 후기에 들어서야 확정 진단을 받을 가능성이 높아진다. 이와 같은 성별의 차이에 알츠하이머병의 진단과 향후 치료에 대한 단서가 있지 않을까. 더구나 마리아의 말대로 지금까지는 이 단서를 충분히 탐구하지도 않았다. 한편, 나는 돌봄 제공자들이 육아와 돌봄을 동시에 해내야 하는 어려움에 대해서도 마리아와 많은 대화를 나눴다. 전문가들, 알츠하이머병 환자를 돌보는 사람들과 나눈 대화에서 한 가지가 분명해졌다. 이들에게는 하루하루가 통제력을 유지하기 위한 필사적인 전쟁처럼 느껴진다는 것이다.

현재는 치료의 계획, 적용 범위, 지원에 대한 일관성이 부족하다. 안타깝게도 미국에는 치매 환자를 위한 드 호그벡 같은 공동체가 드물다. (내가 찾아낸 가장 유사한 곳은 1950년대를 연상케 하는 알츠하이머병 친화적 시설인 캘리포니아 남부의 글레너 타운 스퀘어다. 하지만 이곳은 주간 케어 센터 역할만 제공한다. 앞으로 마을형 모델과 기억력 전문 케어 시설이 더 많이 만들어지기를 기대한다.) 때문에 대부분의 가정들은 적절한 케어와 그 비용을 마련하기 위해 고군분투한다. 통계에 따르면, 1,500만 명 이상의 사람들이 가족 중에 알츠하이머병을 앓고 있는 환자가 있다고 한다. 앞으로 이 숫자는 계속 증가할 것이다. 알츠하이머병 환자의 보호자들은 연간 약 181억 시간의 무상 케어를 제공한다. 알츠하이머병이나 다른 종류의 치매에 걸린 미국인들의 비용 지출은 그렇지 않은 사람들보다 평균적으로 훨씬 높다. 치매 환자 보호자의 주머니에서 연간 평균 10,697달러(한화 약 1,200만 원)가 빠져나가는데, 이는 치매가 아닌 환자의 보호자가 지출하는 돈의 2배가 넘는다. 그러니 중증 치매를 두고 가족의 정서적, 경제적 상황을 가장 불안하게 만드는 질병이라고 하는 것도 과언은 아니다.

솔직히 말해, 나는 치매보다 나쁜 병을 본 적이 없다. 치매 환자를 돌보는 데 드는 금전적 부담이나 정서적 부담은 그만큼 크다. 만약 내가 치매 진단을 받는다면 나는 즉시 가족의 안위부터 걱정했을 것이다. 병을 이겨내도록 나를 도와주는 가족이 많이 힘들어지기 때문이다. 지난 2년 동안 이 책을 쓰면서 치매의 현주소를 절감했다. 치매 진단은 삶을 변화시킬 뿐만 아니라 수많은 의문을 가지게 만든다. '과연 이 병이 나와 내 가족에게 어떤 의미가 있을까? 미래를 어떻게 계획해야 할까? 내가 필요한 도움을 어디서 받을 수 있을까? 이 많은 비용을 어떻게 감당할까? 누가 책임져야 할까? 더 이상 결정을 내릴 수 없다면 어떻게 될까? 자녀들에게 남겨줄 재산이 있을까?'

치매 진단 후 가능한 한 빨리 결정하면 좋은 몇 가지 사항을 소개한다. 돌봄 제공자들이 말해준 치매를 진단받기 전에 미리 알았으면 좋았을 사항들이다.

- 지원 및 교육 프로그램을 찾을 수 있는 장소 : 조언, 격려, 정보를 위한 지원 네트워크를 확보하는 것이 중요하다. 앞으로 닥칠 문제를 해결하기 위해 무엇을 예상하고 어떻게 준비해야 하는지 알아야 한다.

- 초기 단계의 사회 참여 프로그램을 찾을 수 있는 장소 : 치매의 초기 단계에 있는 환자들이 사회적으로 연결되고 활동적인 상태를 유지하도록 돕는 프로그램이다. 치매를 진단받았다고 해서 일상생활에서 벗어나 거실 혹은 요양 시설의 휴게실 의자에 갇혀 지내야 한다는 것은 아니다. 치매 환자를 전문적으로 보살피는 주간 케어 센터가 속속 들어서고 있으니 확인해본다. 더불어 인지 재활 치료가 포함된 프로그램도 고려해야 한다. 이런 프로그램에는 환자들이 외상성 뇌 손상이나 인지력 저하 때문에 잃어버린 기술을 다시 배울 수 있도록 광범위한 지원을 제공하는 숙련된 전문가들이 참여한다. 새로운 연구는 인지 재활이 환자들에게 초기에 나타나는 기억력과 판단력 저하에 대처하

는 법을 가르칠 수 있다는 사실을 보여준다. 초기 단계에서 하는 일이 병의 진행 속도에 중요한 영향을 미칠 수 있다는 사실을 기억해라. 치매 진단이 새로운 것을 배우는 능력의 상실을 의미하지는 않는다. 어떤 환자들은 적절한 지원을 받으면서 오랜 기간 건강하게 독립적으로 살아갈 수 있다.

- 필요에 맞는 임상 시험에 참여할 수 있는 장소 : 임상 시험에 참여함으로써 중요한 연구의 일부가 되어 치매 연구에 도움이 될 수 있으며 간혹 병의 진행을 늦출 수도 있다. 물론 임상 연구에 참여한다고 해서 대응법이나 치료법을 찾을 수 있다는 보장은 할 수 없지만 참여하면 장점이 많다.

- 집을 안전하게 유지하는 방법 : 치매 초기 단계 환자들은 대체로 독립적인 삶을 유지하지만, 운전을 하지 못한다거나 바깥을 정처 없이 헤매는 등 문제가 발생하기 시작한다. 어느 순간부터는 돈 관리, 고지서 납부, 쇼핑, 요리, 집안일, 몸단장, 옷 입기, 목욕, 화장실 사용, 약물 복용 등의 개인 업무에 도움이 필요하게 된다. 안전 장치를 하더라도 원래 살던 집은 중증 치매 환자가 살기에 바람직한 장소가 아닐 수 있다.

- 법률 계획을 세우는 방법 : 유언장과 재산 신탁이 없다면 변호사와 상담하고, 문서의 초안을 작성하고 실행하는 데 도움을 받을 수 있다. 여기에는 변호사의 결정권(환자가 더 이상 재정 및 기타 의사 결정을 할 수 없을 때 누가 할 수 있는지 지정한다), 의료에 대한 변호사의 결정권(환자가 더 이상 의료 결정을 내릴 수 없을 때

누가 할 수 있는지 지정한다) 같은 권한이 포함된다. 이 결정은 환자가 이미 결정을 내릴 수 없는 상황이 된 상태일지라도 효력이 있다. 문서에는 치료 시설, 치료 유형, 말기의 처치 방법 결정, 인공 호흡으로 소생하지 않을 권리 등 최종적으로 직면하게 될 가장 실질적이지만 어려운 결정이 명시된다. 제대로 된 방침이 정해지지 않으면 수명 연장에 무용지물일지라도 값비싼 의료 개입이 행해지는 경우가 많다. 한 젊은 여성은 이렇게 말했다. "어머니의 삶이 순식간에 육체적, 재정적인 죽음의 블랙홀이 되어버렸습니다." 미래에 대한 계획을 세워두지 않으면 인생의 마지막 시간에 발생한 비용으로 인해 그동안의 노력이 물거품이 될 수 있다.

- 재정 계획을 세우는 방법 : 자산, 부채, 보험, 은퇴, 사회 보장과 같은 혜택을 쭉 정리해봐야 한다. 또한 지속적인 치료와 처방약 같은 기본적인 부분에서부터 주간 케어 서비스, 가정 위탁 케어 서비스, 요양 시설 입소 서비스, 말기 알츠하이머병을 전문으로 취급하는 시설로 이주하는 것에 이르기까지 앞으로 소비될 가능성이 있는 비용을 파악해야 한다.

- 케어 팀을 만드는 방법 : 치매라는 여정을 혼자 걸을 수 있는 사람은 없다. 가족 외에도 친구, 이웃, 건강 관리 전문가들이 모여 케어 팀을 구성해야 한다. 지역 사회의 자원봉사자도 이 팀의 일원이 될 수 있다. 치매 진단 시 케어 팀을 빨리 구성할수록 좋다. 이를 위해서는 치매를 숨기지 말고 주변에 널리 알려야 한다.

치매 환자를 돌보는 배우자는 일반인보다 치매에 걸릴 확률이 최대 6배 더 높다. 실제로 치매에 걸린 환자를 돌보는 일을 맡은 가족 구성원은 질병에 걸릴 위험도 높다. 이들은 '숨겨진 환자'로 불린다. 모순적이고 잔인하게 들리겠지만 돌봄의 난도를 고려한다면 일견 일리가 있는 말이다. 배우자 돌봄 제공자는 평균적으로 환자와 30여 년간의 결혼 생활을 유지한다. 그러다 치매를 진단받고 부부의 공동 생활에 30년이라는 세월을 넘어서는 중차대한 변화가 일어난다. 여기에 스트레스, 외로움, 우울증, 비활동성까지 더해진다. 치매 환자를 케어한다는 것은 삶의 질이 낮아질 확률이 증가한다는 의미다. 게다가 극진한 보살핌에도 불구하고 환자가 악화일로를 걸으면 돌보는 입장에서는 정서적으로 깊은 무력감을 느낄 수밖에 없다.

독성 스트레스라는 말을 들어본 적이 있을 것이다. 몸에 만성 염증이 지속되면 생물학적 해를 가하는 코티솔 같은 스트레스 호르몬이 증가한다. 나는 미국이 겪고 있는 독성 스트레스의 문제점에 대해 여러 차례 보도했다. 특히 소득 불평등, 미래에 대한 비관 등으로 심각한 경제적 분열이 만연한 지역 사회에서 독성 스트레스가 사회적 문제로 화할 가능성이 크다. 이와 같은 불안정한 상태는 약물 의존, 자살, 심혈관 질환이나 뇌졸중 같은 질병으로 사망할 위험의 증가를 초래할 수 있다. 치매 환자를 돌보는 사람들도 이와 비슷한 수준의 정서적, 육체적 문제를 겪으며 독성 스트레스에 시달린다. 그럼에도 불구하고 우리는 이들이 겪는 스트레스를 간과하는 경향이 있다. 돌봄 제공자들의 치매 위험이 높아지는 생물학적 이유와 일반적인 독성 스트레스의 생성 과정은 비슷한 부분이 많은데, 만성 염증이 신체를 파괴하고 뇌에 도달하는 것이다. 실제로 돌봄 제공자들은 치매뿐만 아니라 심장병부터 암에 이르기까지 만성 염증에 관련된 모든 퇴행성 질환의 위험이 높아진다.

일반적으로 치매 하면 '망각하는 장애인'만을 상상하기 쉽다. 치매에 의한 다른 증상들, 특히 돌봄 제공자들이 관리하기 까다로운 증상들은 잘 떠오르지 않는 것이다. 치매는 기억력 쇠퇴뿐만 아니라 분노, 동요, 급격한 기분 변화, 환각, 무관심, 수면 장애, 요실금, 방황 등의 다양한 증상을 동반한다. 이와 같은 치매 증상들은 치매 환자를 보조 생활 시설이나 요양원에 보낼 수밖에 없는 주요 원인이 된다. 치매 환자를 돌보는 일은 너무나 힘들고 극심한 스트레스를 유발한다. 부모라면 규칙적인 수면 시간을 유지하지 못하는 아기를 돌보기 위해 잠 못 이루던 시절을 생생하게 기억할 것이다. 하지만 아이가 자라면서 이런 날들이 머지않아 끝날 거라는 사실을 알고 있고, 실제로도 아기들은 성장하면서 점차 안정적인 수면 패턴을 가지게 된다. 그렇다면 일정하고 안정적인 수면 시간을 유지하지 못하는 성인 치매 환자를 돌보는 일은 어떨까? 환자는 낮이든 밤이든 아무 때나 잠을 자고 때로는 모든 가족이 잠든 밤에 수시로 깨기도 한다. 여기에 식사, 화장실 사용, 걷기와 관련된 문제까지 더해진다(요실금은 치매 환자들이 요양원에 수용되는 주원인이다). 게다가 환자가 겪는 성격 변화 또한 제각각이다. 치매를 앓고 난 후 까다로웠던 사람이 온화하고 상냥해질 수 있다. 아니면 한때 사랑스럽고 털털하고 곁에 있는 것이 즐거웠던 사람이 점점 거칠어지고 전투적이고 사교성이 부족해지고 예측할 수 없는 감정 폭발을 일으킬 수 있다. 보호자들은 사랑하는 환자의 방에 들어설 때마다 어떤 일이 일어날지 몰라 달걀 위를 걷는 듯한 불안함을 느낀다. 환자의 행동은 시간이 지날수록 악화될 가능성이 크고, 밤에 방황하거나 환각을 일으키는 환자로 인해 상황은 더 이상 참을 수 없는 지경에 이를 수도 있다. 안타깝게도 누가 이러한 행동과 증상을 경험할지는 아무도 모른다. 치매의 진행 단계, 상황, 그리고 환자 뇌의 어떤 부위가 치매의 영향을 가장 많이 받는지는 천차만별이기 때문이다.

치매의 초기 단계는 환자의 인지 능력이 약간만 손상된 상태로 불안, 분노, 공격성, 가벼운 우울증이 발생할 수 있다. 알츠하이머병 환자 중 약 20%가 늦은 오후 시간부터 더 많은 혼란, 불안, 긴장감, 동요를 경험한다. 이를 일몰 증후군이라고 부른다. 말기 치매 환자는 자신의 기분 변화, 편집증, 망상, 환각 등을 거의 인식하지 못한다. 이러한 증상에 대한 효과적인 치료법은 없으며, 이 증상들을 제어하기 위해 처방되는 항정신병 약물들이 치매 환자의 사망 위험을 증가시킬 가능성도 있다. 그럼에도 치매에 대한 효과적인 치료법을 개발하는 데 지대한 관심을 갖는 한 안전한 약물 혹은 약물 없는 접근법으로 파괴적인 증상들을 완화시킬 수 있을 것이라는 희망은 늘 존재할 것이다. 현재 빛이 신체의 수면 주기에 미치는 영향을 분석하는 유망한 연구가 진행 중이며, 이 연구를 통해 치매 환자들의 수면 패턴을 개선시킴으로써 이들의 기분이나 행동에도 변화를 기대해볼 수 있다.

|Q| 어머니가 망상과 환각 증세가 있다. 심지어 나를 도둑이나 살인자로 몰기도 한다. 이럴 때 어떻게 대처해야 할까?

|A| 알츠하이머병 중후반에는 망상과 환각을 경험할 수 있다. 망상은 누군가가 물건을 훔치고 있다고 의심하는 것같이 실재하지 않는 사실을 믿는 것으로 편집증이라고 부르기도 한다. 환각은 세상의 사건이나 사물에 대한 잘못된 인식이다. 이것은 알츠하이머병 환자가 그 자리에 없는 것을 보고, 냄새를 맡고, 맛보고, 듣고, 느낄 때 발생한다. 알츠하이머병 환자의 망상이나 환각을 접하게 되면 의사와 공유할 수 있도록 환자의 구체적인 행동을 최대한 기록해야 한다.

돌봄 제공자를 위한 조언

치매 환자를 돌보기 위해서는 가족, 친구들이 케어 팀을 꾸릴 필요가 있다. 더불어 1차 보호자 역할을 맡은 사람(케어 팀이 꾸려진다 해도 1차 보호자는 한 명이다)은 환자 케어와 동시에 스스로의 건강도 반드시 챙겨야 한다. 식사와 운동에 충실하고, 건강을 증진시키는 활동에 참여하고, 가족과 친구와 충분한 시간을 보내고, 케어라는 의무로부터 벗어나 휴식을 취해야 한다. 하루 동안 단 5분이라도 휴식을 취하고 특정 요일이나 주말에 쉬는 것 또한 고려해봐야 한다. Part 2에서 소개한 12주 프로그램은 치매 환자를 돌보는 사람, 사랑하는 이의 진단 결과를 기다리는 사람, 스스로가 심각한 인지 능력 저하를 겪는 사람 모두를 위해 설계된 것이다. 그러니 이 프로그램을 바탕으로 해야 할 일에 보호자 본인의 건강 챙기기를 추가하도록 한다.

특히 직장을 다니는 보호자들은 시간, 에너지, 감정, 개인적인 요구에 각별히 주의해야 한다. 이들은 번아웃의 위험에 놓이기 쉬운데, 간병인의 번아웃은 임무 자체의 어려움보다는 자신의 감정적, 육체적, 정신적 건강을 소홀히 하는 경향 때문에 발생한다. 다시 한번 강조하지만 할 일 목록에 자신의 건강 챙기기를 추가해라. 그리고 자신에게 어떤 증상이 발생하는지 귀를 기울여라. 돌봄은 길고도 고달픈 여정이라 보호자는 자기 관리를 소홀히 하기 쉽다. 이것이 번아웃으로 이어지고 번아웃은 질병을 불러일으킬 수 있다.

자신과 사랑하는 사람을 위해 도움을 요청하는 일을 부끄러워하지 말고, 형제자매나 도움을 줄 수 있는 다른 사람들에게 터놓고 이야기한다. 나는 너무 많은 사람들이 도움을 요청하기까지 오랫동안 망설이는 것을 목격했다. 하지만 이는 결국 환자의 치매만큼이나 혹은 그 이상으로 보호자 자신에게까지 심각한 건강 문제를 초래하게 된다.

한 비극적인 예로 아내가 치매인 남편을 돌보다가 치명적인 심장 마비로 사망한 일이 있었다. 그녀는 모든 일을 혼자 해결하려고 애썼고 다른 누군가를 '부담스럽게' 하거나 '괴롭히고' 싶지 않아 했다. 그녀가 도움을 받고 자신을 돌볼 수 있었다면 사망까지 이르지는 않았을지도 모른다.

가족 보호자들은 사랑, 죄책감, 의무감 등 다양한 동기에서 환자를 케어한다. 그런데 특정한 동기가 돌봄이 특별히 어려울 때 이겨낼 수 있는 힘이 되어주기도 한다. 이 밖에도 사회적 압력과 문화적 규범에 의한 동기도 있다. 드문 경우 재산 욕심이 동기가 될 수도 있지만 흔한 일은 아니다. 인생의 후반기에 사랑하는 사람을 돌보는 일은 정신적인 차원에서 놀라울 정도로 성취감을 줄 수 있다고 많은 전문가들이 말한다. 의무감, 죄책감, 사회적 압력 등 부정적인 힘에 의해 동기 부여를 받은 돌봄 제공자들은 자신의 처지를 원망하고 심리적 고통을 겪는다. 반대로 보호자 역할에 유익한 의미를 부여하는 사람들은 상대적으로 부담을 덜 느끼고 건강을 잘 유지하며 사회적인 지지를 받기도 한다.

돌봄 제공자들은 치매를 알게 된 초기에 현실을 부정하는 경우가 많은데, 이는 지극히 정상적인 반응이다. 부모, 동반자, 또는 다른 가족 구성원들이 알츠하이머병처럼 무섭고 치명적인 질병을 가지고 있다는 현실을 받아들이는 일은 쉽지 않다. 우리는 정규 교육에서 이런 상황에 대한 준비 방법을 배우지 않는다. 의대에서조차도 가족이 받은 암울한 진단에 대한 심리적인 대응 방법을 배우지 못했다. 나는 의사로서 현장에서 어려운 질병으로 고생하는 가족들과 대화하면서 많은 것을 배웠고, 개인적으로는 부모님과 조부모님의 치매를 겪고 대처하기도 했다. 이런 일은 누구에게나 항상 힘들다. 치매 진단을 믿을 수 없고 받아들이기 어려울 수 있다. 또 죄책감으로 삶 자체가 지나치게 부담스러울 수도 있다. 여기에 하루 종일의 헌신을 필요로 하는 돌봄까지 추가된다. 단기적인 현실 부정은 건강한 대응법이 될 수 있다. 이 기간 동안 새로운 현실에 익숙해지고 상황을 받아들이는 시간을 벌 수 있기 때문이다. 하지만 영원히 현실을 부정할 수는 없다. 특히 결정을 내리고 계획을 세워야 할 때는 더욱 그러하다. 도저히 치매 진단을 받아들일 수 없다면 다른 사람들과 대화하고 치료사에게 전문적인 도움을 요청해라. 치매 진단은 치매 당사자와 가족의 자존감을 무참히 파괴하기도 하는데, 이때 치료사를 통해 무너진 자존감을 회복하는 방법을 찾을 수 있다.

죄책감은 현실 부정과 함께 많은 보호자들이 치매 진단 초기에 경험하는 감정이다. 왜 증상을 미리 알아채지 못했는지 자책하는 것이다. 하지만 더 빨리 진단을 받고 치료를 받았다 하더라도 과연 환자가 지금보다 나아질 수 있었을까? 답은 누구도 알 수 없다. 현실 부정과 죄책감은 흔한 일이므로 바꿀 수 없는 일에 연연하지 말고 유사한 상황에 있는 다른 보호자와 소통해보자.

요컨대 지원 네트워크를 구축하고, 도움을 요청하고 받아들이고, 미래에 대한 계획을 지속적으로 수립하고, 필요에 따라 계획을 조정하면서 불확실성에 대한 문제를 해결해나가자. 알츠하이머병은 변덕스럽고 예측할 수 없으며 불안, 두려움, 슬픔, 우울, 분노, 좌절 등 여러 가지

복합적인 감정을 부추긴다. 심정이 복잡하고 괴롭다면 오로지 자신의 감정만을 염두에 두고 자신의 요구에 집중한다. 치매는 사람마다 다르게 발현되고 단계별 진행도 제각각이다. 다른 환자들과 증상을 비교하고 다른 보호자들보다 더 '나쁘게' 대처한 것 같은 때도 자신을 책망하지 마라. 인생에서 경험할 수 있는 가장 어려운 역할 중 하나를 맡았다는 사실을 받아들이고 인정해라.

환자를 돌보다 보면 돌봄 제공자 역할을 지속하기 힘들 것 같다는 한계를 느끼는 순간이 온다. 이럴 때는 자신이 유일한 책임자라는 의무감에서 벗어나보자. 치매 환자 치료를 위해 양질의 케어를 제공하는 전문가나 환자의 존경과 품위를 지켜주는 전문 시설 등 선택지는 많다. 그러니 스스로를 죄책감과 후회 속에 가두지 않도록 한다.

밝고 희망적인 미래

미래는 실현되기 훨씬 전에 우리 안으로 들어와
내부로부터 변화를 꾀한다.

- 라이너 마리아 릴케

이 책을 낙관적인 전망으로 끝내겠다던 에필로그에서의 약속을 상기하며 이야기를 마무리 지으려고 한다. 내가 이 책을 쓰던 당시에도, 그리고 당신이 이 책을 읽는 지금도 알츠하이머병을 주제로 수천 개의 신문 기사가 쏟아져나오고 있다. 예나 지금이나 알츠하이머병의 치료법을 찾기 위한 열정과 추진력은 식을 줄을 모른다. 2019년 뉴멕시코 대학교 과학자들이 타우 단백질을 목표로 설계된 바이러스성 입자를 쥐에게 접종한 실험 결과를 발표하면서 다시 한번 백신의 가능성이 대두되었다. 이 실험에서 쥐들은 학습과 기억에 관련된 뇌의 영역에서 비정상적인 타우 단백질을 제거하는 항체를 형성했다. 실험의 결과가 인간에게도 효과가 있고 나아가 치매를 예방할 수 있을까? 아쉽지만 아직 여기까지는 증명되지 않았다.

한편, 또 다른 과학자 그룹은 오작동하는 신체 내부를 다루기 위해 면역 체계를 강화시키는 엔도보디Endobody, 이른바 항체 백신을 열심히 연구하고 있다. 이 백신은 전형적인 백신과 다르게 작용한다. 전형적인 백신은 세균이나 바이러스가 혈액으로 유입되어 발생하는 독감이나 홍역 등 외부 세계에서 들어오는 질병을 퇴치하기 위해 인체의 면역 체계를 준비시키는 것이다. 반면에 항체 백신은 기본적으로 몸에 항체 반응을 일으키며, 이 반응은 염증을 유발하지 않고 얽힌 아밀로이드판을 제거한다. 체내 백신이 인지 능력과 기억력에 영향을 미치는지 확인하기 위한 임상 시험이 진행 중이나 결과가 나오기까지는 몇 년이 걸릴 것이다. 예일 대학교의 한 연구 그룹은 '마시는 디자이너 분자 혼합제'가 알츠하이머병과 유사한 증상을 가진 쥐의 기억력을 회복시킬 수 있다는 연구 결과를 발표했다. 이것이 과연 잠재적인 치료법의 포문을 여는 길이 될 수 있을까? 아니면 수많은 공상 과학 소설의 하나로 그칠까? 아마 앞으로 연구가 더 이루어져야 이 질문에 답을 해줄 수 있을 것이다. 향후 연구는 우울증, 불안, 조울증, 조현병 등 정신 질환부터 파킨슨병, 루게릭병 등 신경 퇴행성 질환에 이르기까지 뇌와 관련된 다양한 질병을 종식시키는 데 도움이 될 것이다. 이러한 질병들은 각자 다른 독특함을 지니고 있지만, 나는 한 질병을 다루거나 치료하는 데 있어서 획기적인 발전이 뇌 과학의 다른 분야에도 영향을 미칠 것이라고 예측한다. 이를테면 우울증을 연구하면서 알게 되는 사실은 알츠하이머병에 대해 이해하는 데 도움을 줄 수 있다. 의학에는 놀라운 교차점이 많고 우리는 이 지점을 찾아야 한다.

미래에는 알츠하이머병 및 다른 형태의 치매처럼 복잡한 질병에 대한 이해와 치료가 획기적으로 향상될 것으로 기대한다. 어쩌면 치매라는 단어조차 사라질지도 모른다. 새로운 치료법이 눈앞에 다가오고 있는 상황에서 환자들이 관리 가능한 질병을 안고 생존할 수 있다면 이를 '치매'라고 명명하는 것은 적절하지 않으리라. 따라서 의학 용어와 퇴행성 뇌 질환에 대한 표현은 새로운 예방적 해결책과 증상에 대한 치료와 더불어 바뀌게 될 것이다. 뇌 질환을 예방하고 치료하는 일은 단 하나의 방법으로 가능한 게 아니라 다각적인 접근을 필요로 한다. 해결책은 아마도 수정 가능한 생활 전략 및 생활 습관에서부터 약물과 유전자 치료에 이르기까지 다양한 활동을 포함할 것이다.

나는 되도록 많은 사람들이 이 책을 읽고 건강한 뇌를 추구하기 위해 고민해보기를 바란다. 현재 10대들은 인간 수명의 한계를 넘어 90세 이상까지 오랫동안 총명하게 살아가는 첫 번째 세대가 될 것이다. 우리는 개인 맞춤화된 의학, 의학을 혁신하고 보편화할 수 있는 새로운 약 및 치료법의 개발과 함께 인류의 진화에서 새로운 시대의 출발점에 서 있다. 앞으로 변화의 속도는 더욱 빨라질 것이다. 스마트폰이나 태블릿을 통해 망막 스캔을 하고 이 스캔으로 어떤 분자나 생물 의약품의 조합이 뇌에서 의심스러운 단백질을 제거하고, 시냅스를 회복시키고, 인지 능력을 높이는지 알 수 있게 된다고 상상해보라. 혹은 드론이 적절한 시기에 적절한 치료법을 적절한 환자에게 전달해서 부작용 없이 뇌의 처리 속도를 향상시켜주는 장면을 상상해보라. 머지않은 미래에 뇌 속을 아주 자세히 들여다보고 문제가 발생하는 곳을 찾아낸 다음 작은 분자나 천연 식물들을 활용해 문제를 해결할 수 있을 것이다. 우리를 괴롭히는 문제들은 우리가 자초한 것이 많지만 문제를 유발한 장본인인 우리가 문제를 해결할 기회 또한 만들어내리라 확신한다. 채소를 많이 먹어라, 규칙적으로 운동해라 등 오랜 세월에 걸쳐 효과가 증명된 습관들은 다가올 미래와 결합되어 우리에게 최고의 삶을 제공해줄 것이다. 이것이 바로 우리가 기억하고 싶고 기억하게 될 삶이다. 당신의 뇌가 항상 건강하고 총명하기를 기원한다.

감사의 말

과학자들은 매일 아침, 질병은 피할 수 없는 운명이 아니고, 기억력 쇠퇴가 노화의 필연적 결과가 아니며, 누구나 총명한 뇌를 만들 수 있다는 생각으로 눈을 뜬다. 이와 같은 과학자들의 굳은 믿음은 이 책을 쓰는 데 커다란 영감을 줬다. 나는 20년이 넘는 세월 동안 과학자들과 창의적인 모임을 가졌고 그들의 실험실과 집에서 대화를 나눴다. 이들은 과학적인 발견에 대해서뿐만 아니라 뇌를 연구하기로 선택한 개인적인 이유에 대해서도 진솔하게 들려줬다. 또한 언젠가는 치매와 같은 질병이 과거의 유물이 될 것이며, 뇌가 더욱 건강해지고 뇌의 회복 탄력성 또한 높아질 것이라는 확신을 심어줬다. 뇌에 대한 가장 주목할 만한 새로운 지식을 누구에게나, 어느 곳에나 유용하게 전달할 수 있도록 기꺼이 도움을 준 과학자분들에게 진심을 다해 감사 인사를 전한다.

프리실라 페인턴은 편집장으로서 이 책을 출간하는 데 큰 역할을 해줬다. 탁월한 안목과 협업 능력은 내가 감히 흉내 낼 수 없을 정도였다. 그녀의 코멘트는 늘 돋보였고 크나큰 가치를 더해줬다. 그녀는 앞을 내다보고 책의 방향성을 예측해주기도 했다. 나로서는 헌신적이고 전문적인 편집 팀과 일하게 된 것이 축복이나 다름없었고 이 과정에서 우리는 한 가족이 되었다. 리처드 로러, 줄리아 프로서, 엘리자베스 게이, 엘리스 링고, 이베트 그랜트, 칼리 로만, 재키 서우, 리사 어윈, 마리 플로리오, 해나 파크, 마지막으로 가장 빠른 메일 답변 기록 보유자인 미소 천사 메건 호건까지 모두에게 감사의 말을 전한다.

조너선 카프는 타고난 신사이자 학자의 표상이라 해도 과언이 아니다. 그의 사무실에서 첫 만남을 가진 이후 줄기세포부터 브루스 스프링스틴에 이르기까지 거의 모든 것에 대해 논의하면서 진정으로 세상을 이끌어가는 리더를 마주하고 있다는 사실을 깨달았다. 나와 내 책을 믿어줘서 너무나 고마운 마음뿐이다.

봅 바넷은 세계적으로 유명한 변호사다. 그는 대통령과 교황의 법률 대리인으로 일해왔지만 이 사실을 아는 사람은 별로 없다. 그는 믿을 수 없을 정도로 겸손하고 열심히 일하는 사람이다. 봅 바넷이 집필 작업을 도와주겠다고 말한 날을 내 인생에서 가장 근사했던 때로 꼽을 수 있을 정도다.

마음이 통하는 파트너이자 친구인 크리스틴 로버그와 함께 일할 수 있었던 것은 굉장한 행운이었다. 크리스틴은 내가 전달하고자 하는 바를 바로 이해하고 내가 핵심에 도달할 수 있게 도와줬다. 그녀는 분야 최고의 전문가이며 한마디로 말해 크리스틴이 없었다면 이 책은 세상에 나오지 못했을 것이다.

킵 샤프
KEEP SHARP

1판 1쇄 발행	2021년 6월 22일
1판 4쇄 발행	2022년 1월 7일

지은이	산제이 굽타
옮긴이	한정훈
감수	석승한

발행인	황민호
본부장	박정훈
책임편집	강경양
마케팅	조안나 이유진 이나경
국제판권	이주은 한진아
제작	심상운

발행처	대원씨아이㈜
주소	서울특별시 용산구 한강대로15길 9-12
전화	(02)2071-2094
팩스	(02)749-2105
등록	제3-563호
등록일자	1992년 5월 11일

ISBN	979-11-362-7639-1 03510

◦ 이 책은 대원씨아이㈜와 저작권자의 계약에 의해 출판된 것이므로 무단 전재 및 유포, 공유, 복제를 금합니다.
◦ 이 책 내용의 전부 또는 일부를 이용하려면 반드시 저작권자와 대원씨아이㈜의 서면 동의를 받아야 합니다.
◦ 잘못 만들어진 책은 판매처에서 교환해드립니다.